9 MESES
VISTOS POR DENTRO

Um guia sobre gravidez para descobrir o que o bebê sente desde as primeiras semanas de vida

EDUARD GRATACÓS
CARME ESCALES

9 MESES
VISTOS POR DENTRO

Um guia sobre gravidez para
descobrir o que o bebê sente desde
as primeiras semanas de vida

Tradução de
Célia Regina Rodrigues de Lima e Elisa Monteiro

L&PM
EDITORES

Texto de acordo com a nova ortografia.
Título original: *9 meses desde adentro*

Tradução: Célia Regina Rodrigues de Lima e Elisa Monteiro
Capa: Ivan Pinheiro Machado. *Ilustração*: iStock
Preparação: Jó Saldanha
Revisão: Marianne Scholze

CIP-Brasil. Catalogação na publicação
Sindicato Nacional dos Editores de Livros, RJ

G81n

    Gratacós, Eduard
        9 meses vistos por dentro: um guia sobre gravidez para descobrir o que o bebê sente desde as primeiras semanas de vida / Eduard Gratacós, Carme Escales; tradução Célia Regina Rodrigues de Lima, Elisa Monteiro. – 1. ed. – Porto Alegre [RS]: L&PM, 2021.
        360 p. : il. ; 23 cm.

        Tradução de: *9 meses desde adentro*
        ISBN 978-65-5666-184-1

        1. Gravidez. 2. Cuidado pré-natal. 3. Lactentes - Cuidado e tratamento. I. Escales, Carme. II. Lima, Célia Regina Rodrigues de. III. Monteiro, Elisa. IV. Título.

21-71511   CDD: 618.24
                                  CDU: 618.2

Leandra Felix da Cruz Candido - Bibliotecária - CRB-7/6135

© Eduard Gratacós Solsona, 2017
© da redação, Carme Escales Jiménez, 2017
© Columna Edicions Llibres i Comunicació, S.A.U., 2017

L&PM Editores
Rua Comendador Coruja, 314, loja 9 – Floresta – 90.220-180
Porto Alegre – RS – Brasil / Fone: 51.3225.5777
Pedidos & Depto. comercial: vendas@lpm.com.br
Fale conosco: info@lpm.com.br
www.lpm.com.br

Impresso no Brasil
Inverno de 2021

SUMÁRIO

A vida é cheia de mudanças e oportunidades, desde muito antes do nascimento 7
A contagem inicial 8

Semana 3. A poderosa corrida da fecundação 9
Semana 4. A implantação no endométrio 25
Semana 5. Meu primeiro batimento cardíaco 31
Semana 6. Ainda tenho cauda 39
Semana 7. Estou com quase 10 milímetros 47
Semana 8. Tudo se sofistica 53
Semana 9. Tudo começa 61
Semana 10. Sem parar 69
Semana 11. Já pareço um bebê, mas ainda não estou pronto 77
Semana 12. Primeiro ultrassom 83
Semana 13. Já tenho traços bem definidos 89
Semana 14. Começa o segundo trimestre 97
Semana 15. Novas peças no quebra-cabeça 107
Semana 16. O meu cérebro 117
Semana 17. Cada vez pareço mais um recém-nascido 127
Semana 18. Formação do cérebro 137
Semana 19. Os pulmões se desenvolvem 147
Semana 20. O meio da gestação 159
Semana 21. Coberto de manteiga 169
Semana 22. Minha fábrica de sentimentos e emoções 181
Semana 23. A cor dos meus olhos e da minha pele 187
Semana 24. É preciso continuar esperando 193
Semana 25. Sou muito ativo 205
Semana 26. Começo a dormir 211
Semana 27. Um organismo quase independente 221
Semana 28. Cada vez mais gordinho 231
Semana 29. Órgãos em crescimento 241

Semana 30. Já estamos bem perto.. 249
Semana 31. Logo nos conheceremos 259
Semana 32. Adaptando-me à mudança... 269
Semana 33. Uma barriga grande 277
Semana 34. Pulmões na linha de saída 285
Semana 35. Eu me preparo para sair 295
Semana 36. Já tenho pouco espaço aqui.. 305
Semana 37. Já estou pronto 313
Semana 38. Esticar as pernas 323
Semanas 39 a 41. Chegou a hora!.. 335

Chegou o momento do parto.. 340
Eu nasci!... 350
Dúvidas comuns.. 351

A VIDA É CHEIA DE MUDANÇAS E OPORTUNIDADES, DESDE MUITO ANTES DO NASCIMENTO

Tudo na vida se origina de uma mudança. Todo mês, o corpo da mulher se prepara para conceber uma nova vida, e para que isso aconteça é preciso haver a fecundação. Desde o primeiro dia da menstruação, a cada 28 dias do ciclo ocorre no interior do corpo da mulher uma série de transformações automáticas e interligadas cujo único objetivo é criar um novo ser.

No décimo quarto dia do ciclo, um óvulo sai de um dos ovários na esperança de ser fecundado por um espermatozoide. Podem se passar muitos meses até que isso aconteça. É como se a cada mês o óvulo ficasse na plataforma de uma estação (o útero) e visse o trem chegar sem que ninguém descesse, sem que nenhum espermatozoide saísse dele. Até que um belo dia surge o momento mágico em que o óvulo e o espermatozoide se encontram. É nesse instante que aparecerá o embrião, o protagonista deste diário.

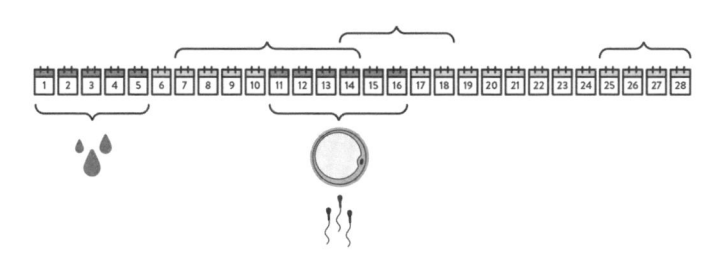

ILUSTRAÇÃO 1. CICLO MENSTRUAL

Dias 1 a 5: MENSTRUAÇÃO (do primeiro dia até aproximadamente o quinto).
Dias 7 a 14: Amadurece um novo óvulo no ovário e a parede interna do útero (o endométrio) torna-se mais espessa, preparando-se para receber um óvulo.
Dias 11 a 16: OVULAÇÃO. O óvulo é liberado e sugado rapidamente pela trompa, onde espera 24 a 48 horas para ser fecundado.
Dias 14 a 18: Se o óvulo é fecundado, inicia-se uma gestação. Após cinco dias, o embrião se implanta no útero e envia sinais ao corpo da mãe para que não produza mais a menstruação.
Dias 25 a 28: Se não houve fecundação, o corpo da mãe sofre uma rápida baixa nos níveis de hormônio e o endométrio descama, produzindo-se a menstruação.

A CONTAGEM INICIAL

Tradicionalmente, o início da gravidez sempre foi calculado com base na data do último ciclo menstrual. Desde tempos imemoriais, a falta da menstruação em uma mulher fértil é considerada o prenúncio de uma gestação. A partir desse momento, passadas dez luas, ocorrerá o nascimento do bebê (embora, como veremos, seja absolutamente normal que esse período varie em até um mês).

Hoje sabemos muito mais sobre a gravidez e o feto do que nossos ancestrais, e é por isso que os ginecologistas e obstetras contabilizam o avanço da gestação em semanas, e não meses. E existe um paradoxo que às vezes cria confusão. Na realidade, a gravidez dura duas semanas a menos do que imaginamos. Por quê? Porque sabemos que a gravidez se inicia quando o óvulo é fertilizado pelo espermatozoide, ou seja, quando o embrião é formado. E isso ocorre duas semanas após a última menstruação, ou seja, na terceira semana. No entanto, por razões históricas, manteve-se a data do último ciclo como o dia de referência do início da gravidez. Afinal, é o que todo mundo pensa que acontece. Portanto, embora saibamos que não é assim, falamos, por exemplo, da semana 15 de gestação, quando na realidade o feto tem 13 semanas de vida.

A idade do feto é sempre duas semanas a menos do que pensamos. Por isso, este diário começa na semana 3. Porque é aproximadamente duas semanas depois do último ciclo menstrual que ocorre essa poderosa corrida da fecundação.

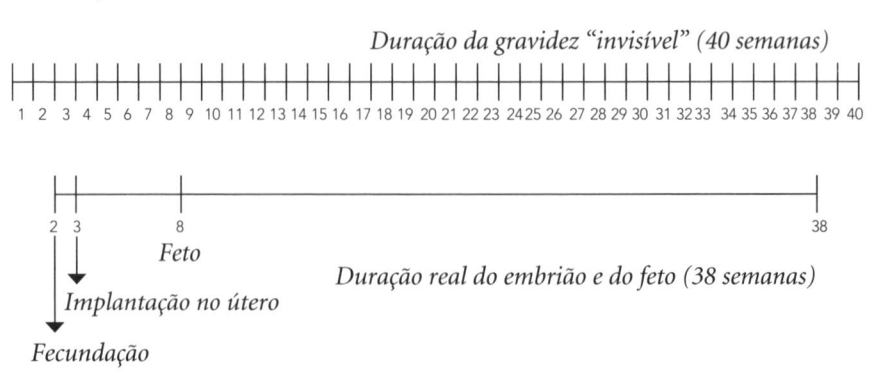

Duração da gravidez "invisível" (40 semanas)

1 2 3 4 5 6 7 8 9 10 11 12 13 14 15 16 17 18 19 20 21 22 23 24 25 26 27 28 29 30 31 32 33 34 35 36 37 38 39 40

2 3   8   38
        Feto
                Duração real do embrião e do feto (38 semanas)
Implantação no útero

Fecundação

ILUSTRAÇÃO 1.1. CONTAGEM REAL DA GRAVIDEZ

SEMANA 3

PODEROSA CORRIDA DA FECUNDAÇÃO

Eu venho de um óvulo e de um espermatozoide. O óvulo, uma célula ou gameta feminino, é pequeno – não mede mais do que 0,13 milímetro –, mas é muito grande se o compararmos com as outras células do corpo: o olho pode enxergar um óvulo, porém é incapaz de ver qualquer outra célula. A cada 28 dias um óvulo amadurece em um dos dois ovários, pois ambos se revezam e a cada mês só um trabalha. O óvulo é liberado do ovário entre os dias 11 e 17 do ciclo, quando ocorre a ovulação.

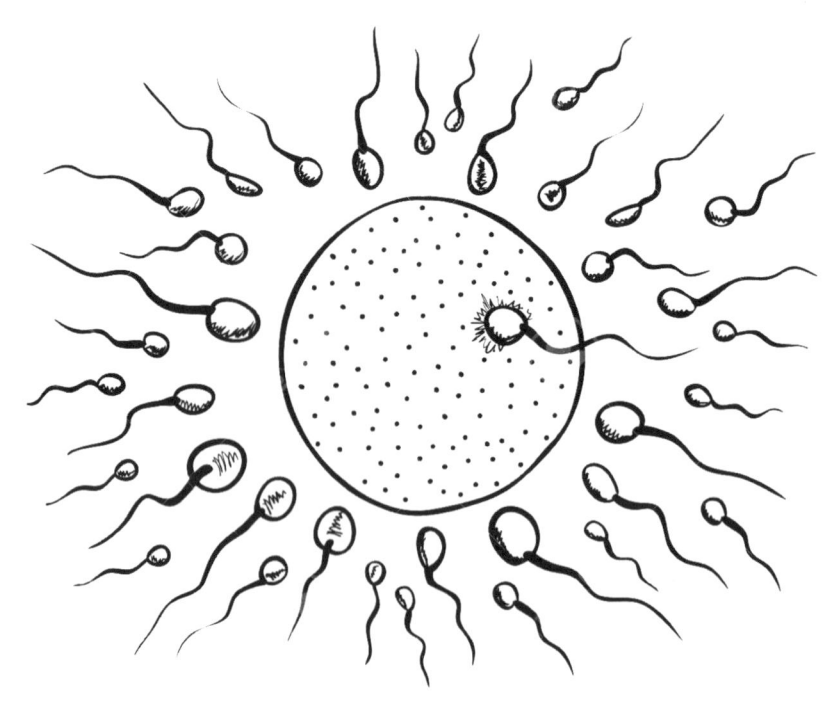

ILUSTRAÇÃO 2. OS PROTAGONISTAS. ESPERMATOZOIDE E ÓVULO

A cabeça do espermatozoide mede 5 micrômeros (é trinta vezes menor do que o óvulo) e sua cauda, 50 micrômeros. É um transportador de material genético, que vai embalado e comprimido para ocupar o mínimo espaço em sua cabeça. Embaixo da cabeça há um pacote de mitocôndrias, que dão muita energia a sua poderosa cauda. Como um foguete espacial, ele usará toda essa energia para subir. Os espermatozoides percorrem o útero a velocidades entre 2 e 5 milímetros por minuto; em uma escala humana, isso corresponderia a nadar de 80 a 150 quilômetros por hora. Além dessa velocidade própria deles, o útero se contrai e pode impulsioná-los durante o orgasmo; assim, os mais rápidos chegarão à trompa em dez minutos.

Durante a ovulação, o óvulo deixou o ovário e foi sugado e carregado pela tuba uterina até metade do caminho em direção ao útero. Lá, como todos os outros óvulos tinham feito anteriormente a cada mês, ele esperou a oportunidade de se compactar com uma força externa, a de um espermatozoide que conseguisse se impulsionar para alcançá-lo, e, uma vez juntos, crescer e multiplicar-se celularmente como um novo ser.

Sem arquibancadas, sem plateia e sem juiz na linha de chegada, começou a corrida contra o tempo do espermatozoide do qual eu também venho. Como em qualquer competição, tudo acontece muito rápido. O esperma entra pela vagina e, rapidamente, sobe em direção ao óvulo com o auxílio do muco cervical, que contém bastante açúcar. Ele chega até meio caminho da trompa, em direção ao útero, que, com suas contrações de excitação sexual – o orgasmo é um mecanismo que favorece a fertilização –, parece aplaudir e encorajar a aproximação microscópica e veloz do espermatozoide. O movimento de ambos, espermatozoide e útero, ajuda o minúsculo campeão, transpondo todos os obstáculos, a cruzar rapidamente a linha de chegada e alcançar o óvulo.

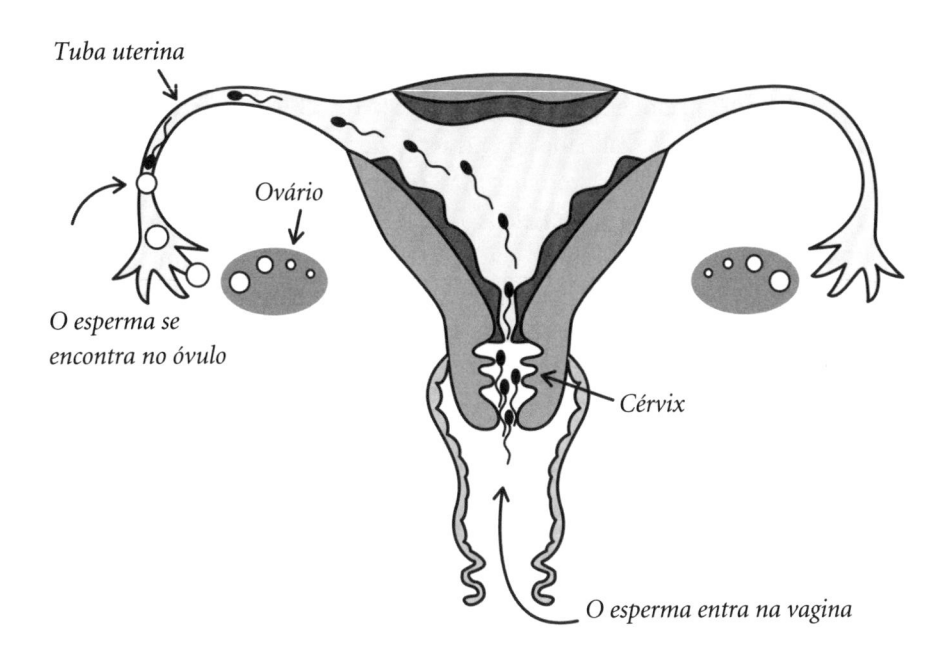

ILUSTRAÇÃO 3. POSIÇÕES E PERCURSO DO ÓVULO
E DO ESPERMA ATÉ A FECUNDAÇÃO

O espermatozoide encontrou o óvulo, que aguardava esse momento, a partir do qual eu passo a existir: sou um embrião, uma célula-tronco, por definição, sou minha primeira célula e a origem de tudo o que serei.

Por mais fácil que pareça agora que já aconteceu, na verdade não foi nada simples. Nessa poderosa corrida da fecundação, milhões de espermatozoides cruzaram a vagina para se juntar ao óvulo, mas apenas um foi bem-sucedido.

E nesse instante ocorreu outro fenômeno. Assim que o espermatozoide cruzou a barreira protetora que envolve o óvulo, este se eletrificou automaticamente. Nenhum outro espermatozoide poderá entrar a partir de então, como acontece quando se coloca um cartaz de "Lotado" em um hotel ou de "Não perturbe" na porta do quarto.

UMA RELAÇÃO DENTRO DE OUTRA RELAÇÃO

O espermatozoide é coberto por uma camada que, ao entrar em contato com o óvulo, desaparece e lhe permite descarregar todo o material genético que traz consigo. O espermatozoide é um torpedo que transporta os genes supercondensados, comprimidos de tal maneira que ocupam seis vezes menos espaço do que ocupariam em qualquer outro tipo de célula. Quando este entra na atmosfera ovular, na realidade só entra sua cabeça; a cauda, que contém a energia de que precisa para se movimentar, permanece fora do óvulo.

E, de forma espetacular, os núcleos do espermatozoide e do óvulo se aproximam para que ocorra a fusão do seu material genético. É o momento mais mágico e mais complexo da natureza humana: a fecundação põe em contato duas células reprodutivas – a masculina e a feminina – que carregam consigo somente metade da informação genética necessária para criar uma nova vida. É preciso unir essas duas metades para que surja a nova vida, mas elas devem ser ajustadas de maneira perfeita, sem erro, de forma absolutamente exata, fração por fração, entrelaçadas e encaixadas como dentes de um zíper. Eu sou a soma dessas duas metades. Sou o embrião resultante desse interessantíssimo e delicado momento em que se reúnem informações do meu pai e da minha mãe. Aqui tem início a construção de uma nova vida: a minha. O zíper de informações vitais. O kit de montagem daquele que serei eu.

MEU MANUAL DE INSTRUÇÕES: O DNA

Todas as informações sobre o que eu serei estão no meu manual de instruções. Esse livro é feito de um tipo especial de proteína que os cientistas chamam de DNA, o ácido desoxirribonucleico. Eta nomezinho complicado!

O DNA é como uma hélice de letras que usa uma linguagem especial. Parece um pergaminho chinês escrito na vertical, enorme, quase do tamanho da Muralha da China, porque tem 3 bilhões de letras. Ali se encontram todas as informações para saber como fabricar as proteínas necessárias ao desenvolvimento do meu corpo. Algumas delas servem para construir, são como tijolos, e outras servem para fazer coisas, como se fossem pequenos robôs. Com esses dois tipos de proteínas já é possível construir todo um organismo; embora, é claro, haja milhares e milhares de proteínas diferentes, pois o que têm de construir é muito complicado.

O DNA está embalado no núcleo de cada uma das células que formarão o meu corpo – todas elas terão o seu manual de instruções – e se divide em genes. Cada gene é como uma página desse manual e só funciona em combinação com outros. Cada página, cada gene, contém toda a informação necessária para construir uma proteína específica. Assim, os genes são as unidades básicas, os portadores das minhas instruções, toda a minha informação genética, a receita para ser o que serei. Agora, como embrião, já tenho meus genes formados: 25 mil genes, como todas as pessoas. Este é o meu genoma: o conjunto dos meus 25 mil genes.

> Como há muitos genes, estes se agrupam em cromossomos. Um cromossomo é composto de milhares de genes, e no total há 23 pares de cromossomos.

Para tornar as coisas um pouco mais complexas, o DNA é sempre duplicado. Os genes também vão em pares, assim como os cromossomos. Por quê? Porque uma metade vem da minha mãe e a outra, do meu pai. No momento em que o espermatozoide fecundou o óvulo, uniu-se a este, e o óvulo e o espermatozoide forneceram, cada um, metade das páginas do manual. Por isso, esse pergaminho vertical longuíssimo tem as páginas duplicadas. Às vezes usa apenas uma das duas e, às vezes, mistura-as. Por exemplo, a cor

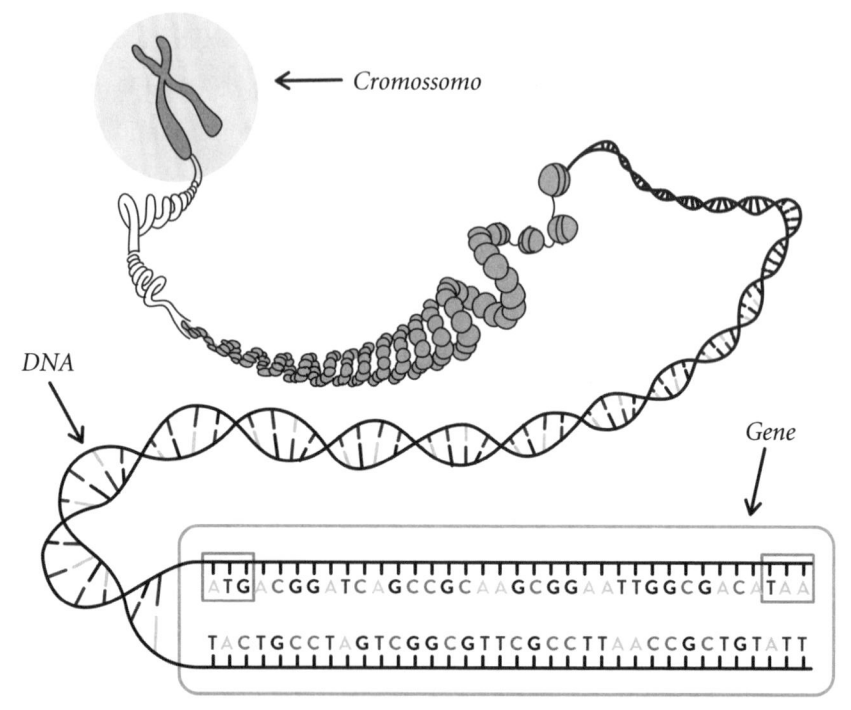

ILUSTRAÇÃO 4. A INFORMAÇÃO GENÉTICA: DNA, GENES E CROMOSSOMOS

O DNA é composto de uma dupla hélice de moléculas que formam um tipo de zíper com o código genético. Os genes têm informações específicas sobre como fabricar uma proteína. Cada gene possui uma marca que indica onde começa e onde termina. Apesar de o DNA e cada gene serem como uma dupla hélice, apenas uma das duas partes é "expressa", ou seja, é usada como uma linguagem para produzir as proteínas.

O DNA e os genes se agrupam em cromossomos, que são compostos de dois braços unidos no meio. Cada braço do cromossomo contém exatamente os mesmos tipos de genes duplicados, um da mãe e outro do pai.

dos meus olhos está em um gene específico. Se houver dois genes de olhos azuis, meus olhos serão azuis. Mas, se minha mãe me passar um gene de olhos azuis e meu pai um de olhos castanhos, eles sairão castanhos, porque o gene dos olhos castanhos é mais forte e será o dominante.

Como serei, de que cor será minha pele, meu cabelo... Como será minha personalidade, minha inteligência... se eu gostarei de alimentos gordurosos ou apimentados... tudo isso são instruções que sobreviveram a milhões de anos de evolução da espécie humana. E, entre todas essas fartas informações, o espermatozoide do meu pai que fertilizou o óvulo da minha mãe é quem carrega a informação sobre o meu sexo. Mas esse segredo só será revelado mais tarde, por meio de um exame genético ou de uma ultrassonografia.

Além da determinação do meu sexo, há outras informações preciosas que meus genes carregam, entre as quais uma que é essencialmente importante e crucial, meu maior seguro de vida: aquela que dirá a todas as minhas células como se adaptar sempre da melhor forma aos diversos ambientes. Assim, embora os genes carreguem informações fixas, poderão se adaptar (serão resilientes) e funcionar de maneira diferente, dependendo do ambiente em que o meu corpo se encontrar, garantindo assim sua sobrevivência. Tudo isso graças a um sistema que atua sobre os genes, conhecido como epigenoma. Falaremos sobre isso mais adiante.

O QUE É O DNA?

O DNA é composto de letras. Na verdade, são moléculas, sempre iguais, que formam a linguagem da informação genética. Há quatro tipos principais: T, G, C ou A (que correspondem à timina, à guanina, à citosina e à adenina). Essas moléculas podem combinar-se de modo infinito. Os cientistas as chamam de bases: base T, base G... Embora sejam apenas quatro letras, podem ser combinadas de várias maneiras e criam uma linguagem muito específica, um código. É por isso que chamamos de código genético.

Três letras em uma ordem específica correspondem a um pedaço de determinada proteína. E cada um desses pedacinhos é chamado de aminoácido. Existem 20 aminoácidos distintos. Portanto, cada trio de letras que está no gene, um após o outro, forma o código, as instruções sobre quais aminoácidos usar para construir a proteína que faz esse gene. Combinando esses 20 tipos de aminoácidos de infinitas maneiras, serão fabricados os milhares e milhares de diferentes proteínas que constituirão o organismo.

As proteínas têm muitas funções. Além de serem os tijolos com os quais se constrói o corpo, dão forma aos músculos e ossos, reparam possíveis danos, usam seu açúcar como energia etc. Tudo, absolutamente tudo, é feito pelas proteínas. E cada gene carrega em seu interior a sequência ou a informação para fabricar as proteínas uma a uma.

> A essência da resiliência reside em nós desde a concepção genética.

COMO SE CONSTRÓI UM ORGANISMO?

Um dos maiores enigmas que a ciência atual foi capaz de resolver, mas apenas parcialmente, é onde se encontram todas as informações para que as células saibam o que fazer. Como sabem para onde ir e que missão cumprir?

Obviamente, algumas informações estão no manual genético de instruções. Ele está contido em cada célula graças ao "zíper" de material genético, o sistema de entrelaçamento que permitiu ao espermatozoide fecundar o óvulo. À medida que elas se diferenciam em células mais especializadas, os próprios genes vão mudando a forma para a qual estão ativados. Cada tipo de célula ativa grupos específicos de genes para se diferenciar.

Imaginemos que o corpo é como um edifício que deve ser construído a partir de uma única peça de plástico, um pequeno cubo. Essa peça é mágica, pode ser dividida quantas vezes quiser e mudar de tamanho e de características. O cubo tem um computador dentro dele – miniaturizado, mas com uma memória gigantesca – que armazena todos os programas necessários para construir o edifício. Assim, embora no início seja uma única peça, logo se multiplicará em duas, e cada uma delas fará o mesmo. Isso acontecerá tão depressa que em poucos dias já haverá milhares de peças. O computador trabalhará para que, a partir de certo momento, as novas peças deixem de ser um cubo de plástico, assumindo a forma dos materiais usados na construção de um edifício: umas parecerão um tijolo, outras se transformarão em metal, em fios, em placas para as paredes etc. Para isso, embora todas as peças novas tenham o mesmo computador que a original – a peça mãe, o molde inicial –, usam só uma parte da informação que receberam. Ativam unicamente o programa de que necessitam, e o resto deixam de lado e nunca utilizarão. No corpo humano, as peças desse edifício são as células, e o computador de cada célula com toda a informação são os genes.

Os genes carregam todas as instruções e informações necessárias para finalizar a criação, mas em cada nova célula alguns genes se ativam e o resto silencia. Assim como em um programa real de computador, os genes, uma vez ativados, instruem a nova célula a diferenciar-se até se transformar em sua célula final, que pode ser desde um neurônio até uma célula hepática.

Porém, existe um segredo maior ainda. Como se transmite a informação sobre o espaço e as formas? Os órgãos humanos – o cérebro, o coração ou o rim –, e até suas próprias células e os milhares de proteínas que temos como seres vivos, possuem formas incrivelmente complexas para poder executar suas funções. São de tal complexidade que os computadores mais sofisticados ainda hoje têm dificuldade de reproduzi-las. No entanto, a natureza consegue criá-las em questão de segundos. Mas onde está a informação que permite a um órgão se formar sempre de modo exatamente igual? Já que os genes não podem saber onde está a célula que os contém, alguém tem que dizer a eles. Pesquisas recentes sugerem a existência de algo que os cientistas chamam de "bússolas biológicas". Uma parte fascinante dos conhecimentos nessa área provém dos estudos no campo da eletricidade. Trata-se de uma informação bioelétrica que não parece estar nos genes, mas sim na superfície de cada célula, ou atuando como uma grande rede a partir de grupos de células em um órgão. Permite que cada célula saiba onde está e como deve se situar em relação às outras. Essa inteligência sabe o que é direita e esquerda, acima e abaixo, contém a informação dos lugares e das formas e consegue fazer surgir bem aqui, e não mais acima ou mais abaixo, uma orelha com sua forma específica. Na verdade, a informação bioelétrica é especialmente importante no embrião, mas também será essencial para o funcionamento e a manutenção do corpo ao longo de toda a vida.

Embora os mecanismos não tenham sido totalmente compreendidos, há evidências impressionantes da importância da eletricidade como um sinal biológico. Por exemplo, manipulando campos elétricos em embriões de sapo, foi possível fazer brotar uma orelha em um lugar diferente do normal. Portanto, existem redes bioelétricas com os planos tridimensionais das orelhas, dos dedos, dos milhares de tubos microscópicos que formam um rim etc., que informam às células que devem multiplicar-se tanto quanto necessário. Esses sinais elétricos vão se comunicar com os genes para construir as obras maravilhosas de engenharia biológica que são os tecidos e os órgãos.

Contudo, ainda não se sabe bem como funciona essa comunicação. Não se sabe igualmente se a informação bioelétrica vem dos mesmos genes ou se, como sugerem algumas evidências, existe de forma independente, antes mesmo dos genes. Isso mostra como a biologia contém segredos que escapam à lógica científica atual. Tal como acontece com a física quântica ou com as teorias sobre o universo, os segredos da biologia nos permitem sonhar com forças naturais ainda desconhecidas. Talvez um dia descubramos coisas da existência que nossa mente tridimensional está longe de imaginar.

O TRAJETO ATÉ O ÚTERO

Meu trajeto até o útero não é muito longo, tenho de percorrer uns 8 centímetros. Considerando o meu tamanho, isso equivaleria a 1 quilômetro percorrido por uma pessoa caminhando. No entanto, eu ando muito devagar. Por sorte, as tubas da minha mãe me sugam até o útero, como se me aspirassem. Assim que eu chegar, ficarei acampado e criarei raízes para ir crescendo. Já estou esgotando a energia do meu óvulo, porque do espermatozoide do meu pai só recebi os pacotes de instruções, mas toda a sua energia, que o espermatozoide transporta na cauda, como já dissemos, ficou de fora. Por isso, só posso contar com a energia fornecida pelo óvulo da minha mãe nesse processo.

A partir da minha segunda semana como embrião, já precisarei da energia da minha mãe. No trajeto realizado até aqui, praticamente consumi toda a minha.

No quinto dia, finalmente chego ao útero. Agora levarei mais três dias para alcançar o endométrio, que é a parede do útero. Enquanto isso, flutuo nesse espaço pequeno para minha mãe, mas enorme para mim. O útero, em seu interior, é um tubo. Tem uns 5 centímetros de comprimento e poucos milímetros de largura; mas, em relação ao meu tamanho, é como estar em um espaço de 150 metros de comprimento e 15 metros de largura. Dentro dele fico protegido porque a temperatura é perfeita. Estou flutuando em secreções que contêm açúcar e me ajudam a sobreviver. Vou crescendo muito rápido, por isso preciso cada vez de mais energia, pois as reservas que eu tinha do óvulo estão se esgotando. Os açúcares do útero me ajudam, mas logo não serão suficientes.

Agora eu tenho que me instalar nesse ambiente suave que vai me receber e no qual me implantarei. Minha mãe vai andar, correr, comer, dormir, trabalhar e voltar, e eu, aonde ela for, sempre estarei aqui com ela, confortavelmente instalado e protegido para criar raízes e crescer saudável e a salvo de tudo. O endométrio agora é minha cama, minha zona de conforto, a superfície onde vou me enraizar. Ele está pronto para me receber, por isso tem muito açúcar acumulado em suas células. É e será um lugar bem confortável para mim. Eu, garimpando e secretando substâncias, como uma semente, tenho meus próprios mecanismos para me enterrar nessa superfície acolhedora e agradável. Nela faço o meu ninho. E então vou começar a fabricar a placenta. Depois de 24 horas da implantação, entrarei em contato com o sistema imunológico da minha mãe.

A FORÇA E O POTENCIAL DAS CÉLULAS-TRONCO

Como embrião, sou uma célula-tronco que dará lugar a todas as outras células do meu organismo. Isso será possível porque eu me multiplicarei, e cada réplica do que sou agora como célula vai adquirir uma especialização dentro do meu organismo.

Uma das maravilhas da reprodução reside aí, no fenômeno da divisão e da aquisição de funções específicas a partir de uma primeira célula-tronco, que sou eu. Todas as células que se produzirem cada vez que eu me dividir em dois sempre saberão onde estão e o que devem fazer. De fato, poucas horas depois de eu existir, já sei onde é minha direita e minha esquerda, minha parte superior e inferior, e todas as células que nascerem da primeira também saberão.

No início, todas as células são iguais, mas a partir do quarto dia, quando já terei trinta células, estas começarão a se diferenciar um pouco entre si. As que se encontram mais perto do contorno da esfera que eu ainda sou têm a missão de se relacionar com o organismo da minha mãe. Primeiro, com seu sistema imunológico, para que este ajude a crescer minha placenta, que atuará como raízes que se conectarão com o sangue da minha mãe, através do qual receberei o alimento.

Em segundo lugar, essas células exteriores começarão a enviar a minha mãe o hormônio da gravidez – o HCG – e muitos outros. Essas substâncias lhe informam que estou aqui e que algo precisa começar a mudar em seu corpo para que eu possa crescer. Além disso, necessito de umas membranas que me envolvam como uma bolsa, pois preciso viver rodeado de líquido, como numa banheira, até o momento de nascer. Minhas células exteriores também se encarregarão de procurar tudo isso para mim.

Meu corpo será criado a partir das células situadas mais para dentro da esfera que eu sou agora. Em poucas semanas já terei milhões dessas células.

Partindo das primeiras células-tronco, cada par de novas células que saírem da anterior mudará um pouco até que, em poucos dias, contarei com muitas células bem diferentes. No fim, as células-tronco se *diferenciarão*, como se diz em linguagem científica, até se tornarem centenas de tipos de células muito distintas, todas de que meu corpo necessita. Por exemplo, um neurônio que servirá para armazenar informações em meu cérebro será totalmente diferente de uma célula do meu coração, cuja missão é se contrair diversas vezes por minuto durante toda a minha vida. Mas todas elas surgem de uma primeira célula-tronco.

Em meu processo de autocriação, eu, como embrião, sei exatamente o que tenho de fazer, graças ao trabalho das minhas células-tronco. A partir delas, toda a formação do resto do organismo e a ativação de suas funções ocorrem com a ajuda de um programa que está inscrito nos genes, meu manual de instruções. E agora chega o momento delicado, fundamental para todo o resto da gestação e da minha vida futura, de me dividir em células e de minhas células-tronco irem organizando todo o procedimento da formação do meu organismo. É um instante crucial, porque as células estão se multiplicando constantemente. Milhões de genes precisam ser copiados para produzir as novas células, e nada pode falhar. Esse é o momento mais delicado da minha existência, quando qualquer coisa, por menor que seja, pode me afetar. Por isso é importante que minha mãe evite tomar medicamentos que não sejam muito indicados.

Embora por fora eu pareça ter só alguns milímetros, dentro de mim se desencadeia uma verdadeira revolução de acontecimentos invisíveis ao olho humano, mas essenciais e gigantescos para o meu futuro imediato, e transcendentais. Eu estou naquela fase em que todos os meus órgãos começam a aparecer. Por enquanto, lembram pequenos bonsais, mas eles vão crescendo e moldando cada parte do meu corpo: os rins, os pulmões etc. Nas próximas quatro semanas, as formas primitivas de todos os meus órgãos já apontarão sua localização. Nunca ocorrerão em meu interior tantas coisas tão importantes quanto as que estão acontecendo agora.

Células totipotentes

As células-tronco do embrião são totipotentes, ou seja, podem gerar todas as células do organismo. Para progredir, elas têm que estar na companhia de outras células. Sabemos que a célula-tronco depende do ambiente, do caldo de cultura que a rodeia, onde existem alguns ingredientes, as moléculas, que informam se você deve ou não fazer determinada ação. Assim, se uma célula-tronco for removida e colocada em uma cultura de células, continuará a se dividir sem mudar durante toda a sua vida.

No organismo real, ao contrário, cada célula nova que vai sendo gerada é um pouco diferente da anterior, graças a um programa maravilhoso que, uma vez iniciado, é impossível interromper. Esse sistema de comunicação ainda não é totalmente compreendido. Muitos cientistas procuram entendê-lo, pois isso permitiria que se evitasse ou eliminasse inúmeras doenças. Por esse motivo, no campo da pesquisa, diversos estudos se concentram no comportamento das células-tronco embrionárias.

Portanto, à medida que o feto crescer, terá cada vez menos células-tronco, e as novas já serão muito especializadas e irão perdendo funções. A recuperação de algumas dessas funções permitiria que houvesse tratamentos para muitas enfermidades. Por exemplo, um feto muito jovem pode curar uma ferida sem que surja nenhuma cicatriz, mas a partir de certo momento perderá essa capacidade, e toda ferida que se fechar deixará uma cicatriz. Seria uma revolução no campo cirúrgico conseguir células-tronco que evitassem cicatrizes. Mas diferenciar uma célula-tronco fora do ambiente natural de um embrião só é possível teoricamente. Primeiro é preciso entender os mecanismos genéticos que ela possuía quando era embrionária e que silenciam em determinado momento do crescimento fetal. Esses processos são cada vez mais conhecidos, mas ainda não totalmente. Além disso, são diferentes para cada tecido. É por esse motivo que existem tão poucos tratamentos com células-tronco. Contudo, espera-se que, no futuro, elas possibilitem a cura de infartos do coração ou de lesões da medula espinhal. Nesses distúrbios ainda sem tratamento, morrem células e não temos substitutos para elas. As células-tronco são uma grande esperança, mas ao mesmo tempo uma fonte de conflitos bioéticos. As células-tronco adultas não são úteis para essas aplicações, e seria preciso usar células embrionárias humanas. As únicas disponíveis são as provenientes de embriões gerados por reprodução assistida, mas que não foram utilizados. São embriões de poucas células, mas obviamente há opiniões divergentes e grandes debates bioéticos sobre se é conveniente fazer pesquisas com esse tipo de célula.

As células-tronco vivem sempre no corpo

As células-tronco nunca desaparecerão do organismo. Alguns sistemas precisam delas para funcionar, como as células sanguíneas, que se renovam continuamente. Outros órgãos, como o fígado ou o rim, conservam pequenas quantidades de células-tronco, que são fundamentais para restaurar tecidos danificados. Porque, uma vez produzida a diferenciação celular, uma célula terá uma missão vitalícia e não poderá se encarregar de mais nada: uma célula hepática sempre será uma célula do fígado e não poderá se tornar uma célula do rim ou do coração. E, quando são necessárias mais células, estas são fornecidas pelas células-tronco. Porém, as células-tronco "adultas" são diferentes das que eu tenho como embrião. São muito mais diferenciadas, ou seja, só servem para produzir células do órgão em que se encontram. Assim que são reivindicadas por sinais biológicos, elas se dividem em novas células, que se diferenciarão até se tornarem células muito especializadas de cada tecido.

Células exterminadoras naturais: as protetoras da gravidez

O sistema imunológico é um conjunto de estruturas e processos biológicos no interior de um organismo que o protegem contra as doenças. Ele age quando detecta uma grande variedade de agentes, desde vírus até parasitas intestinais, e precisa distingui-los das próprias células e tecidos sadios do corpo para que tudo continue a funcionar perfeitamente. Há inúmeras células imunológicas que, geralmente, são conhecidas como glóbulos brancos. Algumas delas têm muita importância para mim: são as chamadas *natural killers* (NK), ou células assassinas naturais, na denominação científica. São um tipo de linfócitos, ou glóbulos brancos, que identificam e atacam as células externas que o organismo da minha mãe não reconhece como próprias.

Pois bem, o endométrio da minha mãe, que é a mucosa interna do útero que me abriga no momento, é coberto por uma camada espessa de células imunológicas, um verdadeiro exército. As NK são as mesmas que rejeitam um transplante ou protegem de muitas infecções; estão preparadas para aniquilar tudo o que não tenha a assinatura da minha mãe, ou seja, sua identificação genética. Quando elas detectam uma célula com uma assinatura diferente, atacam-na por meio de substâncias que ativam a imunidade, atraem outras células imunológicas e produzem inflamação para se defender do agressor.

Isso acontece porque todas as células têm um registro em seu exterior que as identifica, como se fossem de uma cor específica, além de algumas letras que ajudam as NKs a distinguir imediatamente se é uma célula própria ou estranha. Na medicina, essa placa de identificação é chamada de sistema HLA (*human leukocyte antigen*), que em inglês significa antígeno leucocitário humano.

Mas eu sou um embrião que deve crescer, apesar de ser novo no corpo da minha mãe; então a natureza planejou um sistema que me possibilita usar as NK a meu favor. Eu sou a única exceção que não é atacada pelos grandes protetores do organismo. Para fazer isso, todas as células da minha placenta terão uma assinatura especial para embriões – um HLA. Na verdade, dentro de mim tenho minha própria assinatura, que usarei em todo o meu tempo de vida. Mas nas células que me cercam, que estão em contato com as da minha mãe, vou ocultá-la. Caso contrário, seu sistema imunológico perceberia que a assinatura não corresponde a da minha mãe e me destruiria. Em vez da minha inscrição habitual, mostro uma especial que só os embriões possuem. É de uma cor diferente das assinaturas normais, uma cor que as células assassinas nunca viram. E, quando a veem, também se ativa nelas um programa diferente, que elas nem sabiam que existia. Essa assinatura especial lhes diz que eu sou um embrião, e então elas farão o oposto do que sempre fizeram na vida: em vez de atacar, me protegerão e produzirão substâncias diferentes para me ajudar a crescer. Essas substâncias contribuirão para o desenvolvimento da minha placenta. Esse exército de células NK – que agora se tornaram minhas protetoras – me ajuda a crescer e impede que outros glóbulos brancos e células imunológicas me agridam. Elas agem como uma verdadeira capa isolante que permitirá que eu me esconda do restante do sistema imunológico da minha mãe, que, ao ignorar minha presença, facilita meu desenvolvimento. Por sua vez, o sistema imunológico da minha mãe e todas as suas células, incluindo as NK em outros lugares do seu corpo, continuarão defendendo-a de qualquer infecção, porque somente eu, como embrião, camuflei minha verdadeira assinatura. E assim crescerei, durante quarenta semanas, com minha própria assinatura genética, diferente da dela, mas, por enquanto, clandestinamente.

As NK são minha principal proteção, mas eu também tenho muita importância nesse processo de defesa. Agora libero inúmeras substâncias, moléculas cuja função é avisar continuamente às células imunológicas que eu sou um embrião e pedir ao corpo da minha mãe que se prepare para todas as minhas necessidades. Muitas mudanças a aguardam, e logo ela saberá da minha existência.

O QUE ACONTECE COM A MÃE?

♥

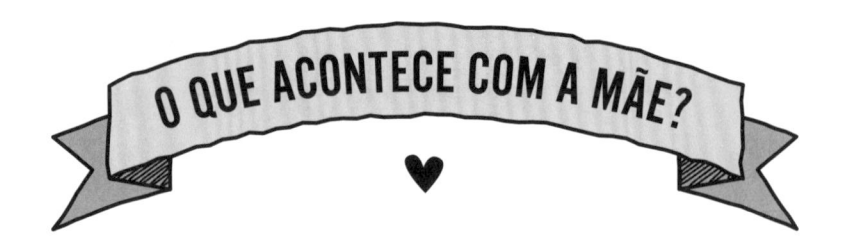

Nas primeiras semanas da gestação, ocorrem mudanças enormes que, em pouco tempo, permitirão que passemos de uma só célula a um ser em miniatura que já possui a maioria dos órgãos de um ser humano. Para isso, acontecem milhões e milhões de pequenos passos: os genes enviam sinais em forma de proteínas que os ajudam a comunicar-se com as células. A gestação é delicada em todas as fases, mas, no início, qualquer desvio tem consequências maiores. Não é a mesma coisa que um erro na construção de um prédio quando a estrutura principal já está pronta e só foram colocadas algumas pedras. A maior parte dos problemas genéticos e malformações ocorre nas primeiras semanas, porque algum passo-chave para a formação de um órgão falhou e a informação que os genes continham não foi bem transmitida. Na maioria das vezes, os genes funcionam bem, mesmo que estejam expostos a medicamentos, ao álcool ou até a baixas radiações, como as usadas em medicina. Por isso, embora a mãe tenha se exposto a certas substâncias nos primeiros dias de gravidez, pode ficar tranquila. Provavelmente tudo sairá bem. Porém, ela deve evitar ao máximo qualquer tipo de exposição a partir do momento em que constatar a gravidez. Os processos que ocorrem nesses dias são muito delicados, e sempre existe a probabilidade de uma determinada substância influenciar determinado gene em determinado dia da gravidez. Por exemplo, um gene pode ser suscetível a um medicamento, geralmente inofensivo, se estiver exposto a ele justo num dia específico em que precisa transmitir uma informação importantíssima para o desenvolvimento de uma parte do corpo. Ou seja, essa mesma substância, em outra pessoa, ou até em outro dia da formação do embrião, não causaria nenhum problema. Por esse motivo, não há inconveniente em tomar medicamentos ou álcool quando não se sabe da gravidez, mas com certeza aumenta os riscos, então convém evitar. Desde o momento em que se souber da gravidez, é recomendável não ingerir tabaco, álcool e medicamentos não prescritos por um médico.

SEMANA 4

A IMPLANTAÇÃO NO ENDOMÉTRIO

Quando o espermatozoide do meu pai fecundou o óvulo da minha mãe, a primeira coisa que fiz foi descer pela tuba e, mais ou menos no quinto ou sexto dia depois de iniciar essa viagem, me implantei no útero da minha mãe. E aqui estou eu, começando a criar raízes no endométrio do útero. Esse é o lugar que propiciará meu desenvolvimento e crescimento como embrião e depois como feto. Até aqui, já venci um bom trecho e superei obstáculos, uma viagem de microavanços. Ainda na quarta semana de gestação, vou abrindo passagem dentro da minha mãe.

Durante a viagem da tuba até o útero, onde me implantei, fui mudando. Primeiro era uma espécie de bola de células. Agora, na quarta semana, e já enraizado no interior da minha mãe, pareço mais um disco minúsculo, como uma lentilha, com menos de um milímetro de diâmetro. A partir desse momento, continuarei me transformando rapidamente. Em poucos dias, o disco que sou começará a se contorcer sobre si mesmo. Deixarei de ser uma lentilha e me tornarei uma espécie de minhoca. E só daqui a alguns dias meus bracinhos passarão a se esboçar. A partir de agora, muitas coisas vão acontecer. Tudo começa a despontar.

MINHA MÃE DESCOBRE A MINHA EXISTÊNCIA

Como estou bem pertinho dos vasos sanguíneos da minha mãe, todas as substâncias que eu produzo passam para o seu sangue. Depois de 24 horas de minha implantação no útero, já posso enviar sinais à corrente sanguínea em forma de moléculas. O mais importante agora é o HCG, um hormônio que manda uma mensagem ao ovário dizendo: "Estou aqui, existe uma gravidez, preciso de progesterona, o hormônio da gravidez!". Em condições normais, sem gravidez, no final do ciclo feminino o ovário deixa de produzir progesterona, e isso faz com que o endométrio, a "pele" interna do útero, seja eliminado na menstruação através do sangramento. Mas agora não posso permitir que isso aconteça, porque estou abrigado no endométrio. Enquanto o ovário não parar de produzir progesterona, o endométrio continuará sendo o espaço acolhedor de que preciso para me aninhar, criar minha placenta e sobreviver em minha mãe. Portanto, tenho que enviar muito HCG para o sangue dela a fim de que seu ovário saiba que está vivendo uma gravidez e deve continuar produzindo progesterona. Esses dois hormônios, o HCG e a progesterona, são agora os mais importantes da gravidez e terão muitos efeitos no organismo da minha mãe.

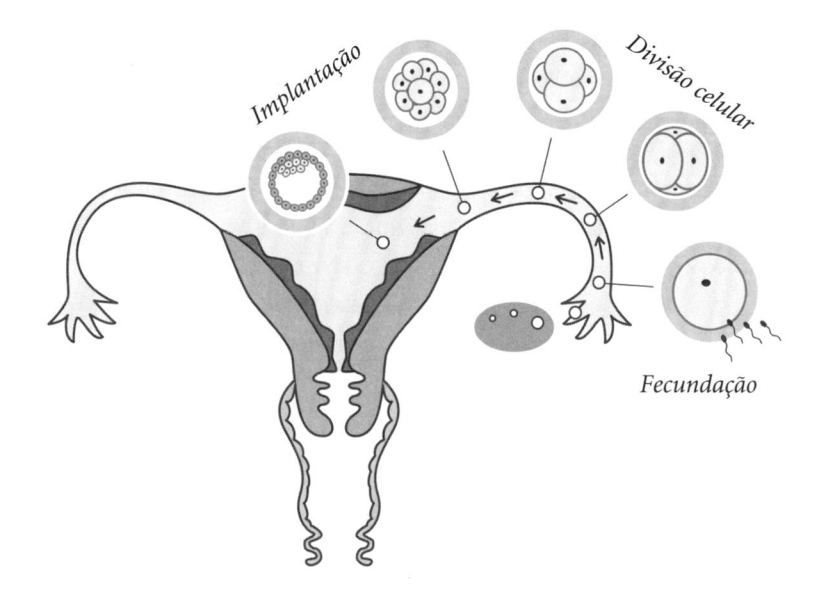

ILUSTRAÇÃO 5. IMPLANTAÇÃO DO EMBRIÃO NO ÚTERO MATERNO

O HCG

O HCG (do inglês, *human chorionic gonadotropin*) é o hormônio da gravidez por definição, uma vez que só eu posso produzi-lo, ou seja, um embrião. Os médicos costumam chamá-lo de beta-HGC porque ele tem duas partes, sendo que a segunda, denominada "beta", é observada no sangue. Portanto, se uma mulher apresenta HCG no sangue, significa que dentro dela há um embrião que o está produzindo. É assim que os médicos sabem que minha mãe está grávida. Dois dias depois de aparecer no sangue, o HCG começa a ser eliminado pela urina, e por isso é possível detectar a gravidez, poucos dias após a implantação, por meio de um exame de urina. Com os exames que existem atualmente, pode-se até descobrir a gravidez antes de haver um atraso na menstruação.

O HCG produz muitos efeitos no organismo da minha mãe, mas os mais conhecidos são os vômitos e as náuseas. Eles ocorrem na maioria das mulheres grávidas e costumam variar bastante, podendo surgir até antes do atraso da menstruação. Na maioria dos casos, os sintomas persistem enquanto o HCG está elevado no sangue, que são os três primeiros meses da gestação.

Agora que já estou implantado, comecei a secretar o HCG e, por meio dele, digo ao ovário: "Atenção, não pare de fabricar progesterona, porque eu estou aqui, sou um embrião que precisa ser protegido". Os ovários da minha mãe produzem esse hormônio antes de mim, assim como antes o ovário tinha fabricado progesterona a fim de preparar o endométrio para minha implantação. Ou seja, minha primeira necessidade é que o ovário produza progesterona: isso é fundamental para o meu crescimento. A partir da semana 13, aproximadamente, a placenta que me envolve já estará formada o suficiente para fabricar ela mesma a progesterona que continuará me protegendo. Até então, e desde o momento da ovulação, o ovário da minha mãe vem fabricando-o ininterruptamente.

A progesterona

Esse é o hormônio principal para que a gravidez seja bem-sucedida. Chama-se pro-gest-erona porque ele favorece a minha gestação. É um hormônio-chave para o processo de criação da minha vida. A progesterona é uma atriz protagonista, um elemento essencial. Ela atua em todo o organismo da minha mãe para conseguir as inúmeras mudanças necessárias a minha gestação, do início ao fim. Portanto, bem no final da semana 4 após a fertilização, o ovário começa a produzir muita progesterona e o fará até o terceiro mês de gravidez. Nessa altura, a placenta terá capacidade de fabricar esse hormônio e continuará fazendo isso até o término da gestação.

QUANDO SE ADMINISTRA A PROGESTERONA

A progesterona é tão importante para garantir o êxito da gravidez que alguns médicos receitam complementos desse hormônio, desde o início, a pacientes de reprodução assistida ou que apresentam dificuldade para preservar uma gestação porque sofrem abortos espontâneos seguidos. São consumidos em cápsulas, por via oral, ou em óvulos, por via vaginal, geralmente até a 13ª semana, quando a placenta já é capaz de produzir o hormônio. Quando começou a ser administrada, a progesterona artificial era procedente de animais, mas hoje em dia existe uma sintética, muito mais eficiente, que é exatamente igual à humana.

CONTROLE SUA ALIMENTAÇÃO, MAMÃE

Agora que a minha mãe já sabe que eu existo e que, daqui para a frente, durante nove meses, estaremos sempre juntos, é muito importante que ela cuide da alimentação para que eu cresça saudável.

Uma dieta equilibrada precisa conter: cereais, frutas, verduras, alimentos proteicos e lácteos. Em alguns casos, é bom limitar certos consumos.

Por exemplo, as gorduras que ela ingerir nesse período ajudarão no desenvolvimento dos meus órgãos e da placenta. No entanto, é preferível que a maioria dos óleos e gorduras seja de origem vegetal. O azeite de oliva é bastante recomendável, porque, assim como o peixe, fornece gorduras consideradas saudáveis para o coração por seu alto teor de ácidos graxos poli-insaturados. Por outro lado, convém evitar gorduras de origem animal e as contidas em alimentos processados e fritos em geral.

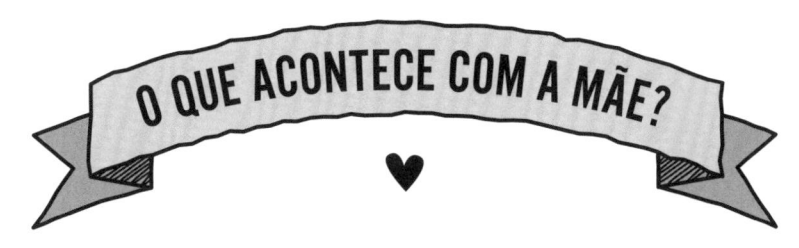

O QUE ACONTECE COM A MÃE?

A mãe terá os mesmos sintomas da menstruação: retenção de líquidos, inchaço da parte baixa do abdome, aumento das mamas etc. No início eles serão bem sutis, mas aos poucos irão se acentuando. E, nas semanas seguintes, surgirão novos sintomas, como prisão de ventre, muita fadiga e sono. Tudo isso são efeitos da progesterona no organismo. Esse hormônio retém líquidos, reduz a pressão arterial, retarda o funcionamento dos músculos lisos dos intestinos etc. Também interfere nas emoções, e esse sintoma ainda não foi bem compreendido pela comunidade científica.

Às vezes, no processo de implantação, como o embrião cava um buraquinho no endométrio para ajudar, ocorre um pequeno sangramento. Porém, isso não é comum. É o sangramento de implantação, que pode se dar entre o sexto e o décimo dia após a fecundação e às vezes é confundido com a menstruação.

As semanas 3 e 4, que são as duas primeiras semanas reais da gravidez, são muito importantes, tanto que apenas dois terços dos processos empreendidos chegam ao sétimo dia em boas condições. Isso não significa necessariamente que haja um problema. Na maioria dos casos de aborto nas primeiras semanas, o problema é pontual. Por alguma razão, os complicados processos de formação dos pares de genes e cromossomos, que depois devem multiplicar-se milhões de vezes, podem não ter corrido bem. Em geral, o problema não se repete.

SEMANA 5

MEU PRIMEIRO BATIMENTO CARDÍACO

Em meu estado de embrião, já meço 1 milímetro. Minha contagem começa daqui para a frente. Do meu ponto de vista como um embrião-feto, é nesse momento que se inicia o período embrionário. Em termos científicos, é aí que me consolido e me formo como ser humano de verdade.

Nessa altura, a maioria dos casais descobre a gravidez. E eu começo a crescer de modo significativo. Antes eu era uma célula microscópica, agora meço um milímetro, e no final desta 5ª semana já terei dois milímetros, deixarei de ser um disco minúsculo e ficarei enroladinho como uma minhoca. Engatei a quinta marcha: estou crescendo de maneira espetacular. Já posso sentir uma forma mais gordinha no lugar onde ficará a cabeça. E, como cresço tão rápido, preciso de muita energia.

Todos os meus órgãos vão se desenvolvendo durante a gravidez, mas alguns têm mais pressa do que outros. E o que tem mais urgência é o coração, porque o sangue precisa começar a circular dentro de mim: é ele que transportará a energia para o meu crescimento.

Outra das maravilhas da minha criação é o modo como nasce o coração. Reúno várias células e disponho-as em forma de tubo. Quando estão todas juntas, coladas umas às outras, começam a se contrair e a se expandir, e assim, espontaneamente, iniciam o bombeamento do sangue.

É surpreendente. Esse tipo de tubo continuará pulsando até o fim da minha vida. O coração nem começou a se formar, mas as células que o estão criando já se contraem e pulsam para bombear sangue. Nessa fase inicial, meu coração é como uma mangueira. Nas próximas semanas, ele se dobrará várias vezes sobre si mesmo e finalmente comporá um coração igual ao de um adulto. É como uma obra de origami. Muitos dos meus órgãos também nascem e se formam dessa maneira, mas o coração, por sua importância vital e por ser o primogênito entre todos, é incrivelmente especial. É o início da minha força autônoma: meu eu pulsando. Esse tubo primordial já tem células musculares. Antes de terminar a 5ª semana, começará a pulsar. E, embora o sistema circulatório ainda não esteja bem desenvolvido, o tubo originário do meu coração já começa a bombear sangue bem primariamente. O coração é um sistema fechado de fluido que faz o sangue circular, como um aparelho de ar condicionado. E agora já começou a fazê-lo.

Nesse momento, a placenta que me envolve está rodeada pelo sangue da minha mãe, e, em meu incipiente coração que já bombeia, esse primeiro sangue meu entra em contato com o da minha mãe, mas por meio de um sistema de circuito fechado, porque os dois nunca se misturarão. Meu sangue foi fabricado com células programadas para isso, com instruções genéticas, do mesmo modo que as células musculares foram convocadas para fazer isso no tubo do meu coração e são elas que agora bombeiam meu próprio sangue.

> O processo que mais dura em nossa vida é o batimento cardíaco. O que mais fazemos é pulsar, pois, antes de termos braços e pernas, o coração já batia.

O batimento do meu coração, quando ainda mal existe como órgão, é uma necessidade biológica. Estou crescendo a uma velocidade incrível e preciso que o sangue circule. Enquanto ocorre esse bombeamento, vou criando um sistema, um circuito fechado de circulação. É o oposto do que ocorre na construção de uma piscina ou sistema de irrigação, onde primeiro se constrói o circuito e depois se ativa a bomba, nunca o contrário. No meu interior, como embrião, dá-se o inverso: meu sistema biológico já pode fazer isso porque tenho atividade cardíaca.

A FUNÇÃO FAZ O ÓRGÃO

A maioria dos órgãos é formada por uma combinação de fatores, todos eles necessários. No entanto, em primeiro lugar, a informação dos meus genes precisa estar intacta e se comunicar adequadamente com a informação bioelétrica que contém a planta do órgão. Além disso, diversos órgãos e sistemas do meu corpo têm que funcionar logo. Isso ocorre porque as próprias energias mecânicas são um estímulo essencial para o desenvolvimento correto. Para entender melhor, pense como um músculo se atrofia quando não o usamos. Meu estômago e intestinos deverão se encher de líquido o mais rápido possível, assim como os rins e a bexiga. Os pulmões têm de começar a aspirar líquido e o coração a bombear sangue em todos os seus vasos. A energia mecânica sobre as células promove a liberação de fatores de crescimento imprescindíveis para que o programa biológico se execute. De qualquer modo, esse programa precisa que o ambiente lhe confirme que deve ser ativado. Se eu não movimentasse os músculos ou ativasse os nervos rapidamente, meu desenvolvimento não ocorreria de forma adequada. Se meu intestino não tivesse líquido, ele se atrofiaria, assim como todos os órgãos. É por esse motivo que eles começam a funcionar tão depressa. Assim ajudam meus órgãos a crescer e a se adaptar bem para quando chegar a hora definitiva. Meu coração tem que funcionar perfeitamente desde o início. Como veremos adiante, outros órgãos também começarão a fazer isso ao longo da gestação, ao passo que, para alguns, o momento da verdade só ocorrerá quando eu nascer.

Agora, nesta fase, tenho cada vez mais vasos sanguíneos, e, em geral, vou ganhando mais músculos esqueléticos, que são minúsculos, mas já realizam movimentos reflexos, o que todos os órgãos também passarão a fazer no decorrer da gestação. Começam a funcionar de maneira inconsciente porque o necessitam, precisam treinar para exercer suas funções.

EU SOU MOVIMENTO

Todos os meus órgãos, em seu próprio desenvolvimento, são programados para exercitar-se. Durante toda a gestação, estou em constante movimento. A cada nova articulação que aparece, tenho que me mover. Se não o fizer, essa nova forma incipiente ficará estagnada. Toda vez que eu ganho uma estrutura, passo a movimentá-la, a exercitá-la.

Quando eu tiver pulmões, passarei a enchê-los de água para praticar o movimento. A partir da semana 9, começarei a abrir a boca e a fazer vários movimentos que no início serão automáticos e depois se tornarão reflexos, ou seja, se produzirão sempre que houver estímulo. Um exemplo típico de reflexo que eu terei ao me tornar bebê é o de sucção. Quando colocarem algo em minha boca, sugarei de forma reflexa, pois precisarei desse reflexo para mamar e já terei aprendido isso antes de nascer. Alguns dos meus reflexos são úteis, como o de sucção, e outros são mecanismos que preparam para funções mais complexas. Por exemplo, o reflexo de preensão: se puserem alguma coisa em minha mão quando eu for bebê, eu a agarrarei de maneira totalmente reflexa. Muitos desses reflexos já surgirão no período fetal, como uma preparação para a vida que terei depois de nascer. Mas, como é muito importante que todo o sistema esteja bem treinado, desde o momento em que um músculo ou um nervo surge, embora não esteja bem conectado, ele já se ativa espontaneamente para se desenvolver e funcionar. Por isso, apesar de ainda não haver conexões nervosas, os fetos se movem de forma muito ativa e constante desde as primeiras semanas da gestação.

A FAÍSCA ENERGÉTICA

Agora eu já comecei a receber oxigênio e alimentos através da minha mãe. Preciso deles para continuar crescendo, pois em uma semana dobrei de tamanho e vou me multiplicar mais ainda de agora em diante. No final desta semana terei passado de 1 milímetro para 2.

Nesse intercâmbio, eu obtenho oxigênio da minha mãe e dou a ela dióxido de carbono, CO_2. Minha respiração permanece dentro da placenta. Portanto, eu cedo dióxido de carbono a minha mãe. Com os nutrientes ocorre algo parecido. Pego o que necessito e devolvo a ela o que sobra, tudo o que tenho de eliminar, porque ainda não consigo fazer isso sozinho. Ela me ajudará nessa tarefa.

O oxigênio é a faísca de que precisamos para queimar açúcar e criar energia. Uma vez queimado o açúcar, o que resta é o dióxido de carbono. O corpo, por si só, não pode eliminá-lo e tem que se livrar dele. Por isso precisamos respirar. Além disso, as células utilizam açúcares (principalmente glicose), proteínas e gorduras para se construir e funcionar. Esse processo gera resíduos e substâncias supérfluas que o corpo deve eliminar, grande parte deles pelos rins. Meus rins logo começarão a produzir urina, mas só terão capacidade para funcionar plenamente depois que eu nascer, e por isso minha mãe também assume as funções dos meus rins.

Embora meus pulmões ainda não estejam formados, preciso respirar. E farei isso através da minha mãe durante os nove meses. Minha circulação, portanto, será extracorpórea, o que me permitirá viver sem respirar até que eu saia para a atmosfera por meio do parto.

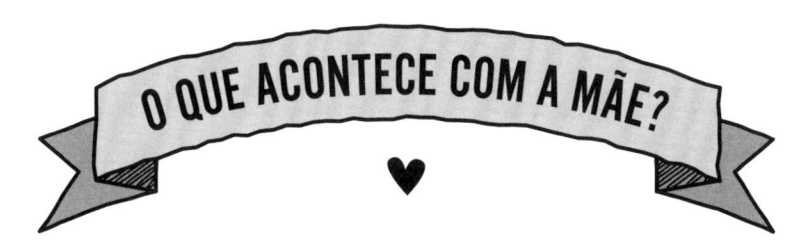

O QUE ACONTECE COM A MÃE?

Na 5ª semana da gestação aparece o atraso menstrual. Nesse momento, a maioria dos casais faz o teste de gravidez. Além disso, surgem outros sintomas, semelhantes aos que ocorrem dias antes da menstruação, que irão se acentuando ainda mais. A mulher já sente claramente uma tensão nas mamas, retenção de líquidos e uma sensação de formigamento produzida pela retenção de líquidos e pelo fato de o útero estar começando a crescer, mesmo que seja bem pouco ainda. Além de vômitos ou náuseas, há uma sensação de fadiga e de sono.

Quando a progesterona prepara o corpo da mãe para a gestação, ela o descontrai, o relaxa. Como terá que transportar muito mais sangue – os 5 litros habituais que circulam nas veias e artérias de um adulto se converterão em 7 –, seus vasos sanguíneos irão se dilatando, o intestino absorverá mais alimento e, portanto, a digestão será mais lenta, provocando, às vezes, efeitos indesejáveis e incômodos.

Neste momento surgem as mudanças de humor. O organismo da mãe terá de suportar muitas sobrecargas sem se estressar. Também aí a progesterona será um hormônio fundamental, embora não seja a única no processo, e seu trabalho é muito importante. Seus efeitos benéficos para a gravidez são claros, embora tenha alguns inconvenientes, como o fato de interferir nas emoções. As mudanças neuropsicológicas causadas pela progesterona se somam a outros sintomas, como vômitos e náuseas, além da maior sensibilidade aos odores.

O EFEITO DA PROGESTERONA NAS EMOÇÕES

A progesterona é a principal responsável pelas mudanças de humor que – em graus e formas variáveis – muitas mulheres sentem dias antes da menstruação. A progesterona aumenta muito na segunda fase do ciclo, depois da ovulação. Sua função é preparar o útero para receber um eventual embrião. Em geral, o aumento da progesterona no sangue se associa a um maior desequilíbrio emocional. Algumas mulheres têm uma sensação leve, mas outras são mais suscetíveis e podem sentir ansiedade ou tristeza nesses dias. Essas alterações se devem aos efeitos desse hormônio no cérebro, certamente combinado com os estrógenos e talvez com outras substâncias do organismo. Por exemplo: graças aos avanços na neurociência, sabemos hoje que, quando aumenta a quantidade de progesterona no sangue, aumenta também a atividade na tonsila cerebral, uma área do cérebro que se ativa com o medo e a ansiedade. Por isso, é normal que muitas mulheres sintam todo tipo de mudanças emocionais. Como sempre, esses efeitos variam de pessoa para pessoa e, enquanto algumas grávidas não percebem nenhuma mudança, outras sofrem alterações significativas.

AS NÁUSEAS

As náuseas são o sintoma mais clássico da gravidez. Na Antiguidade, era um dos indicadores mais precisos da gravidez em uma mulher jovem. Fazia parte da cultura popular, mas também do conhecimento médico. Em livros muito antigos, as náuseas já figuram como um sinal característico e bem precoce da gravidez, e em papiros de 2000 a.C. encontram-se referências a esse sintoma tão desagradável da gestação. Embora haja grávidas que não sintam náuseas, a maioria delas sofre com isso. Sua manifestação varia: vai desde um simples enjoo matinal que logo desaparece até vômitos recorrentes e incômodos.

A causa das náuseas e dos vômitos ainda não é totalmente conhecida. O que se sabe ao certo é que o HCG, o hormônio que a placenta fabrica para avisar ao ovário que produza progesterona, é o personagem principal. É por esse motivo que, em gestações de gêmeos, como há muito HCG circulando no sangue, as mulheres vomitam mais. Mas isso também varia. Por exemplo, sabe-se que sozinho esse hormônio não consegue originar o problema; precisa combinar-se com alterações em outros hormônios, como os estrógenos ou os hormônios da tireoide, para produzir esse sintoma. Em alguns casos, inclusive, podem ter um componente emocional muito importante.

Teoricamente, as náuseas duram três meses, porque é o tempo que o HCG permanece no sangue. E isso ocorre com quase todas as mulheres. Após esse período, o hormônio cai bastante, pois não é mais necessário. Sua principal missão é fazer com que o ovário produza progesterona enquanto a placenta é pequena. Porém, depois de três meses, a placenta já consegue fabricá-la sozinha; então, como não precisa mais que o ovário faça o trabalho, deixa de produzi-la. Na prática, o HCG não é o único responsável, por isso algumas mulheres podem ter vômitos depois dos três meses.

Caso as náuseas e os vômitos interfiram demais na qualidade de vida da grávida, ela pode solicitar ao seu médico que prescreva um tratamento para aliviá-los, que costuma ser bastante eficiente, além de seguro.

EXAMES

Embora não seja habitual fazer uma ultrassonografia na 5ª semana, se ela for realizada já será possível distinguir um saquinho dentro do útero. No entanto, ele parecerá vazio, pois o embrião é tão pequeno que não se consegue visualizá-lo na imagem.

SEMANA 6

AINDA TENHO CAUDA

Os embriões de todos os seres vivos são muito parecidos. No início, é difícil distinguir se eu sou o embrião de um ser humano ou de um peixe. Já meço 3 milímetros e, até o fim desta 6ª semana, estarei com 4 milímetros, mas continuo semelhante a um girino. Minha cabeça já é visível, mas ainda tenho cauda. Ela permanecerá até a 8ª semana de gestação, quando, na verdade, não desaparece, mas vai retrocedendo até se incorporar ao interior do meu tronco, dando lugar ao osso sacro. O fenômeno da minha cauda acontece porque todos os seres vivos têm o mesmo padrão. Nós, seres humanos, somos mamíferos e semelhantes nas fases iniciais, embora tenhamos um desenvolvimento bem mais complexo, principalmente o cerebral. Porém, biologicamente, não nos diferenciamos de um cachorro ou de um gato, de um gorila ou de um orangotango: todos nós temos coração, rins, fígado etc. Biologicamente, somos muito iguais. Daqui a uma semana meus braços já serão visíveis, mas até lá não se sabe se sou um macaco ou um ser humano.

CRENÇAS E DESCOBERTAS CIENTÍFICAS

Há mistérios que a ciência ainda não esclareceu, tais como certas ações. Por que dois elétrons, se estão separados por 2 quilômetros, tendo sido previamente sincronizados (entrelaçados, como se diz em física), continuam em sincronia? O que torna isso possível? Na física, tudo deve ter uma explicação, mas ainda não se sabe explicar o que causa esse fenômeno de ligação. Há coisas cuja compreensão ainda escapa ao conhecimento científico.

À medida que avançam os estudos sobre a vida, a genética e a adaptação do homem ao sistema, descobre-se a complexidade em torno de sua origem e evolução. A biologia, assim como a astronomia, nos torna pequenos. A biologia, ao conduzir nossa origem e essência a uma primeira célula como o princípio e o sentido de tudo. A astronomia, ao nos comparar com a imensidão do espaço planetário. Além disso, a biologia nos condiciona profundamente. Somos capazes de pensar e decidir, mas 99% do que somos nos foi dado, a começar pelo fato de que não conseguimos nem entender o processo que nos originou. Portanto, o que seria mais correto dizer? Eu sou assim ou eu fui feito assim?

O CRESCIMENTO CONTINUA

Eu tive muita sorte de chegar até aqui. Não sei qual ambiente encontrarei lá fora, mas o mais fantástico já aconteceu. É impressionante que eu esteja vivo e com meu incipiente coração já pulsando. O melhor de tudo é que ele deve continuar batendo durante anos, sem parar nem um minuto.

A partir desta semana, a minhoquinha que eu sou passará a medir 4 ou 4,5 milímetros. Já posso produzir muitas coisas, em pequeníssimas dimensões, e já tenho olhos, embora ainda sejam bem rudimentares.

Nesta 6ª semana, também se formam a boca e, pouco a pouco, as orelhas. Estão apontando quatro carocinhos, pequenos esboços do que serão meus braços e pernas. Embora muitos desses pontos já sejam bastante reconhecíveis, à primeira vista ainda seria difícil saber se eu me tornarei um peixe, um golfinho ou uma pessoa.

Minha forma agora é semelhante a uma vírgula em três dimensões. Parece um broto de soja com a cauda bem curtinha. Também já tenho uma coisa que será essencial ao meu crescimento: estruturas musculares primárias ao longo do que será minha coluna vertebral, que ainda não existe, pois não tenho ossos. Eu começo a me movimentar.

Meu coração está fora do tórax, assim como os intestinos. No final, meu corpo vai introduzi-los nele; enquanto isso, eles aproveitam o espaço exterior para se delinear, crescer e aprender sua função. E esse tubo que agora é meu coração continua aí fora, pulsando.

Entre as semanas 6 e 7 vou implantando a placenta que me envolve, para garantir tanto a estabilidade enquanto eu me formo e cresço como os nutrientes que receberei da minha mãe. Minhas raízes já estão entrando profundamente em seu útero para conseguir o alimento de que necessito. Eu sou como uma árvore. Fabrico a placenta com as células mais exteriores da esfera que eu era quando tinha poucos dias de vida. Portanto, é um tecido meu. A placenta se implanta e vai crescendo dentro da minha mãe, como as raízes de uma árvore. O sangue materno circula em volta dessas raízes, e a placenta absorve da minha mãe tudo de que preciso. Eu me conecto à placenta através do cordão umbilical, que sai do meu umbigo, e assim ela e eu estabelecemos um circuito fechado. Eu sou como a copa da árvore. Como se o cordão umbilical fosse o tronco da árvore, envio meu sangue por ele à placenta, onde circulará pelas raízes e voltará para mim novamente pelo cordão umbilical. Esse cordão é a linha da vida. E é muito bem concebido e acolchoado para que eu não tropece muito nele.

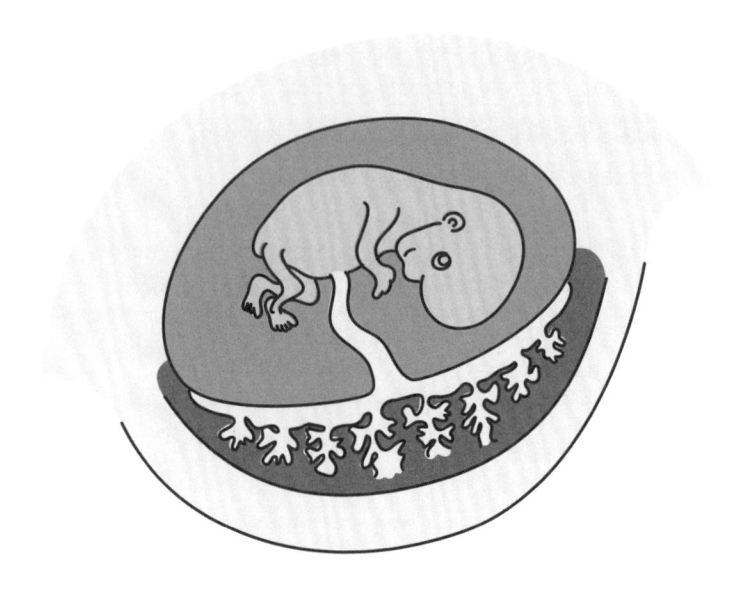

ILUSTRAÇÃO 6. A PLACENTA

A placenta se comporta como as raízes de uma árvore que o feto "planta" na mãe. Existe um tronco, o cordão umbilical, e umas raízes que formam, todas juntas, a placenta. Assim como numa árvore, as raízes são grossas na superfície do solo e, à medida que se aprofundam, vão afinando. As raízes mais finas da placenta chamam-se vilosidades; são elas que absorvem o que o feto necessita e eliminam o que sobra. É por essas vilosidades que circula o sangue fetal. Elas são literalmente banhadas pelo sangue da mãe, e com isso as circulações da mãe e do bebê ficam quase em contato. Embora o sangue da mãe e o do feto não cheguem a se misturar, as vilosidades placentárias são tão finas que estão separadas praticamente por uma célula só, o que possibilita o intercâmbio de substâncias entre os dois.

Minha placenta ainda tem que crescer muito. No momento, está invadindo gradualmente a parede do útero da minha mãe. Cada vez preciso de mais alimento e oxigênio, e para isso é essencial que mais sangue circule pela placenta. Para que a placenta cresça normalmente, conto com a ajuda imprescindível de todos os processos de tolerância imunológica. Em biologia, como na gastronomia, todos os ingredientes são necessários para que o prato tenha sucesso. É um momento-chave em que muitos hormônios e moléculas agem como mensageiros para que todo o sistema funcione perfeitamente. A progesterona continua desempenhando um papel determinante, pois, junto com muitas outras moléculas que se combinam de forma precisa, consegue que as células imunológicas, as *natural killers* que já mencionamos, mantenham-se atentas para me proteger. Durante toda a gestação, as células imunológicas da minha mãe não me atacarão porque minha placenta terá em suas células uma assinatura especial, embora esta não coincida com a da minha mãe. Isso garantirá que a placenta fique protegida durante todo o processo da gestação. A progesterona também contribui para preservar esse clima de proteção. Quando o nível de progesterona é alto, as células imunológicas da minha mãe me protegem melhor e todos os tecidos do seu útero se adaptam a mim, se descontraem e liberam mais sangue para me alimentar. É um efeito bioquímico, molecular, mas decisivo, porque sem esse ambiente protetor que a progesterona cria e impõe eu não poderia continuar evoluindo. Se me tirassem a progesterona, a gravidez terminaria. Esse hormônio é o incentivador desse ambiente propício. Sem ele, não haveria gestação.

CADA GESTAÇÃO AJUDA A SEGUINTE

O feto é um ser humano diferente da mãe, mas o sistema imunológico dela não rejeita a placenta, deixando-a crescer em seu interior e protegendo-a. Por uma combinação de fatores, as células imunológicas da mãe "reconhecem" que há um embrião e agem de modo contrário ao habitual. Além disso, quanto mais vezes viverem esse processo, melhor será seu desempenho nas próximas gestações.

A imunologia, que geralmente é uma reação de rejeição, precisa de alguma exposição anterior. Portanto, as células do corpo "gravam em sua memória" a assinatura externa das células estranhas e a reconhecem mais rapidamente se a virem de novo no futuro. É por essa razão que as vacinas são úteis, pois preparam o corpo para fabricar anticorpos contra o vírus do qual queremos nos defender. Elas fazem com que, na primeira vez que esse vírus entrar no corpo, este reaja como se fosse a segunda, de forma muito mais forte, e isso impede a infecção. Na reprodução humana, esse mecanismo de "memória" também funciona, mas ao contrário. O sistema imunológico da mãe guarda a memória e, numa próxima gravidez, reage mais depressa do que na primeira vez. Por conseguinte, o reconhecimento materno-fetal necessário para o êxito da gravidez se dá de forma mais eficiente. Na realidade, a diferença não é tão significativa, mas pode melhorar a implantação e o funcionamento da placenta. Esse fato ajuda a entender por que, estatisticamente, as segundas e terceiras gestações têm menos probabilidades de apresentar problemas de crescimento fetal e prematuridade do que as primeiras.

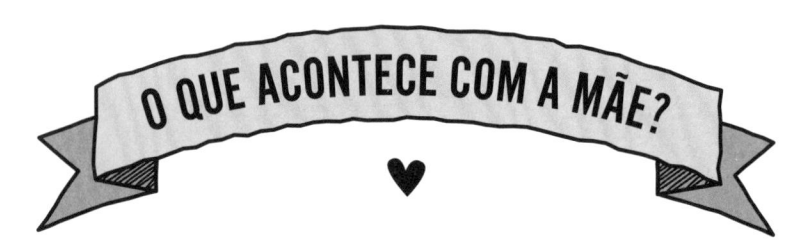

O QUE ACONTECE COM A MÃE?

Na 6ª semana, a mãe pode começar a sentir azia e um aumento do abdome. Também é possível que tenha mais dificuldade com a digestão. Isso se deve à progesterona. A sincronização do sistema digestório agora é lenta. Tudo vai mais devagar. Alguns alimentos talvez não sejam digeridos tão bem como antes, outros não lhe apetecem mais. Outros ainda podem provocar enjoo, principalmente pelo cheiro. Isso é resultado do efeito combinado dos hormônios sobre a sensibilidade aos odores e a facilidade para sentir náuseas.

OS DESEJOS

As náuseas e a repulsa inconsciente a certos odores ou sabores originam os desejos. Eles são a mistura da intolerância digestiva a certos alimentos, devido à alteração temporária de velocidade do metabolismo digestivo, e das mudanças neuropsicológicas estimuladas pela progesterona. Coisas que a mulher adorava antes talvez não lhe apeteçam mais durante a gravidez. Se ela tiver muita vontade de comer alguma coisa e não a conseguir logo, o desejo aumentará.

A cultura popular associa os desejos à busca de proteção e carinho em um momento de fragilidade emocional que, embora também ocorra nos dias anteriores à menstruação, é exacerbado na gravidez. Mas o fato de a mulher não satisfazer um desejo não interfere em nada no processo de formação fetal. Embora esse assunto tenha originado várias lendas, o feto está ocupado demais com sua criação, já que tem seu próprio programa que faz tudo sozinho.

Todas as mudanças vão surpreendendo a mãe progressivamente. Para a mulher, a gravidez é um estado de aceleração fisiológica, um período em que o corpo se acelera, se embriaga, no bom sentido da palavra, para conseguir seus objetivos. No primeiro trimestre, o mais importante para a mãe é que a gestação se desenvolva adequadamente e o embrião se transforme em feto. No segundo e terceiro trimestres, o útero deve crescer e se manter relaxado para que o organismo da mulher se adapte a todas as mudanças, que são várias, em muito pouco tempo. Para conseguir tal façanha ela terá de criar esse estado de embriaguez fisiológica. O corpo fica acelerado como se fosse um trem, mas isso é absolutamente normal na gravidez. Por exemplo, o coração acelera, mas os vasos sanguíneos se dilatam e relaxam para deixar passar mais sangue (entre 40% e 50% mais do que o normal) sem que a pressão arterial suba, e os rins produzem mais urina porque precisam eliminar a da mãe e a do bebê, mas não sofrem nenhum dano por isso.

EXAMES

Nesta 6ª semana, ainda não se costuma realizar nenhum tipo de exame. Em alguns casos, se a mulher tiver alguma doença ou uma pequena perda de sangue, recorre-se a uma ultrassonografia. Por meio dela, já é possível ver, e às vezes ouvir, o batimento cardíaco do embrião.

SEMANA 7

ESTOU COM QUASE 10 MILÍMETROS

Em minha 7ª semana de corrida, continuo crescendo muito. No final dela já estarei com quase 10 milímetros. Em meu mundo resumido, pode-se dizer que sou consideravelmente grande. Todos os meus órgãos já começam a ter forma, sobretudo a cabeça, e no lugar onde nascerão os braços e pernas já se insinuam pequenas lâminas. Parecem barbatanas, mas são os esboços dos meus futuros pés e mãos. Sou como uma árvore que está crescendo, tudo vai adquirindo certa dimensão e desenvolvendo-se em mim pouco a pouco.

Também muito devagar, meu rosto adquire forma. Os olhos ainda são dois pontinhos negros, mas já podem ser reconhecidos. Surgiram ainda as fossas nasais e a boca. Além disso, o coração começa a se contrair aos poucos e já tem quatro cavidades que serão as duas aurículas e os dois ventrículos que me acompanharão por toda a vida. Essas cavidades estão abertas, como uma casa cujas paredes não chegam ao teto. Elas ainda precisam se fechar e se unir bem para formar esse complicado órgão que sempre bombeará o sangue; embora ainda não esteja finalizado, o coração transporta meu sangue perfeitamente, e meu corpo recebe toda a energia que minha mãe me transmite para eu continuar crescendo o mais rápido possível.

Ao mesmo tempo, os outros órgãos estão se delineando. Os intestinos também vêm de um único tubo. Desde a boca até o ânus, ocuparão toda a minha barriga e já começaram a se enrolar e a tomar forma. A partir do intestino se formarão o fígado e o pâncreas, dos quais necessitarei para fazer a digestão quando crescer. O intestino agora é muito curto, mas ficará bem mais longo. Passará a crescer muito rápido e a se dobrar de modo que logo não caberá na minha barriga, que ainda não cresce tão velozmente. Por isso, muitos intestinos se mantêm por um tempo no cordão umbilical, fora da barriga. Ficarão ali se desenvolvendo tranquilamente e dentro de um mês assumirão o lugar definitivo que ocuparão dentro de mim.

Eu continuo precisando de muita energia para crescer. Mas ainda sou bem pequeno. Através do sangue da minha mãe recebo tudo de que necessito. Sou como uma plantinha. Com um pouquinho de terra e água, vou crescendo. Minhas raízes, a placenta, estão em contato com minha mãe, e eu absorvo dela os nutrientes e o oxigênio fundamentais para o meu desenvolvimento. Felizmente, ela tem bem mais do que eu necessito. Com o passar dos dias, passarei a pedir cada vez mais, mas por enquanto tenho de sobra, e a pequeníssima parte que ela me cede já é suficiente para mim.

Meus músculos estão ativos desde que se formaram. A musculatura ainda é muito primitiva, mas preciso movimentá-la. No momento, meus pequeninos músculos já se desenvolveram um pouco no tronco e nas costas. Assim, posso mexer a cabeça para a frente, para trás e para os lados. Também posso esticar as costas, mas todos os movimentos são lentos. Os músculos ainda não têm boa coordenação, pois estão começando a funcionar e, quando se movem, é só por alguns segundos. Vistos de fora, parecem os movimentos de uma minhoquinha adormecida. Com esses movimentos, não consigo mudar de posição. Na verdade, estou na mesma posição desde que comecei a crescer. Mas tudo vai mudar em breve. Então, progredirei rapidamente. Cada dia eu me mexo um pouco mais que no dia anterior, por mais tempo, e os movimentos se tornam mais complexos. Apenas em uma semana poderei fazer coisas bem mais complexas com minha musculatura. Logo estarei dando voltas na piscina onde vivo.

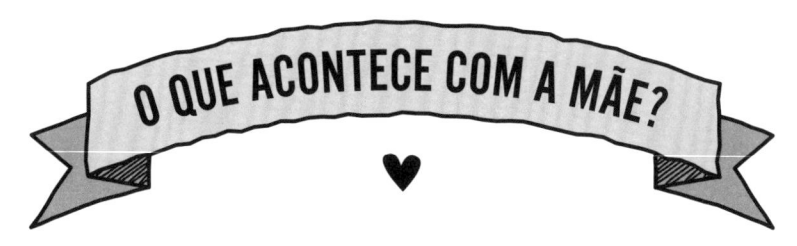

O QUE ACONTECE COM A MÃE?

Na realidade, não há mudanças relevantes ou bruscas. Embora alguns dos sintomas das primeiras semanas pudessem melhorar, os hormônios permanecem muito altos. Portanto, a gestante continuará tendo náuseas, mudanças de humor e descontrole emocional. Talvez sinta prisão de ventre, mas isso costuma acontecer mais tarde.

Outra coisa são as alterações que ocorrem no interior do corpo da mãe. Embora ela ainda não perceba, o útero já aumentou bastante, quase o dobro do que era no início do processo. Se antes da gestação ele media uns 7 centímetros de comprimento e 4 centímetros de largura, agora que o feto e a placenta podem atingir 3 centímetros, o útero precisa aumentar (poderá chegar a 20 vezes o tamanho habitual). E, além de ficar maior, também receberá mais sangue ainda, para alimentar o bebê. O útero, que antes da gestação recebia 50 mililitros de sangue por minuto, terá de receber 1,5 litro por minuto, ou seja, 30 vezes mais. Para conseguir isso, os vasos sanguíneos da mãe se tornarão mais elásticos e suaves.

AS GRANDES MUDANÇAS DO SISTEMA CIRCULATÓRIO NA GRAVIDEZ

As artérias uterinas são as que transportam a maior parte do sangue que o útero recebe. Assim que chegam ao útero, ramificam-se em muitas pequenas artérias que distribuem o sangue por todos os tecidos. Nosso organismo contém artérias e veias. As artérias são as que levam o sangue do coração para todo o corpo, e as veias, as que o devolvem.

Uma artéria é muito diferente de uma veia. É dura e elástica, como uma mangueira feita de borracha. Ela tem de conduzir o sangue em alta velocidade. Além disso, possui uma camada de células musculares que lhe conferem a capacidade de se contrair ou relaxar, e desse modo mudar a pressão arterial (também chamada de tensão). Uma veia é mole como uma bexiga. A artéria é dura porque precisa que o sangue chegue muito rápido ao local para onde se deseja enviá-lo. As veias são moles porque o sangue volta ao coração sem pressa através delas, vai chegando tranquilamente.

Na gravidez, a mãe precisará movimentar muito mais sangue para atender às altas demandas do feto. Um adulto médio tem cerca de cinco litros de sangue. Curiosamente, esse número corresponde à quantidade de sangue que se move pelo corpo a cada minuto, cinco litros. Em outras palavras, o sangue que move o coração percorre todo o circuito em um minuto (isso em repouso, pois, se você se exercita, o processo é muito mais rápido). Pois bem, as gestantes precisam de muito mais sangue para alimentar o bebê. No terceiro trimestre, elas vão aumentar seu sangue em até 40%, ou seja, terão cerca de sete litros. É um sangue um pouco mais diluído, mas, no final, seu coração também movimentará esses mesmos sete litros a cada minuto.

Quase todo o aumento de sangue que a mãe recebe vai para o útero. Um litro e meio, que corresponde a 20% de todo o seu sangue, é usado para transportar oxigênio e alimentos e para fazer funcionar o rim do bebê. Mas, para conseguir essa quantidade, o útero não deve apenas crescer, mas também modificar totalmente seus vasos sanguíneos. Ao mudar as artérias do útero, estas se converterão em veias, permitindo assim que uma grande quantidade de sangue chegue à placenta.

Para complicar ainda mais, esse processo, que já seria surpreendente em qualquer outra situação, não é realizado pela mãe, mas pelo feto.

Uma parte das células da placenta se separa e migra através dos vasos sanguíneos do útero; elas se introduzem neles até 2 ou 3 centímetros, substituindo gradualmente as células originais. Assim, a parede da artéria amolece e permite a passagem de muito mais sangue. Isso precisa acontecer, senão a placenta pode não ser capaz de crescer o necessário para que o feto se desenvolva e cresça até alcançar o tamanho de um bebê.

Para cumprir essa missão, que é essencial para sua sobrevivência, as células fetais não devem apenas esconder sua assinatura imunológica, mas também se transformar em células de um vaso sanguíneo. Em sua superfície, expressam proteínas características dos vasos sanguíneos e funcionam como tal. Ou seja, literalmente se "disfarçam" como um tipo de célula completamente diferente e ainda entram um pouco mais no organismo da mãe. Durante os meses seguintes, essas células permanecerão lá, permitindo que os vasos uterinos aumentem em até trinta vezes seu fluxo normal. E como quase todas as grandes mudanças que a gestação traz, depois do parto tudo voltará à situação original. As células fetais camufladas como vasos sanguíneos se autodestruirão e as células maternas crescerão de novo no local onde desapareceram, devolvendo aos vasos uterinos seu aspecto original de artérias.

EXAMES

A primeira consulta ao ginecologista geralmente ocorre entre as semanas 7 e 8. Nela, é feito um histórico médico completo para avaliar todos os antecedentes da mãe e se há circunstâncias especiais. Com base nesses dados, o profissional estabelece se a gravidez é de baixo ou alto risco. Essa é uma terminologia que pode gerar certo alarme, pois, na realidade, a maioria das gestações evolui bem e só uma minoria apresentará complicações. No entanto, se a gravidez for de alto risco, serão necessários alguns controles adicionais. Os primeiros exames também são agendados na primeira consulta e realizados um pouco mais tarde, entre as semanas 8 e 10.

SEMANA 8

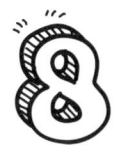

TUDO SE SOFISTICA

No final desta 8ª semana, estarei medindo quase 2 centímetros e pesando 1 grama. Meus olhos já têm cor, embora não seja a definitiva. Partes mais sofisticadas de mim estão começando a se formar, como as retinas, as pálpebras, o lábio superior, o nariz e as orelhas. E nas barbatanas que já haviam saído do meu corpo, que agora parecem as de um pato, começam a se distinguir sulcos minúsculos que vão se tornando cada vez mais marcados e nos quais, pouco a pouco, meus dedos se definirão com mais clareza.

Eu continuo me movendo, de maneira inconsciente, mas constante. Os movimentos estão ficando mais sofisticados. Na semana passada, todos eram lentos. A maioria continua sendo, mas há algumas mudanças. Os movimentos lentos são mais complexos, eu me contorço de maneiras mais mutáveis e duradouras. Além disso, comecei a fazer outros mais bruscos, que são quase como pequenos saltos. Quase todos esses saltos e movimentos lentos continuarão por semanas, mas se tornarão cada vez mais longos e complexos. Eles servem, acima de tudo, para manter em funcionamento meus precoces circuitos nervosos e meus pequeníssimos músculos. Durante a gestação, deixarei de fazer muitos desses movimentos, especialmente quando a região superior do meu cérebro começar a assumir o controle. Mas vou continuar com os movimentos reflexos até depois de nascer. E alguns deles continuarei fazendo durante toda a vida. Na verdade, apesar do meu tamanho minúsculo, nesta semana já realizo movimentos bruscos com o diafragma, que meus pais chamarão de soluços.

Ainda tenho cauda, mas agora minha aparência não causa mais confusão: está claro que serei um ser humano, embora ainda não saiba se homem ou mulher.

MEU SEXO

Meus órgãos sexuais começaram a se formar pouco a pouco há algumas semanas, mas até agora meu sexo era quase indistinguível. Chegou a hora de as coisas mudarem. De agora em diante, serei diferente, conforme seja menina ou menino.

Meus genes são agrupados em cromossomos, assim como um livro grande é dividido em capítulos. A informação sobre o meu sexo está no par de cromossomos 23, os "cromossomos sexuais", que podem ser de dois tipos: X ou Y. Quando meu óvulo e meu espermatozoide se fundiram, cada um contribuiu com um cromossomo sexual. Nessa combinação fica a incógnita sobre o meu sexo, pois, se a combinação final for XX, ou seja, dois cromossomos X, meu sexo será feminino. Mas, se a combinação for XY, meu sexo será masculino.

OS CROMOSSOMOS X E Y, E OS HORMÔNIOS SEXUAIS

No momento em que o espermatozoide escolhido para vencer entrou em contato com o óvulo da mãe, já tinha a definição de qual seria o sexo do embrião-feto-bebê. Os óvulos, na metade com que contribuem para formar o par de cromossomos 23, sempre carregam um cromossomo X. No entanto, os espermatozoides podem carregar um cromossomo X ou Y, em uma proporção de mais ou menos 50%. Os cromossomos sexuais, a outra forma de chamar o par 23, definirão o sexo, dependendo da combinação resultante: XX ou XY.

Até por volta da semana 6, o embrião é totalmente indiferenciado. A partir desta semana, se não houver nada que interfira, a tendência natural de seu desenvolvimento é para o sexo feminino. Ou seja, mesmo antes de haver hormônios sexuais em seu sangue, suas gônadas (os órgãos reprodutores internos) começarão a evoluir espontaneamente para formar ovários e sua genitália externa aos poucos assumirá a aparência feminina. Mas, se um dos dois cromossomos for Y, tudo será diferente. As gônadas se desenvolverão como testículos que produzirão grandes quantidades de testosterona a partir da 8ª semana de gravidez e o desenvolvimento será masculino. Na verdade, essa grande mudança é feita por um único gene, uma pequena parte de todo o cromossomo Y, que se chama SRY. Esse gene produz algumas proteínas que interferem no desenvolvimento espontâneo das gônadas – que de outra forma evoluiriam para os ovários – e fazem com que se convertam em testículos. A missão desse gene é muito clara. Ele se expressa somente durante poucas semanas no início da gravidez. Uma vez que a gônada já é um testículo, o gene cumpriu sua missão. E ficará desativado para sempre, como um programa de computador que não é mais necessário.

Portanto, se houver testosterona, o organismo será masculino. Os testículos, que inicialmente estão no abdome, descerão até sair do corpo. Se os dois cromossomos sexuais forem X, as gônadas permanecerão no abdome e serão ovários, e desde muito cedo começarão a fabricar os futuros óvulos.

As diferenças entre hormônios sexuais são muito sutis. O hormônio é uma molécula que algumas células do corpo produzem para ter efeitos em outras células. É como uma chave que se insere nas células e gira, dando início a um programa específico que as induz a desempenhar uma ou outra função. Os hormônios são essenciais para que os milhares de partes e células do nosso corpo se comuniquem umas com as outras e possam se adaptar ao que acontece conosco. No embrião, é a falta ou a presença de testosterona que inicia a diferenciação sexual. Por ser muito necessária para esse processo tão importante, nos fetos masculinos a testosterona está presente em concentrações muito altas na vida fetal. Mais tarde, na semana 20, os hormônios sexuais aparecerão nos fetos femininos. Tanto os hormônios sexuais masculinos quanto os femininos são fundamentais durante grande parte da vida. Por muitos anos eles existirão em nosso sangue e serão imprescindíveis para a aparência e o desenvolvimento físico, feminino e masculino, e para a função sexual e reprodutiva de homens e mulheres. E, é claro, são essenciais para possibilitar que um novo ser se desenvolva no ventre da mãe até que esteja preparado para sobreviver por conta própria.

Os hormônios sexuais femininos mais importantes são os estrogênios e a progesterona. O hormônio masculino por excelência é a testosterona. Os hormônios sexuais são moléculas quase iguais, porque o corpo os produz a partir do colesterol. Eles diferem entre si apenas por mudanças mínimas, mas sua função é totalmente diferente, como essas chaves modernas que parecem quase iguais, mas em algum ponto há uma pequena distinção que explica por que abrem portas completamente diferentes. Todos os seres humanos, homens e mulheres, têm hormônios masculinos e femininos. A diferença está em sua concentração, a quantidade deles no sangue. Assim, se houver um cromossomo sexual Y, será produzida mais testosterona; mas, se ambos forem X, serão fabricados principalmente estrogênios e progesterona. Uma pequena alteração em alguns átomos mudará todo um corpo e toda uma vida.

A partir de agora, as gônadas do feto já se diferenciam aos poucos e produzem os hormônios sexuais. Na parte inferior do seu abdome, já se formaram dobras que serão sua genitália externa. Mas elas só começarão a se distinguir nas próximas três semanas. Agora ainda é impossível dizer se o sexo será feminino ou masculino.

O QUE ACONTECE COM A MÃE?

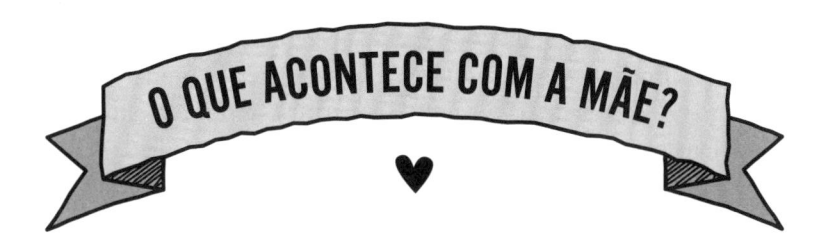

Na 8ª semana, a maioria das gestantes já começa a notar um leve ganho de peso, embora algumas talvez não o percebam até o terceiro ou quarto mês.

Elas também passam a notar que o útero está crescendo. A parte inferior da barriga já se mostra um pouco mais saliente, causando um leve desconforto ao urinar, o que agora ocorrerá com mais frequência. Isso acontece porque, nas primeiras semanas de gravidez, o útero cai sobre a bexiga urinária. Então, à medida que crescer, ele pressionará para cima, mas até a 10ª ou 12ª semanas a mãe sentirá mais pressão.

Na verdade, há duas razões para o peso e o desconforto: por um lado, o útero pressiona a bexiga, e, por outro, os rins começam a produzir mais urina porque o feto, que já tem 2 centímetros, a elimina através da mãe. O metabolismo da gestante está se acelerando, e seus rins se preparam para filtrar uns 50% a mais de urina, sem que isso cause nenhum dano a eles.

Outro incômodo comum é a dor na região pélvica. Ela é semelhante à cólica menstrual e pode incomodar bastante. Essa dor não é resultado da contração do útero, que também pode ocorrer, mas principalmente do estiramento dos ligamentos uterinos, que começam a pressionar para cima. São fisgadas, ligeiros desconfortos nada graves, mas que podem produzir mal-estar.

ÁCIDO FÓLICO: VITAMINA B9

O ácido fólico é uma vitamina que contém folato, um elemento que ajuda as células a realizar seu trabalho e estimula o crescimento dos tecidos. O ideal é que a mulher passe a ingeri-lo assim que decidir engravidar, pois ele contribui para a prevenção de anomalias congênitas específicas, como a espinha bífida. Essa é a sua principal virtude: consegue reduzir pela metade o risco de a coluna não se fechar. Se a prevalência dessa anomalia é de um caso entre mil, tomando ácido fólico com antecedência suficiente será possível diminuir o risco para um caso entre 2 mil a 3,5 mil.

Durante o processo de formação do embrião, a coluna vertebral e o cérebro estão abertos, até chegar a hora de se fecharem. O ácido fólico normalmente é administrado às gestantes, na dosagem de um comprimido por dia, nas primeiras semanas. No momento, não se conhecem outras vitaminas mais eficazes como suplementos para a morfogênese. Porém, a partir da 8ª semana, costuma-se recomendar suplementos vitamínicos, como o iodo, embora para muitas mulheres seja suficiente uma alimentação balanceada durante os nove meses.

EXAMES

No final da 8ª semana, são realizados os primeiros exames de gravidez. Neles se verificará o tipo sanguíneo da mãe e se ela já teve alguma infecção que poderia prejudicar o feto. Caso não tenha tido, ela deverá se cuidar para evitar infecções durante a gravidez. Os médicos também vão monitorar o número de glóbulos vermelhos no sangue, para avaliar se a gestante precisa de suplementação de ferro.

Esta semana é muito importante para o feto, pois ele será submetido a uma ultrassonografia para descartar a ocorrência da síndrome de Down ou de outras eventuais alterações genéticas.

Embora tenhamos sugerido a semana 8 para a realização de um primeiro exame, a maioria dos protocolos médicos atuais recomenda que ele seja feito entre as semanas 8 e 14 de gestação. É um teste muito importante. Nele se confirma, em primeiro lugar, o grupo sanguíneo e o fator Rh. Se a mãe for Rh negativo, algumas medidas de precaução deverão ser tomadas. Falaremos mais sobre o grupo sanguíneo quando chegarmos à semana 28.

Durante esta semana 8, os níveis de glóbulos vermelhos e hemoglobina também são averiguados para descartar a possibilidade de anemia, sobre a qual falaremos mais adiante. Finalmente, é feita uma análise geral de rotina, o que é normal na maioria das gestantes, sobretudo se a mulher for jovem e saudável.

Outro aspecto muito importante dos primeiros exames é a verificação de infecções passadas. Algumas delas podem prejudicar o feto, como a toxoplasmose, a sífilis, a hepatite e o HIV. São doenças muito raras e às vezes assintomáticas, mas é essencial detectá-las. Em primeiro lugar, porque algumas têm tratamento. De qualquer forma, é possível proteger e reduzir muito ou quase totalmente o risco de o bebê ser infectado. Evidentemente, na maioria dos casos, os resultados dos exames são negativos. Algumas dessas infecções não serão avaliadas novamente durante a gravidez, por serem raras, mas outras deverão ser examinadas outra vez no terceiro trimestre.

Por fim, nos primeiros exames costuma-se medir os níveis de alguns hormônios no sangue para descobrir se existe ou não um risco maior de anomalias cromossômicas no feto. Na próxima semana discutiremos isso em detalhes.

SEMANA 9

TUDO COMEÇA

Agora eu já tenho pouco mais de 2 centímetros e peso entre 2 e 3 gramas. Embora eu ainda seja muito pequeno, minha forma humana já pode ser bem reconhecida. Começaram a aparecer em mim as ondulações das quais surgirão meus dedos, das mãos e dos pés. A maioria dos sistemas internos do meu organismo começa a se formar neste momento. O coração foi o primeiro de todos, e continua a trabalhar a toda velocidade. É a peça vital para impulsionar a energia necessária para criar o resto do meu corpo.

O SURGIMENTO DOS MEUS PULMÕES

Meus pulmões já apareceram, envolvem o coração e ocupam todo o meu peito. No momento são muito primitivos, quase "maciços". Como ainda não necessito deles, vou construí-los aos poucos. Eles levarão oxigênio para o meu sangue durante toda a minha vida, e para isso preciso que a traqueia – o tubo que conecta os pulmões à boca para permitir que o ar entre – se ramifique em brônquios. Primeiro dois, depois mais dois, e assim sucessivamente, até eu ter uma árvore de brônquios que ocupará os pulmões inteiros.

A traqueia, que se formou há duas semanas, ramificou-se seis ou sete vezes, portanto já tenho mais de 2 mil brônquios em cada pulmão! Mas eu necessito de muito mais, então nos próximos dois meses eles ainda vão se ramificar até chegar a dezessete ou dezoito novas ramificações. No final, haverá centenas de milhares de brônquios prontos para levar ar a todos os cantos dos pulmões. Mas muitas coisas devem acontecer ainda até que eles possam funcionar, e por enquanto eu só tenho que me preocupar com seu crescimento. Tal como acontece com os outros órgãos, devo treiná-los para que consigam funcionar corretamente. Eles precisam sentir a pressão do ar que passará por eles. Essa pressão é fundamental para que se produzam os *fatores de crescimento* – um tipo de hormônio presente em todos os órgãos –, que informam às células que elas devem se multiplicar e crescer. Se eles não sentissem a pressão, os fatores de crescimento não seriam produzidos e os pulmões se atrofiariam.

Como eu ainda não respiro sozinho, não tenho ar, então faço isso através do líquido amniótico. Nesta semana estou praticando meus "movimentos respiratórios": encho os pulmões de água e depois a expulso, baixando e levantando o diafragma exatamente como farei depois de nascer, mas então com ar. Agora estou só treinando: de vez em quando faço isso com o objetivo de preparar os pulmões para quando chegar a hora de fazê-lo constantemente, ao nascer.

FATORES DE CRESCIMENTO

Os fatores de crescimento são substâncias, geralmente pequenas proteínas, que atuam de forma semelhante à dos hormônios; ou seja, são elementos de comunicação intercelular cuja missão principal é estimular o crescimento e a manutenção dos tecidos. Embora tenham muitas funções, a mais fácil de entender é que eles agem sobre as células e ativam seu programa de divisão celular para que gerem novas células. Os fatores de crescimento são produzidos a partir de diversos tipos de células, geralmente no mesmo órgão para o qual são destinados. No feto e na criança, são essenciais para o crescimento de todo o organismo. Nos adultos, também são fundamentais para todos os processos de reparo – como no caso de uma ferida ou lesão – e de manutenção – como para preservar a produção de células do sangue.

Em qualquer órgão, principalmente se estiver em desenvolvimento, o principal mecanismo para estimular a produção de fatores de crescimento é o próprio uso. A pressão ou o alongamento desses órgãos quando são utilizados favorecem a produção de fatores de crescimento. É um mecanismo essencial para explicar por que a função faz o órgão e por que a falta de uso leva à atrofia, também no adulto.

MEU FÍGADO COMEÇA A TRABALHAR

Nesta 9ª semana, a maioria dos meus órgãos está em plena formação, como o fígado ou os intestinos. O fígado será o maior órgão do meu corpo durante toda a minha existência e agora, na vida fetal, é maior ainda, comparativamente. Por muitas semanas, ele ocupará quase metade do meu ventre.

Agora ele começa a realizar algumas das centenas de funções que desempenhará ao longo da minha vida, como metabolizar as gorduras, os açúcares e as proteínas que eu vou ingerir. Por enquanto, ele funciona apenas em parte. Por vários meses ainda eu não preciso comer, e ele não tem que produzir bile para ajudar minha digestão. Eu recebo da minha mãe tudo o que necessito para viver, mas, mesmo assim, o fígado tem de trabalhar com os alimentos que chegam dela. Eu obtenho os nutrientes pela placenta, mas eles vêm desmontados. Açúcares muito simples, gorduras e proteínas chegam até mim em pedacinhos. Uma parte deles posso gastar em energia exatamente como chegam, como a glicose. Mas a maioria precisa ser trabalhada: devo reconstituir os nutrientes para fabricar reservas de energia, novas proteínas etc. Felizmente, meu fígado, mesmo que esteja incompleto, já está funcionando a pleno vapor e faz até coisas de que só necessito na vida uterina, como fabricar glóbulos vermelhos. Em geral, os glóbulos vermelhos são produzidos na medula óssea, a parte interna dos ossos. Mas minha medula ainda não está pronta para funcionar. No entanto, eu preciso de glóbulos vermelhos desde o primeiro dia, muitíssimos, para que forneçam oxigênio a todo o meu corpo. Então, por enquanto, o fígado é responsável por produzi-los. No final da gravidez, ele cederá esse papel à medula óssea, mas continuará a fabricá-los, por precaução, até depois do nascimento.

MEU PRIMEIRO XIXI

Os meus rins ainda são precários, mas já produzem um pouco de urina. Minha bexiga urinária começou a se encher gradualmente. Até agora eu não precisava esvaziá-la, pois a quantidade era irrisória, mas nesta semana já está cheia e comecei, formalmente, a urinar. No momento, bem pouquinho, mas logo vai aumentar e em algumas semanas estarei urinando uma quantidade muito parecida com a que eliminarei quando nascer. Já posso pressentir claramente o surgimento de olhos, orelhas e ossos, embora ainda de forma bem precária. E minha cauda continua retrocedendo.

MEUS MÚSCULOS

Minha natureza incipiente me deixa inquieto. O movimento, como já vimos, faz parte da minha formação, é mais uma ferramenta de que preciso para desenvolver todas as formas e funções do meu organismo. Agora os movimentos são cada vez mais frequentes, mas involuntários, porque ainda faltam muitas semanas para o cérebro se conectar aos músculos. Por enquanto, eles se movem sozinhos, não obedecem a nenhuma outra ordem além daquela que lhes é intrínseca e que os faz existir como músculos. Eu movo braços e pernas, mas principalmente o corpo. Sou um perfeito contorcionista. A partir desta semana, já começo a girar sobre mim mesmo. Como o cordão umbilical é muito comprido e eu peso bem pouco, posso fazer minhas piruetas sem problema.

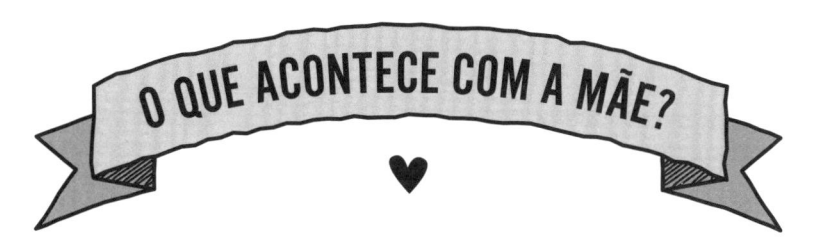

O QUE ACONTECE COM A MÃE?

Nesta 9ª semana, o útero já atinge o dobro do tamanho que tinha antes da gravidez, mas a mãe ainda não percebe. Talvez só sinta um pouco de inchaço na área acima do púbis, mas isso se deve à retenção de líquidos, que na gestação é maior do que o normal.

EXAMES

- **Análise de risco de síndromes cromossômicas**: entre a semana 8 e a 12*, é comum a realização de exames que nos informam se há ou não risco de o feto apresentar uma anomalia em seus cromossomos. Antes de falar sobre esse tipo de exame, é importante explicar o que nos interessa saber.

DIFERENÇA ENTRE CROMOSSOMOS E GENES

Ambos fazem parte do DNA. Os genes seriam como as páginas de um livro muito grande, são quase 25 mil. Mas essas páginas são divididas em

---

* As semanas são sempre aproximadas e referem-se às práticas mais habituais, mas em algumas regiões ou países os exames podem ser feitos em semanas diferentes.

capítulos, que são os 23 pares de cromossomos. O livro do DNA é uma hélice dupla, que por sua vez é duplicada. Uma parte é colocada pela mãe e a outra pelo pai. Quando se fala de um gene, não se costuma dizer "o par" de genes que esta ou aquela proteína fabrica; mas com os cromossomos é comum falar do par 21 ou do par 23.

Como já comentamos semanas atrás, os genes são as verdadeiras unidades de informação. Unidos de modo consecutivo, formam a longa hélice dupla do DNA. Conforme ilustramos, pode-se imaginar as páginas de um livro gigantesco organizado verticalmente, como um antigo papiro chinês. Cada página é duplicada e cada par de páginas contém as instruções sobre como fabricar uma proteína. Toda a informação sobre a estrutura e o funcionamento do corpo está contida nelas.

Os cromossomos são os "pedaços" – digamos – em que essa hélice de DNA é dividida. São 23 pares, e o último par corresponde aos cromossomos sexuais, pois contém a informação sobre o sexo da pessoa.

QUAIS SÃO MAIS IMPORTANTES: OS GENES OU OS CROMOSSOMOS?

O mais importante, é claro, é que tudo esteja bem. Os genes e os cromossomos podem ter algum defeito herdado dos pais ou talvez ocorra um problema no momento em que o óvulo e o espermatozoide se fundem. Eles têm que se fundir perfeitamente e então copiar um por um os milhões de moléculas que compõem os 25 mil genes. Qualquer problema existente já ficará registrado em todas as células formadas e afetará todo o indivíduo. São situações muito raras, e a grande maioria das gestações não as apresenta.

Se um ou mais genes não tiverem a estrutura normal, não funcionarão como devem, e isso pode gerar problemas. Alguns genes têm maior probabilidade de ser anormais e são a causa das doenças genéticas conhecidas. Existem muitas doenças genéticas, embora, felizmente, sejam muito raras.

Outras vezes, o problema está em um cromossomo. Nesses casos, uma parte do cromossomo, ou todo o cromossomo, não foi bem copiado. É como se tivesse havido um erro ao copiar um capítulo inteiro. Um problema muito típico é que onde deveria haver um par de cromossomos, um do pai e outro da mãe, existem três. Um dos cromossomos passou duplicado por engano desde o início. O problema cromossômico mais comum nos seres humanos é a trissomia do par 21, também conhecido como síndrome de Down.

COMO OS MÉDICOS ANALISAM OS GENES E OS CROMOSSOMOS?

A única maneira é estudar o DNA que se encontra nas células da pessoa, e fazer esse estudo durante a gravidez requer duas etapas. Primeiro, obter células do feto e, segundo, realizar a análise genética dessas células.

Existem dois tipos de procedimentos para a obtenção das células: a biópsia de vilo corial, que analisa células da placenta, e a amniocentese, que analisa células da pele do feto que flutuam no líquido amniótico. Em ambos os casos, são exames invasivos. Falaremos sobre eles na semana 15.

Uma vez que as células fetais são obtidas, existem vários procedimentos para realizar a análise genética. Embora hoje os médicos disponham de exames que permitem analisar um determinado gene ou grupo de genes, o procedimento mais comum é o que analisa os cromossomos, já que observar genes é mais difícil.

Basicamente são observados os cromossomos 21, 18 e 13, que podem apresentar uma trissomia (três cromossomos em vez de dois), e os cromossomos sexuais (X e Y), que podem apresentar tanto uma trissomia quanto uma monossomia (há um cromossomo em vez de dois). Portanto, os exames de risco revelam se a gestante apresenta ou não um risco maior de ter esses problemas.

TRISSOMIAS E MONOSSOMIAS

De qualquer forma, esses dois exames não são realizados em todas as gestações, e o principal motivo é que são invasivos, como já comentamos. Por essa razão, há muitos anos se tentam fazer exames menos arriscados, como o rastreio combinado (ou triplo *screening*) ou a análise do DNA fetal no sangue materno. Somente se esses exames indicarem que há alta probabilidade de risco de alterações genéticas é que os estudos mais invasivos mencionados acima serão realizados.

Tanto no rastreio combinado (ou triplo *screening*) quanto na análise do DNA fetal no sangue materno, é necessário extrair o sangue materno e combiná-lo com outras informações. Essa coleta de sangue geralmente é feita entre as semanas 9 e 12*, embora em alguns países seja realizada mais tarde.

---

* Normalmente é possível realizar todos os exames do primeiro trimestre na mesma coleta de sangue, mas alguns laboratórios ou clínicas preferem fazê-lo em análises separadas.

- **Rastreio combinado (ou *screening*)**: a expressão "do primeiro trimestre" geralmente é adicionada ao nome deste estudo para indicar quando ele é realizado. O rastreio do primeiro trimestre é o exame universal que tem sido feito nos últimos dez anos em quase todas as mulheres, na maioria dos países. É realizado junto com as primeiras análises e a ultrassonografia da gravidez. Ele mede os níveis de certos hormônios no sangue da mãe e a espessura da nuca do feto (veja o comentário na página 87). Tudo isso é combinado com a idade da mãe, e permite mensurar o risco estatístico de o feto apresentar uma trissomia. A forma como o risco é interpretado às vezes é difícil de entender e depende de vários fatores, por isso é muito importante sempre discutir os resultados com o médico. Em geral, com esse rastreio é possível selecionar de 3% a 5% da população com maior risco e oferecer a essas mulheres a possibilidade de realizar um exame invasivo. O fato de o exame apresentar um resultado de alto risco não significa que haja seguramente um problema real; em trinta a cinquenta casos, apenas um será assim. Por outro lado, o rastreio detecta entre 80% e 95% dos casos de trissomia, especialmente a trissomia 21.

- **Análise do DNA fetal no sangue da mãe**: o "exame pré-natal não invasivo" tem sido realizado nos últimos anos e baseia-se na descoberta, pouco antes do ano 2000, de que o sangue de uma gestante contém uma pequena quantidade de DNA fetal que é liberado na circulação materna pela placenta. Esse DNA pode ser extraído e analisado. O exame permite determinar, com muito mais precisão do que o rastreio combinado tradicional, o risco das trissomias mais comuns. Ele detecta mais de 99% dos casos de trissomia 21 (síndrome de Down) e tem pouquíssimos falsos positivos, o que evita muitas análises invasivas. Ainda é um exame de alto custo, e diversos sistemas de saúde estão tentando implantá-lo. Embora tenha uma precisão maior do que o rastreio convencional, não é 100% preciso, por isso é considerado um exame não diagnóstico que requer sempre um exame invasivo para a confirmação dos resultados.

SEMANA 10

SEM PARAR

Na 10ª semana, eu continuo a evoluir. Ainda não tenho uma forma totalmente humana, mas cada vez se parece mais. Agora já meço um pouco mais de 3 centímetros e peso 4 gramas. Posso observar o surgimento do que, no futuro, serão minhas orelhas. Meus dedos também iniciam a configuração de suas formas, os braços e pernas já são visíveis e a cauda continua retrocedendo aos poucos. Os intestinos, que, assim como o coração, começaram a se formar fora do corpo, estão prestes a entrar, para continuar se desenvolvendo dentro de mim.

Minha cabeça vai se tornando cada vez mais arredondada, e sobre ela começa a aparecer a plataforma de onde surgirão os cabelos: o couro cabeludo. A pele, que no início era mais como a de uma rã, vai ficando gradativamente mais grossa, embora ainda seja transparente. As veinhas e os ossos, ainda muito precários, podem ser vistos através dela. Meus ossos, que até agora eram como cartilagens, pedacinhos de borracha, agora já passaram a acumular cálcio, mas só daqui a algumas semanas começarão a se assemelhar aos ossos que terei ao nascer. Quando eu sair do útero, meus ossos já deverão estar duros, bom, bem duros, porque a calcificação ainda continuará por alguns anos depois que eu nascer. No início, como todos os bebês, serei macio e elástico. Se eu cair, dificilmente sofrerei uma fratura, porque nos primeiros anos estarei menos rígido e mais flexível, como se fosse de borracha.

No final da 10ª semana, minha barriga se fecha e os intestinos já ficarão dentro dela. As costelas também se fecharam. Agora só fica de fora o cordão umbilical, uma espécie de mangueira feita de duas artérias e uma veia, que leva todo o sangue até as raízes da placenta e depois o devolve a mim.

MINHAS IMPRESSÕES DIGITAIS

Nesta semana, começaram a se formar minhas impressões digitais. Até agora, meus dedos eram completamente lisos, mas então surgiram sulcos nas pontas dos dedos e uma área enrugada no meio. Eles irão se estendendo até que eu tenha centenas em cada dedo. Durante toda a vida me acompanharão e me tornarão completamente único e diferente, já que ninguém tem as mesmas impressões digitais. Elas se formarão em poucas semanas, antes de muitos outros órgãos importantes. Os médicos não sabem ao certo por que temos impressões digitais, mas o fato é que elas nos permitem ter mais sensibilidade ao tocar as superfícies com delicadeza.

A FÁBRICA DOS MEUS NEURÔNIOS

Meu cérebro, que por enquanto é bem rudimentar, ainda não envia ou recebe sinais de nenhum lugar, mas já está fabricando milhares de neurônios diariamente. Os neurônios são as células nervosas que crescem no meu cérebro, é claro, mas também em todo o meu corpo. Eles conduzem sinais bioelétricos de todos os tipos e servem para acumular informações no cérebro e interligá-las. Mas também transportam informações para baixo, do cérebro até os músculos. Alguns músculos têm movimentos voluntários e outros, involuntários, e todos possuem neurônios que os fazem funcionar. Meu sistema digestório, o estômago e os intestinos terão tantos neurônios que muitos cientistas se referem a eles como "o segundo cérebro". Falaremos sobre isso mais adiante. Na pele e no corpo também haverá muitos neurônios que atuarão como sensores do que acontece no corpo: o frio e o calor, a dor, as mudanças de pressão arterial etc. É assim que o meu cérebro saberá absolutamente tudo o que acontece, mesmo que eu nem sempre saiba, ou pelo menos meu "eu" consciente. Mas é muito cedo para falar de um assunto tão complexo como o "eu"; teremos tempo de voltar a ele daqui a algumas semanas.

Por enquanto, os milhões de neurônios que já tenho nesta 10ª semana estão povoando meu cérebro e o resto do meu corpo, a pele, os músculos e os intestinos. Alguns já começaram a se conectar aos poucos e a transmitir sinais. Primeiro são circuitos muito simples, mas aos poucos eles vão construindo a maravilhosa e quase infinita rede de sinais elétricos que formará o meu corpo e permitirá seu funcionamento.

EU NÃO PARO DE ME EXERCITAR AQUI DENTRO

Já faz um tempo que estou movimentando os músculos e agora, na 10ª semana, continuo meu treinamento. Por enquanto, eu movo os músculos apenas para desenvolvê-los. Para fazer esse treinamento, os neurônios já formam circuitos simples, que vão do músculo à medula espinhal. Vou pouco a pouco, mas todo esse movimento me ajudará no futuro a usar os músculos para me alimentar. Já comecei a abrir a boca. É um movimento que preciso dominar, porque vou usá-lo muito depois de nascer, pois vou comer o tempo todo. Um toque suave ou um simples roçar na minha boca desencadeará um circuito automático que me fará mover a cabeça para buscar o alimento e abrir a boca para sugar. Por isso, já comecei a praticar esse circuito. Sugar é um movimento muito complicado, tenho que usar vários músculos da boca ao mesmo tempo, e todos bem coordenados. Com dois meses e meio de vida fetal, já começo a dominar todos esses circuitos e de vez em quando sugo muito bem. Estou progredindo!

O MOVIMENTO MUSCULAR

Quando um músculo existe, ele se move. O músculo imaturo não para de se mover, pois é esse movimento que origina sua identidade e função muscular. Se não existe um cérebro que coordene, organize e dose seus movimentos, o músculo simplesmente se moverá.

A função do músculo é se mover. Paradoxalmente, os músculos do feto se movem muito mais no início do que no final da gravidez. Isso ocorre porque no começo eles se movem de forma totalmente descoordenada e espontânea. À medida que o cérebro amadurece durante a gestação, vai regulando os movimentos do corpo. Eles se tornarão mais harmoniosos, mais lentos e coordenados e terão cada vez mais sentido.

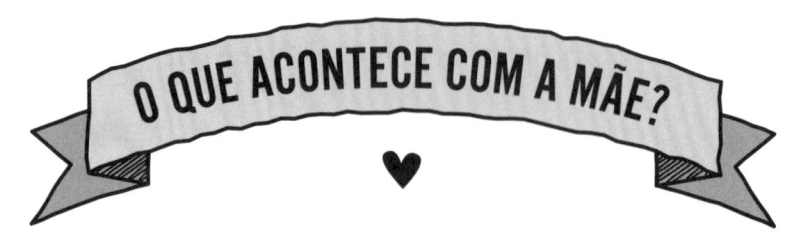

O QUE ACONTECE COM A MÃE?

Nesta semana, é possível que a mãe já note um aumento de peso, embora às vezes possa acontecer o contrário, principalmente se ela tiver muitas náuseas. Existem gestantes que perdem peso até a 10ª semana. Porém, não é preciso se preocupar, pois isso não afeta em nada o bebê.

Em geral, nesta semana há uma melhora nas náuseas, pois a quantidade de hormônios HCG no sangue começa a cair um pouco. Isso acontece porque a placenta já começou a produzir progesterona. De qualquer forma, como o HCG ainda está sendo produzido, é absolutamente normal continuarem os vômitos e náuseas.

De resto, tudo continua a se desenvolver em alta velocidade. O rim da mãe começa a aumentar o ritmo de trabalho para filtrar mais sangue e eliminar mais substâncias. Nota-se um aumento na frequência da micção, e a urina produzida é um pouco mais concentrada, pois contém mais proteínas provenientes de tudo o que o feto elimina.

AS EMOÇÕES E A GRAVIDEZ

A maioria das pessoas, obviamente, acha que seu cérebro pertence a elas. Outra coisa é que, em grande parte, ele acaba funcionando de forma semelhante à de muitos outros órgãos, ou seja, por conta própria. Muitas vezes a mente nos mostra que é ela quem manda, e não a gente. As emoções são um dos exemplos mais claros disso; são mecanismos muito primitivos, projetados para nos fazer reagir sem pensar. Elas facilitaram a sobrevivência de nossos ancestrais, hominídeos que tiveram de enfrentar muitos perigos para encontrar alimentos e se manter vivos. A prevenção dos perigos, a busca do prazer, e até mesmo a preocupação com a nossa imagem diante dos outros são reações automáticas que contribuem para a sobrevivência. Essas habilidades se construíram durante um milhão e meio de anos de evolução, mas talvez nem sempre sejam adequadas à nossa vida atual, que mudou radicalmente com o advento da agricultura há "apenas" 10 mil anos.

Hoje, as pessoas têm um cérebro da Idade da Pedra para funcionar na realidade do século XXI. Muitos circuitos desenvolvidos para funcionar com estímulos externos reais são ativados agora em um mundo sem tantos perigos físicos, em situações bem diferentes e até só por meio dos pensamentos. Como sabemos, tudo isso tem grandes consequências para o nosso estado de espírito. Frequentemente, as lembranças do passado ou a preocupação com o futuro nos fazem sofrer de maneira exagerada, que às vezes não corresponde à realidade objetiva.

As emoções e os sentimentos são impulsos elétricos como qualquer outro tipo de atividade do cérebro. Quando sentimos medo, alegria, esperança, prazer etc., isso indica que áreas e circuitos muito específicos do cérebro estão se ativando. Eles podem ser ativados por uma razão real, parcialmente real ou totalmente imaginária. Para complicar um pouco as coisas, essas áreas cerebrais são ativadas com maior ou menor facilidade, dependendo dos níveis de certas substâncias, como os neurotransmissores no próprio cérebro ou os hormônios no sangue. Assim, quando temos altas concentrações de neurotransmissores, como a dopamina e a serotonina, as áreas do cérebro que produzem sensações de bem-estar ou prazer são ativadas com mais facilidade. Ao contrário, hormônios como o cortisol ativam mecanismos de estresse, incluindo o medo e a ansiedade, que é o medo antecipado.

Os hormônios sexuais, ou seja, as substâncias que as glândulas sexuais (o ovário e os testículos) produzem e secretam, também têm efeitos muito importantes sobre as emoções. Eles ajustam o humor e facilitam a intensificação de certas emoções.

O ovário produz estrogênios e progestágenos, sendo que o estradiol é o estrogênio mais importante sintetizado pelo ovário e a progesterona é o mais importante dos progestágenos. Os testículos produzem andrógenos, e a testosterona é a que mais se destaca.

A progesterona tem grande ação sobre o cérebro. Altos níveis de progesterona ativam mais facilmente a tonsila cerebral, uma das áreas mais importantes do cérebro no que diz respeito à preocupação e à ansiedade. Isso faz com que as lembranças provoquem reações emocionais.

Na gravidez, o estrogênio e a progesterona estão elevados, bem acima dos níveis habituais. Além disso, muitos outros sistemas hormonais são ativados ao mesmo tempo. A isso se soma um momento vital único, com mudanças iminentes de grande dimensão. Com esses ingredientes, é fácil entender por que a gestação pode ser um processo emocionalmente mais complexo. Quando se diz que as emoções estão à flor da pele, de fato é assim. As grandes concentrações de hormônios no sangue chegam ao cérebro, fazendo-as disparar facilmente.

É importante entender que, na maioria dos casos, essa situação é normal e geralmente transitória. Mesmo em pessoas que nunca tiveram problemas psicológicos, a gravidez pode produzir, ocasionalmente, estados de espírito difíceis de controlar. Talvez até surjam pensamentos negativos, tornando o problema pior ainda.

Muitas gestantes se perguntam: "Como posso sentir isso quando deveria estar superfeliz?". E, às vezes, os comentários da família ou de outras amigas grávidas não ajudam em nada.

É muito importante entender que essas sensações são absolutamente normais na gravidez. Em caso de dúvida, e o mais cedo possível, essas questões devem ser discutidas com um profissional de saúde. Assim, a mulher entenderá melhor a situação e saberá lidar com o problema, que melhora com o avanço da gestação e acaba desaparecendo em quase todas as mulheres.

SEMANA 11

JÁ PAREÇO UM BEBÊ, MAS AINDA NÃO ESTOU PRONTO

Nesta semana eu já meço um pouco mais de 4 centímetros e peso cerca de 7 gramas. Estou começando a parecer um bebê. Ainda tenho uma cabeça gigante, mas é porque ela se desenvolve antes dos outros órgãos. O cérebro, assim como o coração, é o órgão mais importante que possuo.

As pálpebras já apareceram, mas, como são transparentes, é possível ver meus olhos através delas. O mesmo acontece com a camada de pele fina e transparente de todo o meu corpo. Ainda é muito tênue, não tem as camadas que surgirão mais para a frente. Através da pele podem-se ver minhas veias e, se iluminassem meu corpo, seria possível observar como essa camada de pele deixa passar a luz, permitindo enxergar parte do meu interior. O pescoço também começa a se mostrar, alongando-se um pouco, embora ainda esteja muito curvado.

Meus movimentos continuam sendo reflexos, espontâneos, mas estão cada vez mais complexos. Já consigo sugar bem melhor, comecei a sorver e beber líquidos. Aos poucos, posso engolir e passar o líquido para o meu sistema digestório, cuja engrenagem já está completa: é um tubo que vai da boca até o final do tronco, onde fica o ânus, que já está aberto há três semanas. Entre o meio da boca e o ânus, todas as partes já se conectaram: esôfago, estômago, depois o intestino delgado e finalmente o intestino grosso, que os médicos chamam de colo. Mas, embora eu já tenha todo o sistema digestório, vou demorar muito para expulsar algo lá por baixo, porque os bebês quase nunca evacuam.

É muito importante que os fluidos passem pelos intestinos, porque eles precisam treinar para funcionar e, durante toda a minha vida, serão os encarregados de mover a comida para baixo. Além disso, o líquido estimula a secreção dos fatores de crescimento, aquelas moléculas que dão ordens às células para que cresçam. Embora meu tubo digestivo faça muito mais do que mover alimentos, muitas dessas funções ainda terão de esperar porque eu não preciso delas no momento. Os intestinos só começarão a se preparar quando eu tiver seis meses de vida uterina.

Agora, a maioria dos meus órgãos é milimétrica. À primeira vista, seria difícil para um adulto enxergá-los, mas muitos deles já funcionam. Os rins, por exemplo, são um caso curioso. Quase desde o início, eu comecei a filtrar líquido através deles, mas usei dois sistemas muito primitivos, um até a semana 4 e outro até a semana 8. Nesse período, os rins funcionaram de modo rudimentar. Esses rins preliminares, que posteriormente são eliminados, são remanescentes dos genes de animais que nos precederam na cadeia evolutiva. É mais ou menos o que acontece com a cauda que eu tinha no início da vida embrionária e que agora já perdi. Ou com a lanugem, uma penugem que logo vai nascer em todo o meu corpo, mas só permanecerá enquanto eu viver no útero: antes de nascer, também vou perdê-la. São memórias dos nossos antepassados, uma informação que um dia foi utilizada e que com a evolução deixamos de usar. Mas todas elas permanecem em nossos genes e se manifestam durante nossa formação antes de nascer, como testemunhos de que somos sucessores de outras espécies de animais.

Os meus rins definitivos surgiram na 6ª semana. Agora medem de 2 a 3 milímetros e parecem dois feijõezinhos. Porém, internamente, são uma rede de tubos bastante complexa. Eles vêm trabalhando há algumas semanas e já estão produzindo um pouco de urina. Na minha vida uterina, vou precisar dos rins sobretudo para produzir o líquido amniótico que me cerca. Em pouco tempo, o rim será a fonte número um de fabricação de líquido amniótico. Quando eu nascer, eles terão que trabalhar mais e eliminar diversas substâncias de que não preciso. Mas agora, como já disse, faço isso por meio da placenta. Minha mãe, que cuida de muitas coisas, faz as vezes de rim para mim. A placenta passa para ela proteínas e resíduos de que meu corpo não necessita, como se estivesse continuamente conectado a uma máquina de hemodiálise.

Nesta semana se esboçam ainda as unhas das minhas mãos. Elas são bem diferentes das que terei no final, mas falaremos sobre isso daqui a um mês, quando as unhas dos pés também aparecerem.

No momento, estou flutuando confortavelmente no líquido amniótico, uma espécie de banheira quentinha que é perfeita. Além disso, é silenciosa, embora eu sinta as vibrações da voz, os sons do corpo e a respiração da minha mãe, cercado de paredes macias que me protegem, com este cordão umbilical que me dá tudo de que preciso... Só preciso me movimentar quando sinto vontade. Que preguiça vou ter de sair daqui! Sorte que ainda falta muito.

O LÍQUIDO AMNIÓTICO: O QUE É E PARA QUE SERVE?

O líquido amniótico é o líquido que envolve o feto, a água da piscina na qual ele flutua e se move. Em primeiro lugar, ele ajuda a manter a temperatura, já que o feto não conseguirá regulá-la por conta própria por muitas semanas. O líquido amniótico mantém o ambiente bem quente a uma temperatura constante entre 36 e 37ºC, uma situação perfeita. Na verdade, o feto é uma fonte de calor. Ele gasta muitas calorias para o seu tamanho pequeno, e esse calor é transmitido para o líquido amniótico. O líquido amniótico também protege o feto de possíveis choques, é como um *airbag* gigante. Além disso, permite que o feto se mova confortavelmente, sobretudo agora que todas as suas extremidades estão se formando e precisam se exercitar, conforme já comentamos.

Mas esse líquido tem outra função essencial: se não circulasse pelos pulmões e intestinos do feto, eles não se desenvolveriam, pois, como vimos, a função faz o órgão.

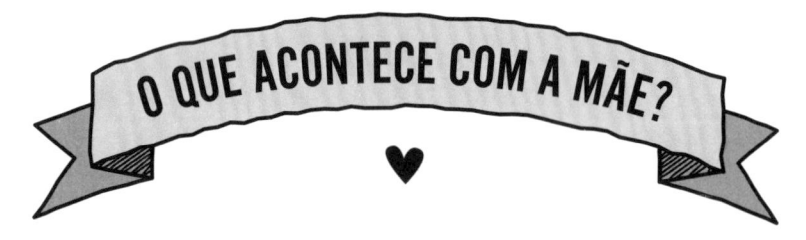

O QUE ACONTECE COM A MÃE?

Nesse período, a gestante tende a sentir uma redução das náuseas, embora não tenham desaparecido completamente. As vertigens, a fadiga e o sono permanecem iguais, e a fome também continua persistente. Ela toma o café da manhã e depois de duas horas já quer comer novamente.

Outro transtorno é a instabilidade emocional. Há dias em que a mãe se sente eufórica e outros em que tudo parece difícil. As mulheres muitas vezes apresentam altos e baixos emocionais, como se estivessem no topo de uma montanha-russa, e podem ter reações exageradas em situações comuns. Agora, as alterações emocionais típicas dos dias que antecedem a menstruação podem ocorrer diariamente. Embora, de modo geral, a mãe esteja muito bem, o que mais a incomoda é a instabilidade emocional.

A barriga vai ficando cada vez mais dilatada, mas, na verdade, a maior parte desse volume se deve à retenção de líquido na região. Como nos dias anteriores à menstruação, em que a parte inferior do abdome fica mais inchada, isso acontece agora de maneira mais evidente. Por outro lado, talvez as roupas que a gestante vinha usando já comecem a apertar. Isso não é problema para o feto: ele não pode perceber nada, pois está dentro da parte oca formada pelo osso pélvico. Mas, em geral, as mulheres preferem usar roupas mais confortáveis. Então, talvez seja a hora de fazer algumas mudanças no guarda-roupa.

POR QUE AS TONTURAS PERSISTEM?

O principal motivo não é o açúcar, como às vezes se acredita, mas a pressão arterial. O corpo está baixando a pressão arterial para se adaptar às mudanças da gestação e proteger o coração diante do aumento do sangue que circulará nas veias e artérias. A gravidez começa com os 5 litros que qualquer pessoa tem normalmente, mas vai aumentando até chegar aos 7 litros no sétimo mês. Se a pressão arterial não caísse, esse acréscimo de sangue aumentaria a pressão sobre o coração de tal forma que poderia ser perigoso para as artérias e as veias.

A natureza criou uma proteção natural, mas algum preço deve ser pago, e isso se reflete nas tonturas durante toda a gravidez.

COMO CONTROLAR A FOME?

A primeira coisa que se recomenda é planejar as refeições para não ficar comendo o dia todo, pois, como o corpo está trabalhando demais, pode estar enviando sinais de fome continuamente. Portanto, é importante distribuir as refeições e consumir alimentos que saciem. Uma sugestão é comer frutas no meio da manhã. É melhor fazê-lo de forma programada do que esperar até sentir fome. Quando ela vem, às vezes é uma sensação muito forte, o que leva a gestante a ingerir mais alimentos e, em geral, mais calóricos.

É muito importante alimentar-se adequadamente e controlar o peso durante a gravidez. As mulheres com sobrepeso ou obesidade têm maior risco de desenvolver problemas durante a gestação, como diabetes gestacional, hipertensão ou pré-eclâmpsia (uma complicação da gravidez relacionada à placenta, porque a pressão arterial sobe e aparecem na urina níveis aumentados de proteínas). A obesidade e o sobrepeso também podem induzir um parto prematuro ou aumentar as probabilidades de se fazer uma cesariana. Os bebês gestados no útero de uma gestante com sobrepeso ou obesidade correm maior risco de desenvolver defeitos de nascimento, como a macrossomia, que é um tamanho fetal acima do normal, que pode resultar em lesões no parto e obesidade na infância.

SEMANA 12

PRIMEIRO ULTRASSOM

Na 12ª semana eu já meço entre 5 e 6 centímetros e peso entre 10 e 14 gramas. Eu estou crescendo muito, entre 10% e 15% a cada semana. Seria o equivalente a 7 centímetros por semana no crescimento de uma criança.

Nesta semana, minha genitália externa começa a mostrar meu sexo. Os hormônios já deram ordens às células e, aos poucos, surgem mudanças entre minhas perninhas. No momento, são dobras milimétricas na pele, e as diferenças são tão pequenas que os médicos ainda não conseguem ver pela ultrassonografia se sou menina ou menino. Mas as mudanças estão ali. Se eles pudessem entrar no útero, chegar mais perto e olhar com uma lupa, já conseguiriam ver. As alterações sexuais nos órgãos genitais se iniciam agora e não vão parar mais. Daqui a umas três semanas, na 14ª, minha genitália já será claramente masculina ou feminina. Depois vão continuar evoluindo bastante, ainda faltam muitos anos para ficarem com a aparência final. Mas, como tantas outras coisas, tudo o que vai acontecer já está determinado agora, desde a formação no útero. As alterações dos meus genitais dependem de haver ou não testosterona no meu sangue. Se não houver, eles evoluirão naturalmente para a forma feminina. Porém, se houver testículos que produzem testosterona, serão masculinos. Os hormônios sexuais definirão coisas muito importantes, não só a minha aparência externa. Altas concentrações de estrogênios ou de testosterona no sangue também surtirão efeitos em muitas outras partes do corpo, inclusive no cérebro. Mas falaremos sobre isso um pouco mais adiante.

Todos os meus órgãos estão bem maduros. Os rins produzem cada vez mais urina, e as cordas vocais, que me permitirão falar, já estão se formando; assim como os cabelos, as unhas e a lanugem – uma penugem bem peculiar, fina e sutil como um veludo –, que começa a cobrir todo o meu corpo.

Neste momento já tenho grandes quantidades de hormônios no sangue. Eles conseguem fazer funcionar, normalmente bem, o meu organismo inteiro. Todos os meus órgãos, incluindo o cérebro, dependerão dos níveis de hormônios no sangue, desde agora até o fim da minha vida.

OS HORMÔNIOS

As inúmeras glândulas do corpo secretam milhões de hormônios, substâncias químicas que circulam pelo sangue até os órgãos e os tecidos. Há centenas de hormônios diferentes, e eles são os mensageiros químicos que o organismo usa para se comunicar com os diferentes atores que o fazem funcionar. Os hormônios são quase sempre pequenas proteínas, mas não em todos os casos; alguns, muito importantes (como os sexuais, por exemplo), derivam de gorduras como o colesterol. Como pequenas chaves de alta precisão, os hormônios entram em contato com as células e iniciam as funções de que precisamos para viver. Para fazer isso, as células dispõem de receptores, como fechaduras, nos quais o hormônio se encaixa perfeitamente e ativa todo um circuito. Os hormônios aumentam ou diminuem suas concentrações no sangue por meio de complexos sistemas de comunicação do organismo. Um exemplo simples é o da insulina. Quando o nível de açúcar no sangue aumenta, após a ingestão de alimentos, o pâncreas o detecta e produz insulina, que atua como uma chave para que o açúcar que há no sangue entre nas células, as quais precisam dele para produzir energia. Mas nem todas as pessoas produzem a mesma quantidade de hormônios diante dos mesmos estímulos ou têm a mesma quantidade de receptores nas células. Por exemplo, com quantidades semelhantes de testosterona no sangue, alguns homens apresentam queda de cabelo, porque seus folículos capilares são mais sensíveis à ação da testosterona no couro cabeludo. A genética e a epigenética explicam que, embora em geral sejamos bem semelhantes, organismos de pessoas diferentes podem responder de maneira muito variável a uma mesma situação.

O QUE ACONTECE COM A MÃE?

♥

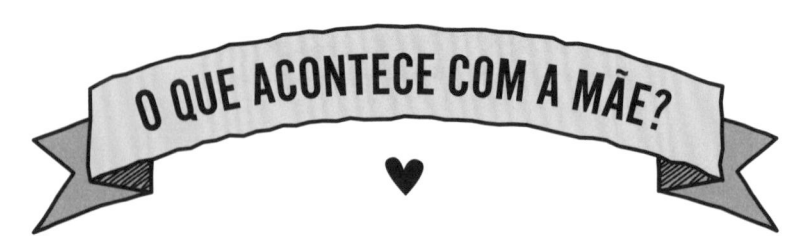

Chegou a hora da ultrassonografia do primeiro trimestre. Embora ela possa ser realizada um pouco antes ou um pouco depois, hoje em dia costuma-se fazê-la no primeiro trimestre, por volta da semana 12, porque é um período especialmente adequado para avaliar muitas coisas ao mesmo tempo.

EXAMES

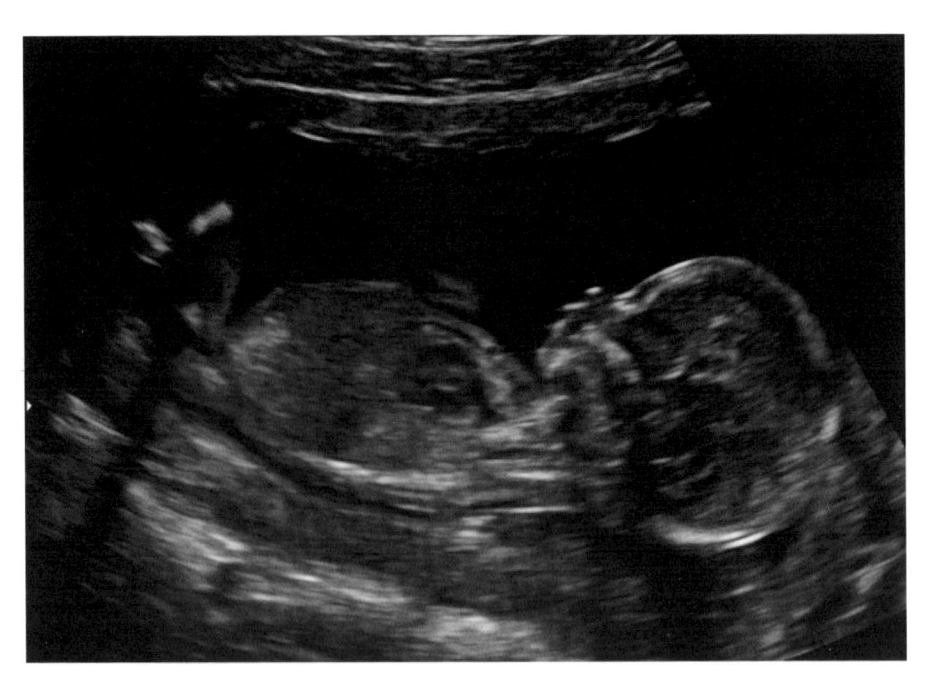

ILUSTRAÇÃO 7. A ULTRASSONOGRAFIA DO PRIMEIRO TRIMESTRE

Os principais objetivos dessa ultrassonografia são:

• **Confirmar o número de fetos.** Obviamente, o normal é que seja um; mas, se houver mais, é nesse momento que se detecta, na maioria dos casos.

• **Datar corretamente a gravidez.** Em uma porcentagem de mulheres, a ovulação não ocorre exatamente no 14º dia do ciclo, e isso faz com que o cálculo exato da idade do feto nem sempre seja correto. Já explicamos que, por exemplo, se uma mulher ovulou no 21º dia após a menstruação (ou seja, uma semana depois do habitual, que é catorze dias), seu feto parecerá muito pequeno, mas na realidade é porque ele teria uma semana a menos de vida. Os médicos sabem há anos que a maneira mais precisa de saber a idade do feto – e, portanto, a duração exata da gravidez – é medindo-o pela ultrassonografia na semana 12. Se essa medida coincidir com a idade gestacional calculada pela data da última menstruação, perfeito; caso contrário, altera-se a idade. Portanto, não é de surpreender que, ao fazer a ultrassonografia do primeiro trimestre, a data teórica prevista para o parto seja alterada em alguns dias.

• **Verificar a anatomia fetal.** Nesse momento, o desenvolvimento anatômico e o tamanho permitem verificar que a maioria dos órgãos se formou adequadamente. Agora, com uma ultrassonografia de alto nível, os médicos podem detectar de 60% a 70% dos eventuais problemas de malformação que poderiam ocorrer na gestação. Eles serão avaliados com mais precisão na ultrassonografia de vinte semanas, mas hoje em dia é possível tranquilizar a maioria dos casais já nesta 12ª semana.

• **Medir a translucência nucal.** A translucência nucal geralmente é medida como parte do rastreamento não invasivo do primeiro trimestre. Isso é feito para calcular o risco de anomalias cromossômicas. Mede-se a espessura da nuca fetal, que é determinada pela quantidade de líquido que o feto possui nessa área. Se a translucência for muito espessa, pode-se investigar a existência de anormalidades fetais (veja a página 67).

A ultrassonografia do primeiro trimestre é um momento muito especial e emocionante para os pais. Eles verão pela primeira vez o bebê que estão esperando e talvez se surpreendam ao constatar o quanto ele já está formado na 12ª semana. Poderão observar como ele move os braços e as pernas e verão seu perfil. É uma experiência única que aumentará bastante o seu vínculo com a gravidez.

SEMANA 13

JÁ TENHO TRAÇOS BEM DEFINIDOS

Nesta semana eu meço entre 7 e 8 centímetros e peso mais de 20 gramas. Os traços do meu rosto estão cada vez mais semelhantes aos que terei quando nascer. Por exemplo, os olhos, que até agora estavam bem separados, foram se juntando e já começam a estabelecer conexões com o cérebro. São as conexões que no futuro levarão as imagens da retina até o cérebro. Entre todos os neurônios que nasceram em mim, um grupo foi se diferenciando para formar a retina, que é a parte do olho que desempenhará essa função tão específica e única de capturar a luz e as imagens. Mais tarde, outros neurônios atuarão como canais por onde essa informação chegará ao cérebro. Assim, meu olho já passa a ter tudo o que necessitará para receber e emitir informação visual. Mas continuará às escuras por muito tempo, pois ainda lhe faltam seis meses para ver a luz.

As orelhas também estão adquirindo um formato cada vez mais parecido com o que terão quando eu nascer. Nas últimas semanas, elas cresceram, dobraram-se e foram se deslocando. No início eram dois orifícios abaixo da mandíbula, mas agora já são duas orelhas bem semelhantes às que terei ao nascer e chegaram quase ao seu lugar normal. Minha pele ainda é finíssima, praticamente uma única camada de células, mas aos poucos se torna mais grossa. Agora eu já tenho epiderme, a camada mais externa de pele que terei por toda a vida, mas é tão fina que, se eu fosse expulso do útero por algum motivo, ficaria desidratado em minutos. É melhor eu continuar aqui dentro, que está muito bom.

MINHAS PRIMEIRAS CARÍCIAS E BOCEJOS

Meus movimentos estão ficando sofisticados. Embora eles ainda não tenham se conectado ao cérebro, já disponho de circuitos nervosos e musculares complexos que funcionam muito bem. Já sou capaz de fazer muitas coisas. Ao longo da semana passada e até a próxima, estou começando a abrir e fechar os dedos e a tocar o rosto com a mão. Aos poucos consigo colocá-la na boca de vez em quando; mais para a frente, será o polegar. Antes de nascer, terei chupado muito o dedo, por isso talvez eu demore para perder o hábito. Mas meu repertório de movimentos não termina aqui. Já comecei a bocejar. Não é que eu esteja entediado, é claro. Trata-se de um reflexo que acompanha outros movimentos; normalmente faço isso, por exemplo, quando alongo o corpo inteiro. De agora em diante, vou bocejar cada vez mais, de uma a três vezes por hora. Os cientistas não sabem por que quase todos os mamíferos bocejam. A única certeza é que começamos a fazê-lo bem cedo. Então, a partir desta semana, toda vez que minha mãe bocejar, ela pode pensar que eu também estou fazendo isso. É claro que por enquanto não espelhamos os bocejos, mas daqui a alguns anos o faremos! Eu também comecei a pôr a língua para fora de vez em quando. Isso faz parte dos meus treinos automáticos para exercitar a musculatura. Mas devo esclarecer que agora eu não faço isso para chatear ninguém.

MEU SANGUE E MEU OXIGÊNIO

Cada vez tenho mais funções ativas. Como preciso de glóbulos vermelhos e minha mãe não pode mais me dar, comecei a fabricá-los sozinho há bastante tempo. Tenho que enviar muito oxigênio a todos os tecidos, que estão se formando agora. O oxigênio é muito importante. Sem ele, eu não seria capaz de obter a energia para que o meu organismo funcione e para construir o meu corpo. É como um combustível que as células utilizam para queimar o açúcar dos alimentos e assim conseguir a energia de que precisam. Quando eu nascer, vou captar oxigênio do ar, e o açúcar, daquilo que eu comer. Mas por enquanto recebo tudo da minha mãe.

O meu sangue e o da minha mãe se encontram na placenta, que plantou algumas raízes no útero para eu retirar de lá tudo o que necessito. Quanto ao açúcar é fácil, porque flutua no sangue e é absorvido pelas raízes da placenta. Mas com o oxigênio é mais complexo, porque ele está dentro dos glóbulos vermelhos da minha mãe. Eles são encarregados de transportar o oxigênio pelo corpo. Como pequenos caminhões, pegam oxigênio nos pulmões e o levam a todas as células do corpo. Mas agora, no corpo da minha mãe, alguém "rouba" o oxigênio de alguns dos glóbulos vermelhos do sangue dela antes que concluam sua missão e o entreguem a suas células. São os glóbulos vermelhos do meu sangue que circulam pelas raízes, e fazem isso quando o sangue da minha mãe passa pela placenta. Quando eu nascer e puder respirar, meus glóbulos vermelhos serão como os da minha mãe, porque terei todo o oxigênio de que precisar. Mas agora eu preciso deles assim, vorazes e capazes de roubar oxigênio de um glóbulo vermelho normal, caso contrário não poderia sobreviver! Neste momento minha mãe me daria tudo o que pudesse, mas na realidade minhas células vermelhas roubam dela porque não têm outra maneira de obtê-lo. Seja como for, minha mãe não tem com que se preocupar: eu sou muito pequeno e tiro dela tão pouco oxigênio que o seu corpo nem percebe. Simplesmente respira um pouco mais a cada minuto, sem se dar conta. No momento, meus glóbulos vermelhos são produzidos pelo fígado, porque a medula óssea ainda não está pronta para fazer isso.

No sangue eu também tenho glóbulos brancos, que são uma parte do meu sistema imunológico, minhas defesas. Eles são como policiais com diferentes missões. Alguns reconhecem bactérias ou vírus e fabricam anticorpos contra eles, e outros atacarão diretamente os agentes infecciosos. Minhas células brancas estão começando a funcionar. Mas precisam começar a reconhecer o que é meu. Logo vão começar a reagir, caso eu tenha alguma infecção, mas no momento ainda não funcionam bem. Durante muito tempo, vou precisar da ajuda da minha mãe.

A RESPIRAÇÃO FETAL

Em condições normais, os glóbulos vermelhos passam pelo pulmão e ali se enchem de oxigênio e liberam CO_2 (dióxido de carbono). Para isso, cada glóbulo vermelho é como um saco lotado até a boca de hemoglobina, uma molécula que tem propriedades únicas, pois atua como um ímã com as moléculas de oxigênio e CO_2. A hemoglobina atrai e carrega oxigênio ao passar pelo pulmão, transporta-o bem protegido enquanto o glóbulo circula pelo sangue e, ao chegar aos menores vasos do corpo, libera-o para que as células o utilizem. Com o CO_2, ela faz o oposto: coleta-o das células e o libera no pulmão para ser eliminado pela respiração.

O CO_2 é como a fumaça do motor. Quando as células usam o oxigênio como gasolina para queimar açúcares e obter deles a energia de que precisam, sobra CO_2. Como os gases do motor, o CO_2 não pode se acumular porque seria tóxico, portanto deve ser retirado logo. Pois bem, como um bom distribuidor, a hemoglobina traz o bom e retira o mau. Ao mesmo tempo em que libera oxigênio, atrai CO_2. Quando chega ao pulmão, solta o CO_2 ao mesmo tempo em que capta oxigênio, e o CO_2 é eliminado com a expiração. A hemoglobina é um ímã que funciona em duas direções. Ela não apenas distribui o oxigênio necessário, mas também leva embora as sobras.

Como a hemoglobina sabe quando tem de recolher ou liberar oxigênio? A hemoglobina rouba dos ricos para dar aos pobres. Ela pega oxigênio de onde sobra, do pulmão, e o entrega onde há pouco mas é muito necessário: nas células. Ela consegue fazer isso porque é um ímã programado para funcionar de maneiras diferentes, conforme haja muito ou pouco oxigênio. Caso detecte que há muito oxigênio, o ímã entra em ação e carrega o máximo que puder. Ao contrário, se detectar que há pouco, liberará oxigênio. Ao passar pelo pulmão, o ímã da hemoglobina fica hiperativo porque a concentração de oxigênio é muito alta. Ao chegar às células, a concentração é muito baixa e o ímã libera todo o oxigênio. Com o CO_2, faz exatamente o oposto.

Como a mãe consegue passar oxigênio ao feto? Nesse caso, além de gastar oxigênio, como já dissemos, ele o rouba dela. A natureza projeta tudo muito bem e forneceu ao feto alguns glóbulos vermelhos especiais com uma hemoglobina diferente, e seu ímã é mais potente do que o da mãe. O sangue da mãe banha as vilosidades, as raízes da placenta. Por meio dessas raízes o sangue do feto circula, o que permite o intercâmbio de substâncias. Quando um glóbulo vermelho da mãe passa perto de um do feto, fica sem oxigênio porque a hemoglobina fetal o atrai com seu ímã mais forte.

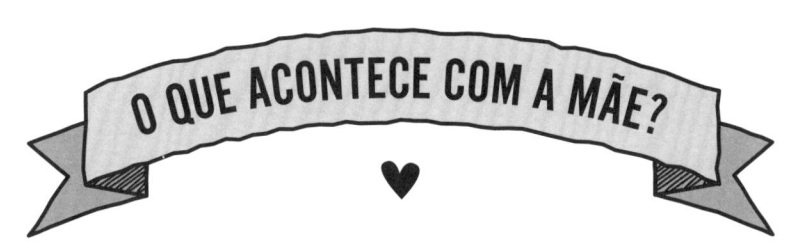

O QUE ACONTECE COM A MÃE?

Por enquanto, as visitas ao médico ou à obstetriz* serão uma vez por mês e assim continuarão até a 20ª semana de gravidez, se tudo correr bem. São consultas de rotina, para saber como vão as coisas, se surgiram novos sintomas, por exemplo, e para verificar se o progressivo ganho de peso é o normal numa gestação.

Agora que se completou o terceiro mês de gravidez, os hormônios responsáveis pelos vômitos já começaram a diminuir. Para a maioria das gestantes, esta é a melhor fase dessa jornada de nove meses.

---

* Na Espanha, é bastante comum que o acompanhamento pré-natal e o parto sejam feitos por obstetrizes, sem a necessária presença de médico. (N.E.)

Já estamos nos aproximando do segundo trimestre e tudo está bem melhor. Embora a retenção de líquidos seja grande – e vai aumentar nas próximas semanas e meses – e a progesterona ainda esteja muito alta, a mulher já foi se acostumando a essas mudanças e ainda não se sente muito pesada.

Pode ser que ela apresente algum desconforto, como pequenas fisgadas que ocorrem porque o útero está crescendo e faz os ligamentos se alongarem. Outro sintoma comum são as alterações no funcionamento intestinal. As digestões podem ficar mais difíceis e o trânsito dos alimentos, mais lento. Isso também se deve à progesterona, que provoca um relaxamento de todos os músculos lisos do corpo.

OS MÚSCULOS LISOS E O SISTEMA NERVOSO AUTÔNOMO

Nosso corpo é cheio de músculos: a cada quilo, quase 400 gramas são músculos. Sem eles não poderíamos caminhar ou usar as mãos, não poderíamos rir ou comer, nem mesmo mover os olhos para olhar de lado. Qualquer movimento do corpo se deve à ativação de um ou mais músculos. No entanto, nem todos os músculos são iguais e nem todos são controlados por nós. Os músculos dos membros, do abdome, das costas e do rosto podem ser movidos à vontade. Eles são um tipo de músculo que se contrai muito rápido. É chamado de músculo estriado, e sua função é controlada diretamente pela parte consciente do cérebro.

Mas no corpo de qualquer ser vivo existem outros músculos que não se controlam livremente. São aqueles que induzem os movimentos do sistema digestório para que o alimento circule, ou do sistema urinário, para que a urina circule e seja eliminada. Eles se chamam músculos lisos, porque são compostos de fibras diferentes, que se contraem muito mais lentamente. Também são os músculos lisos que fazem as artérias se abrirem ou fecharem, conforme precisemos aumentar ou diminuir a pressão arterial. O único músculo involuntário que não é liso é o coração. É um músculo estriado, muito mais forte do que os músculos dos braços ou pernas, e trabalha sem parar durante toda a vida.

Os músculos involuntários não funcionam por conta própria, é claro. Também são regulados pelo sistema nervoso, mas não de forma consciente. Como ele não está sob nosso controle, é denominado sistema nervoso autônomo. O sistema nervoso autônomo está localizado em parte no cérebro, mas também, em grande parte, no resto do corpo. É um dos muitos sistemas que funcionam de maneira coordenada para que o organismo funcione perfeitamente. E tudo isso é comandado do fundo da nossa consciência, sem que o saibamos. Os milhares de funções vitais que ocorrem a cada hora são desempenhados por conta própria. Não precisamos lembrar que depois de comer devemos passar o alimento pelo intestino, ou que, quando está frio, os vasos da pele devem ser contraídos para manterem a temperatura. A natureza não poderia deixar nas mãos de uma consciência tão mutante e distraída o funcionamento de algo tão complexo!

A progesterona também faz com que todos os músculos lisos funcionem de forma mais relaxada. Para o intestino, isso significa um trânsito intestinal muito mais lento. Isso melhora a absorção dos alimentos, mas pode tornar as digestões mais lentas e dificultar o esvaziamento do estômago. À medida que a gestação avança, esse sintoma vai aumentando. Portanto, o trânsito intestinal precisará de um pouco de colaboração. E como podemos ajudá-lo? Acima de tudo, com uma boa alimentação, que deve ser equilibrada durante toda a gravidez. Além disso, precisamos nos hidratar bem e fazer exercícios, como caminhar diariamente por pelo menos uma hora.

A dieta deverá incluir carboidratos, proteínas, gorduras e fibra. Esta última é essencial para os intestinos. A fibra é uma parte dos alimentos que não digerimos; portanto, o corpo não a absorve. É encontrada naturalmente sobretudo em vegetais, e seu principal componente é a celulose. A ingestão de fibras é fundamental, pois faz com que os alimentos adquiram volume no intestino, facilitando sua eliminação. Portanto, os alimentos ricos em fibra, como frutas, verduras e grãos, ajudam a regular o trânsito intestinal e a prevenir a prisão de ventre, um estímulo muito importante na gravidez, pois esse trânsito também diminui e o intestino funciona mais lentamente. Assim, é aconselhável consumir entre 25 e 35 gramas de fibra por dia durante a gestação.

SEMANA 14

COMEÇA O SEGUNDO TRIMESTRE

Agora eu meço entre 8 e 9 centímetros e peso mais de 40 gramas, aproximadamente. Para meus pais e os médicos, o segundo trimestre começou. Na realidade, o tempo é diferente aqui. Os dias, as semanas... todas essas palavras não têm significado para mim, vou usá-las quando nascer, mas agora o que me importa? O sol não nasce nem se põe aqui! Para mim, cada instante é importantíssimo, pois sempre acontecem várias coisas interessantes. Estou muito bem aqui, sempre quentinho, quase em silêncio, testemunhando a maravilha da minha própria criação e vivendo o presente sem maiores preocupações. O que mais posso pedir?

Mas, enfim, voltemos ao tempo do mundo exterior. Neste segundo trimestre vão se completar a formação de muitos órgãos e o amadurecimento de sistemas importantes do meu corpo. Quando este trimestre acabar, serei completamente diferente. No momento já estou na semana 14 e continuo crescendo bem rápido, principalmente o corpo. Até então parecia que só a cabeça aumentava! É verdade que vou continuar tendo a cabeça muito grande, mas a partir de agora a diferença entre ela e o corpo vai se ajustando. Além disso, o pescoço está ficando mais comprido, pois no início era muito curtinho. Os membros também cresceram muito. No começo também eram muito curtos em relação ao corpo, mas já atingiram mais ou menos a proporção que terão quando eu sair da minha mãe. Agora, meu corpo se parece mais com o de um bebê.

JÁ TENHO UNHAS NOS PÉS TAMBÉM

As unhas dos pés apareceram nesta semana, três semanas depois que saíram as das mãos. No início elas são como uma aspereza na ponta do dedo e daí vão crescendo. A raiz da unha surge na ponta do dedo e então se move em direção ao seu local definitivo, na mão, tornando-se maior a cada semana. Agora as unhas ocupam quase toda a parte superior da primeira falange dos dedos. Em outras palavras, elas estão quase prontas, embora ainda sejam bem molinhas e finas. Enquanto eu estiver dentro da minha mãe, elas vão crescer, mas muito lentamente. As unhas das mãos chegarão às pontas dos dedos no fim do sétimo mês, e as dos pés, no final do oitavo. Assim, embora eu me mova bastante e passe a mão no rosto várias vezes, não corro o risco de me arranhar. Porém, quando eu nascer, as unhas crescerão mais rápido e terão de ser cortadas imediatamente, porque senão, aí sim, eu poderei me machucar.

O MISTÉRIO DAS MINHAS IMPRESSÕES DIGITAIS

As minhas impressões digitais estão começando a se estender por todo o dedo, mas ainda tenho áreas lisas e outras com impressões. Além disso, elas vão mudar um pouco nas próximas duas semanas. São formadas pela pressão dos dedos, num processo aleatório. Ou seja, minha genética influencia um pouco em sua formação, mas o mais importante é a pressão que os dedos recebem ao se apoiar contra o meu corpo ou contra as paredes do útero. Portanto, nem mesmo um irmão idêntico teria as impressões iguais às minhas. Em duas semanas, os dedos das mãos e dos pés já estarão cobertos de impressões digitais. Além do mais, as linhas das mãos começam a se distinguir claramente. Elas também são diferentes em cada pessoa.

EU FAÇO CARETAS!

Meu sistema neuromuscular vai ficando cada vez mais ativo. Há algumas semanas comecei a fazer caretas e a bocejar. Eu continuo realizando o movimento de sucção com os lábios.

Até agora, esses circuitos funcionavam de maneira independente do cérebro, porque não estavam conectados a ele. Aos poucos se conectarão e terão um funcionamento mais "lógico". No momento, eu faço movimentos de sucção, embora não tenha nada na boca; quando for bebê, só farei isso se sentir algum estímulo.

Nas próximas semanas, muitas das minhas reações reflexas começarão lentamente a passar pelo cérebro. Na realidade, elas farão isso por uma parte que nunca estará consciente, mas que funciona o tempo todo. Essa parte mais "baixa" do cérebro já começou a se conectar. Quanto às partes mais altas, onde estarão meus pensamentos e emoções, falta muito para crescerem e mais ainda para que funcionem. Os neurônios que me permitirão pensar, e que me conectarão com o mundo, estão se desenvolvendo. Os receptores auditivos, as papilas gustativas e os neurônios da retina precisam se especializar cada vez mais – mas eu ainda não os utilizo. Aos poucos eles vão se assemelhando às células definitivas que me possibilitarão ouvir, perceber os sabores e enxergar. No momento, os elementos começam a se situar em cada lugar, tudo em meu corpo está ocupando sua posição. São como as peças de um quebra-cabeça que vamos montando, mas ainda precisam amadurecer e se encaixar nesse sistema tão complexo, de forma coordenada, como em um circuito fechado.

O CÉREBRO HUMANO E SUAS "CAMADAS"

É comum simplificarmos a estrutura do cérebro humano em níveis ou "camadas" que se comunicam entre si e que a evolução natural foi criando com o tempo. Na parte mais baixa estaria localizado um cérebro muito básico, que desempenha um papel essencial para o funcionamento automático do organismo – básico, no que diz respeito ao automatismo, porque na realidade não são funções simples como, por exemplo, respirar – e processa reflexos, e tudo isso é fundamental para a sobrevivência. Em uma camada superior está o sistema límbico, onde residem as emoções. Finalmente, a camada mais alta é o neocórtex, a parte que os humanos têm muito mais desenvolvida do que qualquer outro animal e na qual se processam as funções mais avançadas. Talvez um neurocientista se horrorizasse com essa maneira de descrever o cérebro, porque simplifica uma realidade muito mais complexa. Na verdade, o cérebro é um conjunto de milhares de redes de neurônios que se comunicam entre si com mecanismos que os cientistas ainda não entendem totalmente. De qualquer forma, embora não seja totalmente precisa, essa descrição do cérebro em camadas não foge totalmente ao modo como ele funciona. Nas funções mais básicas, ou automáticas, de sobrevivência, todos os animais, desde os répteis até os seres humanos, se assemelham, e vão se diferenciando mais nas camadas superiores. Além disso, a construção das conexões em nosso cérebro durante a vida fetal parece refletir essa evolução.

Assim, as primeiras "conexões" entre o cérebro e o resto do corpo são as mais "baixas", que regulam os níveis mais básicos da sobrevivência. Então, no meio da gravidez, o sistema límbico (as emoções) começa a se conectar. O neocórtex cresce graças ao nascimento de milhões de neurônios diariamente durante a gestação, mas começará a se conectar apenas no final e só terminará seu desenvolvimento anos depois do nascimento do bebê. Se o bebê não crescer no ambiente ideal, a parte do cérebro que mais poderia sofrer seria justamente o neocórtex. Mas falaremos sobre isso mais adiante.

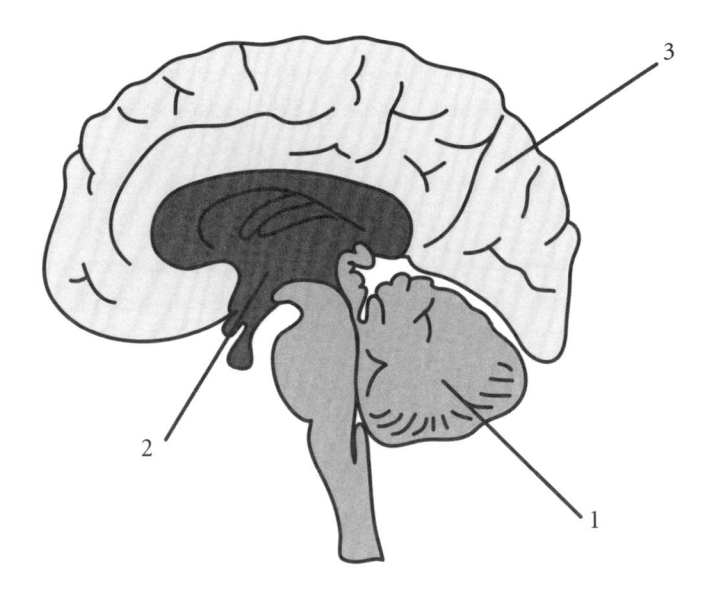

ILUSTRAÇÃO 8. AS CAMADAS EVOLUTIVAS DO CÉREBRO

Ilustração simplificada das camadas com as quais a evolução chegou ao cérebro humano ao longo de quase 600 milhões de anos de espécies animais. Primeiramente um cérebro básico que compartilhamos em parte com os répteis (1), que regula as funções automáticas e alerta para perigos, depois o sistema límbico (2), comum aos mamíferos, que regula as diversas emoções e recompensas que passam por ele, e o neocórtex (3), que processa as funções mais avançadas e também os afetos. O funcionamento cerebral é muito integrado e complexo, mas é nessa ordem que o cérebro fetal é construído.

MEU SISTEMA DIGESTÓRIO E MEU "SEGUNDO CÉREBRO"

O sistema nervoso dos meus intestinos já está bem maduro. Eu já tinha começado a engolir e cada vez o farei com mais frequência. Paralelamente a esse movimento de deglutição, minha produção de urina está ficando significativa. Como agora eu mesmo já produzo grande parte do meu líquido amniótico, tenho cada vez mais reservas; não apenas o produzo, mas também tenho que eliminá-lo, e a única maneira de fazer isso é engolindo. Não preciso me preocupar, porque, embora seja minha urina, não é como a que vou ter quando for um bebê! Agora ela parece uma água muito diluída. Além disso, como tudo já está em sincronia com o desenvolvimento, preciso engolir muito. Meus intestinos já estão bem desenvolvidos. O tubo inicial tornou-se um longo canal que começa no esôfago e termina no intestino grosso. É cinco a seis vezes maior do que o meu comprimento como feto, a mesma proporção que existe numa criança ou num adulto. Embora meu intestino ainda não absorva quase nada, ele empurra. Seus músculos estão cada vez mais coordenados. A deglutição é fundamental para o desenvolvimento do aparelho digestório. À medida que é usado, o líquido que passa faz pressão, e isso desencadeia a produção de fatores de crescimento, isto é, as proteínas que instruem as células para se multiplicarem e crescerem. Assim como os hormônios, elas são as chaves que dão início ao crescimento, para que se desencadeie a informação contida nos genes e nos campos elétricos que dão forma ao meu organismo e, desta forma, meu intestino cresça adequadamente.

Portanto, meu aparelho digestório já tem vida própria. Quando engulo o líquido, ele entra pelo esôfago e do estômago desce para o intestino, porque o sistema digestório o empurra. Não importa se estou virado para cima ou para baixo, o sistema digestório é e será como uma mangueira com vida própria por toda a minha vida. Para isso, precisa de músculos e de um sistema nervoso muito complexo, quase um "segundo cérebro", que agora está bem desenvolvido e funciona por si só. Ele ainda não se conectou com o cérebro, fará isso mais para a frente.

O SISTEMA DIGESTÓRIO

Cada pessoa tem de 7 a 9 metros de intestino delgado e 1,5 metro de intestino grosso, também chamado de cólon. Antes dos intestinos estão o esôfago e o estômago. E ao seu redor, o fígado e o pâncreas. Todo esse "tubo", pelo qual o alimento entra por um lado e os resíduos saem pelo outro, tem vida própria. Ele detecta o alimento, empurra-o para baixo, faz secretar os sucos digestivos para digeri-lo e absorve o que necessita para que vivamos. Mesmo quando não vê as coisas com clareza, ele possui mecanismos de defesa para expelir seu conteúdo, com um vômito ou uma diarreia.

Para isso, ele não tem apenas músculos, mas um sistema nervoso quase próprio. Nele existem de 100 a 600 milhões de neurônios, os mesmos que existem na medula espinhal, e é a única parte do sistema nervoso que pode funcionar de forma autônoma. Ou seja, "tomar decisões" (muito simples, de fato) sem passar pelo cérebro. Além disso, produz substâncias importantíssimas para o nosso humor, como a serotonina (até 95% do total) ou a dopamina. Falaremos sobre elas mais para a frente. Agora, neste momento da gestação, o sistema digestório não está conectado ao cérebro, mas aos poucos estará, e bem fortemente, através do nervo vago.

O nome técnico de todo esse conjunto de neurônios que reveste o trato digestivo é "sistema nervoso entérico". Para os neurocientistas, o termo "segundo cérebro" contém certo exagero. Apesar disso, na prática, pode ajudar a explicar sua relação tão importante com o "primeiro" cérebro. Quase todo mundo sabe como o humor pode alterar a funcionamento digestivo, e agora sabemos também que pode ocorrer o inverso. Falaremos sobre isso no final da gestação, quando abordarmos a microbiota.

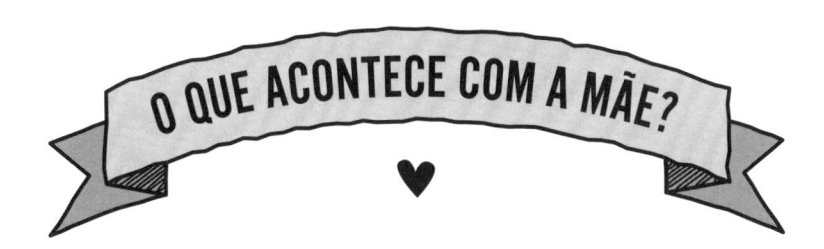

O QUE ACONTECE COM A MÃE?

Ela já percebe o volume em seu abdome e talvez comece a perder a cintura. O útero, que até agora estava mais escondido atrás do osso pélvico, começa a aparecer por cima devido ao seu volume considerável.

Agora, a maioria das gestantes não tem tanto sono quanto no início. Muitas vezes, ficarão até mais animadas. Os vômitos e náuseas vão diminuindo e elas estão totalmente acostumadas à condição de grávidas. As emoções podem continuar à flor da pele.

- **Congestão das mucosas**

A congestão é o acúmulo excessivo de sangue em alguma parte do corpo. Os pequenos vasos sanguíneos capilares que temos na mucosa (a pele interna) do nariz ou da boca, principalmente nas gengivas, ficam mais congestionados – ou seja, mais dilatados e maiores – e, portanto, mais frágeis. São vasos microscópicos que se rompem com mais facilidade e podem causar pequenos sangramentos.

Talvez a mulher note pequenos sangramentos na gengiva ao escovar os dentes ou no nariz quando o assoar. Também pode ocorrer espontaneamente. Embora isso não aconteça com todas as gestantes, é comum. É conveniente consultar o médico, mas, se o sangramento não for frequente e parar logo, não é preciso adiantar a consulta nem ir ao pronto-socorro.

Em alguns casos ainda, pode haver sangramentos durante as relações sexuais. Isso acontece porque o colo do útero é mais congestivo, muito frágil, pois suas glândulas estão bastante sensíveis e, ao serem tocadas, podem sangrar com facilidade.

- **As conchas nasais e a rinite gestacional**

Dentro do nariz existem saliências chamadas conchas. Elas são como cristas cobertas por uma mucosa. O ar que respiramos passa por essas cristas, cuja função é aquecê-lo e umidificá-lo, além de filtrar a entrada de partículas. Por esse motivo, geralmente é melhor respirar pelo nariz do que pela boca. Mas essas conchas fazem com que a passagem do ar seja muito mais estreita pelo nariz do que pela boca, e é por isso que o nariz se entope facilmente de muco, ainda mais quando as conchas estão inflamadas, durante os resfriados. Além disso, as conchas nasais contêm muitos vasos sanguíneos (o sangue, como a água quente que passaria por um radiador, é necessário para aquecer o ar). Essas pequenas artérias e veias se congestionam facilmente e, em situações de muito calor, chegam a sangrar. E é claro que a gravidez é um estado de congestão vascular por excelência.

A rinite gestacional é outro possível desconforto na gestação. Rinite é uma inflamação do nariz. Algumas gestantes têm uma reação mais forte e desenvolvem sintomas semelhantes aos de um resfriado, com sensação constante de "nariz entupido", nariz escorrendo e, mais raramente, espirros repetidos. O problema pode durar várias semanas e, em casos raros, persiste durante toda a gravidez. Não existe um tratamento mágico para eliminá-la, mas as soluções salinas para limpar o nariz ajudam muito. Os descongestionantes nasais com vasoconstritores devem ser evitados, pois, embora apresentem melhora temporária, a longo prazo podem piorar os sintomas, além de serem prejudiciais na gravidez devido aos efeitos sobre a pressão arterial.

- **Secreções vaginais**

Às vezes, as secreções vaginais são muito abundantes em algumas mulheres. Há casos em que são mais líquidas, e a gestante pode pensar que está perdendo líquido amniótico, especialmente se o clima estiver muito quente, o que aumenta a transpiração. Se elas persistirem, é melhor consultar o médico.

- **Colostro**

Outra secreção que pode chamar a atenção da mãe nesse período da gravidez é o colostro, que brota dos mamilos da mãe. São gotas de líquido, brancas ou mais amareladas. Esse é um dos indicadores de que as mamas já começam a se preparar para a futura amamentação. É por isso que os seios também aumentaram de peso, pois, embora ainda falte muito tempo para amamentar o bebê, eles já estão se preparando para isso. Graças aos hormônios, a mama se prepara, mas o leite ainda não sai. O colostro pode se manifestar apenas quando que a amamentação começa, logo após o nascimento da criança, mas não é nada incomum ele ocorrer durante a gestação. É um líquido semelhante a um soro, mas ainda não é leite. Ele nem sempre sai, a não ser que a gestante aperte um pouco o mamilo para estimulá-lo.

SEMANA 15

NOVAS PEÇAS NO QUEBRA-CABEÇA

Nesta semana eu já meço entre 10 e 11 centímetros e peso cerca de 70 gramas, como um damasco, aproximadamente. A minha anatomia está sempre mudando e eu continuo juntando as peças. Já tenho cristalinos no interior dos olhos. São as lentes que me permitirão focar a visão quando eu começar a usá-la. Neste momento, se os médicos fizessem uma ultrassonografia e eu estivesse com o rosto virado para a barriga da minha mãe, conseguiriam vê-los. A partir desta semana, minha genitália externa já tem uma forma definida de menino ou de menina. Você precisaria olhar para ela com uma lupa enorme, porque é milimétrica, mas não há mais dúvidas.

Meus pequenos músculos vão ficando cada vez maiores, ganhando mais força e, principalmente, precisão. Por exemplo, nesta semana já se vê mais claramente que eu começo a movimentar os dedos de forma separada. Ora fico parado, ora me movo; mas, quando me movo, faço isso várias vezes por um longo tempo. Eu pulo, chuto e, como ainda tenho muito espaço, dou cambalhotas. Em algumas semanas, minha mãe poderá sentir o efeito dos meus chutes; mas, mesmo que ela não sinta, já faz tempo que não paro de me mexer. Além de me movimentar constantemente, vou crescendo bem depressa. É como se um bebê de um ano crescesse um centímetro por dia e precisasse de roupas novas toda semana.

150 BATIMENTOS POR MINUTO

Apesar de ser tão pequeno, eu gasto bastante energia. Meu coração funciona a toda velocidade, a mais de 150 batimentos por minuto. Mais da metade do sangue que ele recebe pelo cordão umbilical é enviada para a minha cabeça e para ele mesmo, já que consome muito combustível para funcionar dia e noite sem parar. Quando eu viver do lado de fora, precisarei respirar para obter o oxigênio, e todo o meu sangue terá de passar pelos pulmões para se oxigenar. Meus pulmões e meu coração já estão perfeitamente conectados para que isso ocorra desde o primeiro minuto em que eu estiver fora da barriga. Mas por enquanto o sangue já chega ao meu coração "pronto para usar", porque vem da placenta, carregando o oxigênio que antes vinha da minha mãe. Então, enquanto eu viver aqui, meu sistema cardiovascular "pula" os pulmões. Como eu faço isso? Já está tudo programado.

Minha circulação como feto é diferente. Tenho vasos sanguíneos que desviam o sangue que iria para os pulmões e o transportam para o resto do corpo. Eu só usarei esses vasos enquanto estiver dentro da minha mãe. Assim que eu sair, todos eles serão desligados em alguns minutos e ficarei com meu sistema definitivo. Está tudo programado. No momento de sair, o ar entrará em meus pulmões e o oxigênio aumentará. Assim como os detectores automáticos, que em um prédio inteligente fecham as portas em caso de incêndio, meu corpo vai fechar todos esses vasos sanguíneos que foram tão úteis para mim, mas dos quais nunca mais vou precisar na vida. Até o cordão umbilical, que agora é a linha de vida para mim, por onde passa todo o sangue do meu corpo, vai se fechar como num passe de mágica, logo após o nascimento. Mas falaremos sobre isso mais tarde, quando chegar o momento. Agora estou aqui, flutuando nessa piscina, com bastante tempo pela frente e muitas coisas para fazer.

OSSOS DE BORRACHA

Meus ossos também estão ficando mais fortes, porque os músculos precisam se apoiar em algo que seja mais resistente. Cada vez acumulam mais cálcio, proveniente do que minha mãe me passa. Ela o retira dos laticínios e dos ovos e, se precisar de mais, poderá tomar suplementos. A partir de agora, se eu fosse submetido a uma ultrassonografia, meus ossos já pareceriam mais brancos, por causa do cálcio. Mas eles ainda são bem tenros, quase tudo é cartilagem, como a ponta do nariz ou a orelha. É como se fossem pedaços de borracha em forma de osso, embora cada vez fiquem mais duros à medida que o cálcio se deposita neles. Como se fossem feitos de argila, que no início é tão macia e manejável e depois vai ficando mais rija.

Por enquanto, meus ossos são superelásticos, muito mais do que serão quando eu nascer, e mais ainda do que os ossos de um adulto. Minhas articulações também: podem se esticar e dobrar muito, quase sem nenhuma consequência. Uma criança já é mais flexível do que um adulto, mas eu sou mais ainda. Não que isso seja muito útil para mim, no momento. Eu não posso cair, mesmo que queira, e aqui dentro estou bastante protegido. Mas um dia terei que sair. Minha flexibilidade será tão boa que eu conseguirei sair sem sofrer nenhum dano no parto. Depois, aos poucos perderei essa flexibilidade, mas isso vai demorar alguns anos. Quando eu sair daqui precisarei viver nesse mundo que me espera aí fora. Cercado de ar, com gravidade e cheio de coisas duras. Terei de aprender a caminhar e me movimentarei bastante. Vou dar várias topadas nas coisas, ainda bem que serei bem molinho. Portanto, embora seja mole, frágil e muito delicado, ao mesmo tempo sou muito resistente. Quanto mais flexível eu for, mais difícil será que me machuque!

A IMPORTÂNCIA DE INGERIR CÁLCIO

O cálcio é utilizado para construir as partes duras do corpo, neste caso os ossos e os dentes do feto. Um suprimento mínimo de cálcio também é essencial para o desempenho de aspectos importantes do organismo dele, como a regulação adequada da pressão arterial. Por esse motivo, em regiões do mundo com baixa ingestão de cálcio, há um aumento dos casos de hipertensão na gravidez, como a pré-eclâmpsia.

Toda mulher adulta, esteja grávida ou não, deveria ingerir 1.000 miligramas de cálcio por dia (durante o crescimento e a adolescência a quantidade recomendada é maior). Os laticínios, como o leite (pouco mais de 100mg por 100g) ou o queijo (entre 100 e 1.000mg por 100g), são uma grande fonte de cálcio na dieta. Se houver intolerância à lactose, pode-se tomar leite sem lactose. O cálcio também é obtido de outras fontes, como leite de aveia, tofu, brócolis, couve-de-bruxelas, repolho, batata-doce, legumes, vegetais de folhas verdes, sardinha (até 400mg por 100g) ou amêndoas (240mg por 100g). Obviamente, as gestantes, especialmente se ingerirem pouco cálcio na dieta, podem obtê-lo por meio de suplementos específicos, prescritos pelo médico.

A FLEXIBILIDADE É UMA PROTEÇÃO

Paradoxalmente, quanto mais flexíveis somos, melhor nos protegemos de muitas coisas. As plantas pequenas sobrevivem às tempestades, enquanto as árvores grandes caem. A flexibilidade que caracteriza as crianças começa na vida fetal. Isso acontece tanto no plano físico quanto no psíquico. É por isso que as crianças se adaptam a tudo e são muito maleáveis quando pequenas; ao ficarmos mais velhos, temos mais dificuldade de nos adaptar e estamos mais sujeitos a fraturas. Os ossos são uma alegoria dessa flexibilidade, um mecanismo de defesa necessário para melhorar a sobrevivência. No feto, os ossos da cabeça ainda não estão soldados, o que só ocorrerá algum tempo após o nascimento. A cabeça dele deve ser bem maleável para poder sair em diversas circunstâncias.

UMA PELE MUITO ESPECIAL

Minha pele continua sendo finíssima. Mas é uma pele especial. Caso seja cortada, cura-se rapidamente sem deixar nenhuma cicatriz. Eu não me machuco, é claro, mas, em algumas ocasiões, se eu ficasse doente e os médicos precisassem me furar para colocar um cateter, a única coisa com a qual não se preocupariam seria a lesão que teriam de fazer em mim, porque se fecharia sozinha. Após o nascimento, ninguém conseguiria descobrir onde ela estava. Pena que não seja assim pelo resto da vida!

Aos seis meses de gestação, três antes de nascer, eu já terei perdido essa capacidade. Os cientistas ainda não sabem por que os fetos "jovens" como eu não desenvolvem cicatrizes. Quem sabe quando eu for adulto eles já tenham descoberto.

A LANUGEM

Eu já mencionei isso antes, mas há alguns dias começou a aparecer em mim uma penugem muito fina, quase como um veludo, e praticamente incolor. Chama-se lanugem. O nome vem da palavra *lana*, que em latim significa "lã". Dentro de algumas semanas, ela vai cobrir todo o meu corpo. Começou a surgir na cabeça e em algumas partes do rosto, especialmente na área do bigode. Todos os fetos têm bigode! Mas ele é quase transparente. Aos poucos, a lanugem vai despontar em algumas partes e se espalhar por todo o corpo. Quase não tenho cabelo, mas daqui a algumas semanas estarei coberto de lanugem. Ela permanecerá até semanas antes do nascimento, então cairá em poucos dias para dar lugar aos fios definitivos. Às vezes, o bebê pode nascer ainda com lanugem, especialmente se for prematuro.

Eu disse anteriormente que todos os primatas têm lanugem quando estão no útero, mas unicamente nos bebês humanos ela cai antes do nascimento. No restante dos mamíferos, é o que dará origem aos pelos. Elefantes, baleias e focas também possuem lanugem. Essa ancestralidade comum faz com que nos pareçamos em alguns aspectos em certos momentos da vida. A lanugem me ajudará a preservar ao meu redor uma cera protetora que começarei a produzir em algumas semanas, o vérnix caseoso, mas falarei sobre isso mais adiante.

AS CÉLULAS-TRONCO

Eu ainda tenho muitas células-tronco, pois estou construindo a mim mesmo. Depois do nascimento, enquanto estiver crescendo na infância e na juventude, continuarei no processo de construção. Ao chegar à idade adulta, não crescerei mais. Mas sempre precisarei me restaurar, me reconstruir, e não só quando me machucar. Muitas das minhas células, todas as do sangue e as de diversos órgãos, serão substituídas de vez em quando. Para isso, terei uma equipe de manutenção formada por células-tronco sempre pronta em casa, de plantão para fabricar novas células.

CICATRIZAÇÃO NO FETO

A capacidade de curar uma ferida sem formar cicatriz foi descoberta há cerca de trinta anos, em parte graças à terapia fetal. Essa capacidade vigora sobretudo na primeira parte da gestação, mas depois disso a pele do feto não cicatrizará tão bem. Ainda não se descobriu por que exatamente isso acontece. Talvez seja porque a pele do feto é muito fina e sua epiderme não está totalmente protegida. A epiderme de um adulto é queratinizada, possui uma camada de células que estão quase mortas, e, quando a pele descama, as células de baixo, onde fica a derme, vão subindo. Essas células formam uma camada impermeável, ou seja, pode ser molhada. Por outro lado, a camada que cobre a boca ou a língua é diferente, é uma mucosa, não é coberta de queratina. E isso o feto ainda não tem no corpo nesse momento.

A CIRURGIA FETAL, OPERAR ANTES DO NASCIMENTO

O conhecimento sobre a cicatrização fetal em humanos foi adquirido com a experiência em cirurgia fetal. É realmente possível operar um feto? Hoje em dia, sim. Mas deve-se esclarecer que não se trata de cirurgias comuns como as realizadas em crianças ou adultos. Felizmente, isso só é necessário muito raramente. Apenas uma em mil gestações requer uma operação desse tipo. No entanto, seu potencial é enorme; quando o bebê tem algum tipo de malformação ou doença que pode causar a morte ou sequelas muito graves, é possível fazer algo para curá-lo ou pelo menos retardar o desenvolvimento da doença até o final da gravidez e operar o bebê após o nascimento. Essas operações podem salvar ou melhorar bastante a qualidade de vida da criança.

Obviamente, operar um feto não é uma tarefa fácil. Estamos falando de um paciente bem pequeno, imaturo e delicado, que está dentro de outra paciente e não para de se mexer. Além disso, está imerso em líquido e envolto em membranas superfrágeis que o protegem, mas que os médicos precisam perfurar para acessar o interior do útero. Portanto, tivemos de superar numerosas limitações técnicas nos últimos anos, desenvolvendo instrumentos cada vez menores e mais refinados e planejando cuidadosamente cada intervenção, que deve ser muito rápida, para evitar complicações como ruptura de membranas ou parto prematuro.

Como dissemos, são intervenções especiais. Praticamente todas as cirurgias são realizadas por endoscopia, também conhecida como fetoscopia. Essas técnicas são igualmente aplicadas em adultos – é comum ouvir falar de artroscopias, laparoscopias ou colonoscopias – e classificadas como cirurgias minimamente invasivas. Os instrumentos utilizados, os fetoscópios, são muito longos e bem menores do que os instrumentos endoscópicos usuais e permitem operar fetos a partir da semana 15 e até a 30, aproximadamente.

Hoje em dia, há cerca de catorze tipos de intervenções efetuadas com sucesso, entre as quais as cirurgias para tratar problemas relacionados a gêmeos monocoriônicos (que compartilham uma única placenta), obstruções urinárias, válvulas cardíacas estreitas e tumores ou obstruções pulmonares. Todas essas doenças são extremamente raras, por isso é difícil acumular casos e há poucas equipes médicas no mundo com experiência para realizar tais operações. Ainda existem doenças ou anomalias que poderíamos solucionar, mas para as quais não existe tecnologia disponível. O aperfeiçoamento dos procedimentos e o desenvolvimento de instrumentos mais precisos e sofisticados abrirão caminho para novas intervenções, a fim de cumprir o principal objetivo da cirurgia fetal: salvar a vida de uma criança antes de ela nascer.

O QUE ACONTECE COM A MÃE?

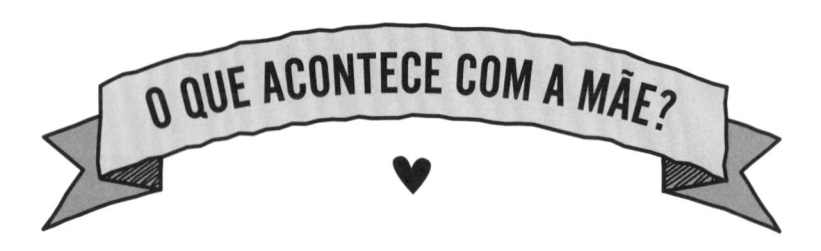

Talvez comecem a dizer à gestante que ela está mais bonita. Sua pele e seu cabelo ganham vitalidade e ficam diferentes. Isso ocorre porque os estrogênios dão força e energia às células, o que proporciona volume e luminosidade ao cabelo. Por esse motivo, pode haver um aumento dos pelos da pele e alterações na pigmentação: talvez apareçam mais sardas ou as que já existiam se tornem maiores.

Outra coisa que a mãe costuma notar é que, ao tomar sol, bronzeia-se mais do que antes de engravidar. Isso acontece porque na gestação é produzida mais melanina. A melanina é um pigmento da pele que, ao entrar em contato com o sol, faz com que ela escureça. É preciso ter cuidado, pois esse aumento da pigmentação pode não ocorrer de maneira uniforme, fazendo com que apenas áreas como testa, nariz e maçãs do rosto fiquem bronzeadas, o que é conhecido como cloasma gravídico. Por isso, é muito importante se proteger e controlar a exposição ao sol. A melanina também é responsável pelo aparecimento da linha alba.

- **Linha alba**: é uma linha escura e acastanhada que vai se desenhando na pele entre o umbigo e o púbis, à medida que a gestação avança. Pode surgir espontaneamente, mas com a exposição ao sol ficará mais pigmentada.
- **Cloasma gravídico**: é o nome que se dá ao excesso de pigmentação que surge mais acentuado na testa, maçãs do rosto e bochechas.

Todos esses incômodos geralmente desaparecem algumas semanas após o parto. Mas é bom lembrar que o sol pode favorecer o seu surgimento e intensificar seus efeitos. O mais indicado é usar um protetor solar bem potente e não se expor muito ao sol, para evitar a pigmentação excessiva.

EXAMES

Entre esta e a próxima semana, pode ser feito o rastreamento de segundo trimestre para avaliar o risco de alterações cromossômicas. Normalmente, se a gestante já tiver realizado o do primeiro trimestre, não é necessário repeti-lo. É igual ao teste que se faz com 12 semanas. Atualmente, ele só é feito se por algum motivo não tiver sido possível fazer o do primeiro trimestre.

• **A biópsia de vilo corial e a amniocentese**
A biópsia de vilo corial consiste em coletar células da placenta com uma agulha ou uma pinça microscópica, que é introduzida através do colo do útero ou do abdome. A amniocentese é semelhante, mas, em vez de se coletarem células da placenta, coleta-se líquido amniótico com uma agulha bem fina, que é introduzida no abdome, sem tocar no feto. Tudo isso é possível graças à ultrassonografia, que permite ao médico, com mãos experientes, inserir uma agulha com enorme precisão.

Na biópsia de vilo corial, removem-se algumas vilosidades placentárias, aquelas raízes microscópicas que recolhem o alimento da mãe. São células do feto e, portanto, servem para estudar seus cromossomos. São extraídas em pequena quantidade, e, é claro, o feto não percebe isso.

Na amniocentese, são coletados de 10 a 20 mililitros de líquido amniótico, o que também é muito pouco. No caso da amniocentese, o que se analisa são as células da pele do feto que flutuam no líquido amniótico.

A biópsia de vilo corial e a amniocentese são os dois exames essenciais para o diagnóstico pré-natal. Ambos são utilizados para conhecer o cariótipo do feto, ou seja, o número e a forma de seus cromossomos. A diferença é que a biópsia de vilo corial deve ser feita entre as semanas 12 e 15, e a amniocentese a partir das semanas 15 ou 16, porque é mais seguro para as membranas do feto e porque a quantidade de líquido que é removida já não representa nenhum problema para ele.

Esses exames duram alguns minutos e, de maneira geral, não causam muito incômodo. Isso não quer dizer que eles não sejam um tanto estressantes. Como qualquer exame em medicina, a biópsia de vilo corial e a amniocentese apresentam riscos, embora sejam baixos. De acordo com as estatísticas mais recentes, se esses exames forem realizados por especialistas, a possibilidade de aborto é de um caso em cada 500 ou 1.000 exames desse tipo. De qualquer maneira, como apresentam certo risco, esses exames não são utilizados universalmente, mas apenas quando necessários.

Embora seja pouco comum, também se pode recomendar uma amniocentese em outros momentos da gestação, mas em situações muito específicas.

SEMANA 16

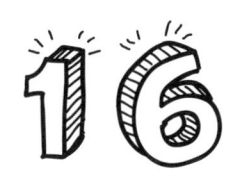

O MEU CÉREBRO

Eu agora meço entre 11 e 12 centímetros e já peso 100 gramas. Todos os seres humanos se parecem, vistos de longe. É preciso se aproximar para perceber as diferenças. Nós, fetos, somos mais parecidos ainda. No meu caso, seria necessária uma boa lupa para notar as diferenças. Como seres vivos, somos absolutamente únicos. Desde o dia em que o óvulo e o espermatozoide de meus pais se encontraram, surgiu algo completamente único. São tantas as coisas que nos moldam, em maior ou menos escala, em nossa fisionomia e caráter, mas também em nossas células e moléculas, que em toda a história da humanidade é praticamente impossível haver duas pessoas iguais (bem, outra coisa é que existem universos paralelos com réplicas exatas de nós mesmos, como dizem os cientistas atuais, mas isso supera até um feto falante como eu e, portanto, aí já não me meto).

Conforme já mencionamos, uma das características do ser humano consideradas quase únicas são as impressões digitais (a comunidade científica acredita que há uma chance muito baixa, mas não impossível, de que elas se repitam em dois seres humanos). Nesta semana elas já foram concluídas, e agora cobrem toda a superfície dos meus dedos das mãos e dos pés. Elas nunca vão mudar. As linhas das mãos também estão lá e não vão mudar. As palmas já têm aquelas linhas que dão muito o que falar, com a mesma forma que terão quando meus pais as olharem e a mesma forma que sempre verei nelas, independentemente da idade.

JÁ POSSO FRANZIR A TESTA

A cada semana vou introduzindo novos movimentos na minha vida intrauterina. Agora já consigo franzir a testa. As pálpebras ainda estão fechadas, mas já se formaram, por isso meus olhos estão bem protegidos. Debaixo das pálpebras, os olhos começam a se mover, mas por enquanto de forma muito lenta. Estou treinando toda a musculatura ocular.

Nesta semana, passei a desenvolver o reflexo de preensão. Como muitos reflexos, ele depende da base do cérebro, não precisa do córtex e por isso é automático. A partir de agora, quando algo tocar minha mão, eu a fecharei automaticamente. Ou seja, vou agarrar tudo o que cair nela. Não que haja muitas coisas aqui, mas eu sempre encontro algo. No momento, já comecei a segurar o pé, uma mão com a outra e às vezes até o cordão umbilical, que, por ser muito sensível, faz com que minha frequência cardíaca caia por alguns segundos até que eu o solte e ela volte a subir. Não se preocupem, isso acontece poucas vezes e são apenas alguns segundos!

O reflexo preênsil é outra das memórias que os seres humanos têm de nossos ancestrais primatas. Mas vou perdê-lo logo depois de nascer. Talvez enquanto bebê eu ainda vá agarrar e não largar tudo aquilo que cair em minhas mãos, mas após alguns meses vou parar de fazer isso (pelo menos de forma reflexa).

Agora meu couro cabeludo está bastante desenvolvido. No momento, são apenas os folículos nos quais nascerão os fios de cabelo. E os rins já estão produzindo praticamente 99% do meu líquido amniótico e vão continuar fazendo isso até o final da gravidez.

Em suma, meu corpo continua amadurecendo e crescendo harmoniosamente e a toda velocidade. O cérebro também.

A COMPLEXIDADE DO MEU CÉREBRO

O cérebro é o sistema mais complicado de toda a biologia. Quando eu for adulto, ele terá cerca de 100 bilhões de neurônios (um 1 com onze zeros!). A camada externa, que é enrugada, é o neocórtex, onde estarão as funções mais complexas. Neste momento, já fabriquei quase todos os neurônios que o formarão. Tenho bilhões e bilhões de neurônios no cérebro. Como todas as minhas células, eles nasceram de células-tronco. No centro do cérebro há uma área denominada matriz germinativa, que é repleta de células-tronco. Nas últimas dez semanas elas trabalharam incessantemente e se dividiram sem parar. Eu produzi mais de 250 mil novas células a cada minuto! Agora elas praticamente terminaram de se multiplicar. Na verdade, há mais do que o dobro da quantidade de que precisarei na vida. Falaremos sobre isso mais adiante, quando eu começar a perder as células das quais não necessito.

Mas, se eu tenho tantos neurônios, por que não começo a pensar? Bem, porque não é assim tão fácil. Eles não estão em seu devido lugar nem conectados. Meu cérebro será como um computador superpotente com bilhões de chips em seu interior. Os chips já estão fabricados. Mas, para começar, é preciso colocá-los no lugar certo. Todos esses chips, que são os neurônios que formarão meu neocórtex, nasceram no centro do cérebro. Agora eles têm que se mover para seu lugar definitivo: a superfície. É uma viagem de poucos centímetros, mas dura meses. Seu nome técnico é migração neuronal, e é fundamental que seja feita corretamente. Desse modo, à medida que eu cresço no útero da minha mãe, os neurônios que vão me dar inteligência migrarão do centro para a superfície do cérebro. No final da gravidez, eles estarão quase todos no lugar, perfeitamente organizados em seis camadas que formarão o neocórtex. Mas, quando eu nascer, ainda faltará muito tempo para que possam funcionar. Embora agora muitos circuitos em meu cérebro comecem a se conectar enquanto eu vivo aqui dentro, os do neocórtex, a parte com que pensarei conscientemente, só terminarão bem depois do nascimento. Mesmo que ainda demore, todas as etapas que realizo para construir esse computador tão complexo são muito importantes. Por enquanto, nesses meses restantes aqui dentro, haverá a migração dos neurônios para formar o córtex cerebral. Meu cérebro ainda é muito pequeno, do tamanho de uma uva, mais ou menos. Sua superfície agora é lisa, mas começará a mudar em breve. Milhões de novos neurônios surgirão diariamente, tantos que não haverá espaço. Para que possam caber, aos poucos a superfície do cérebro ficará "enrugada". Se ela não se enrugasse, o cérebro não caberia na minha cabeça! No fim da gestação, terei o cérebro bem enrugado, como uma noz, com o mesmo aspecto que terá pelo resto da vida.

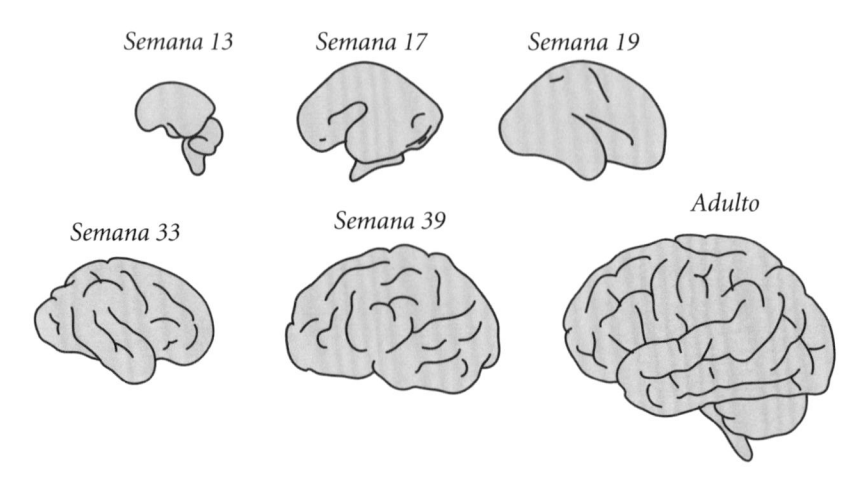

ILUSTRAÇÃO 8A. EVOLUÇÃO FETAL DO CÉREBRO. SUAS MUDANÇAS

A INFORMAÇÃO ESTÁ NOS NEURÔNIOS

Os neurônios são células que têm a capacidade de se comunicar entre si e com o exterior. Eles conseguem fazer isso porque são células que podem conduzir eletricidade e também moléculas, que são chamadas de neurotransmissores. Tudo isso lhes permite receber informações do exterior e enviar ordens. Além disso, quando vários neurônios se conectam entre si, os circuitos que se formam podem processar e armazenar informações. Comunicam o cérebro com o corpo, captando tudo o que acontece fora com nossos cinco sentidos, e enviando ordens, por exemplo, para mover um músculo. Existem mais de cem tipos de neurônios, e eles povoam todo o corpo, da cabeça aos pés, com números que ultrapassam centenas de bilhões. É no cérebro que existe maior concentração de neurônios, formando milhares e milhares de redes e circuitos que se combinam para resolver problemas, pensar e recordar. Cada um dos 100 bilhões de neurônios do cérebro humano se conecta a pelo menos outros mil, o que representa mais de 100 trilhões de conexões (um 1 seguido de catorze zeros!).

Os neurônios têm formatos muito diferentes, mas sempre possuem uma parte central com conexões ao redor, umas mais curtas, chamadas dendritos (por onde a informação entra), e outras mais longas, denominadas axônios (por onde ela é transmitida). Os axônios de alguns neurônios compõem os nervos que percorrem o corpo, e alguns chegam a ter mais de um metro. Ao contrário de diversas outras células que são substituídas, a maioria dos neurônios que temos ao nascer permanece conosco por toda a vida. Por isso, a perda de tecido nervoso no cérebro ou na medula espinal é muito grave, pois hoje em dia não é possível regenerá-lo. Claro, os neurônios podem mudar muito. Sempre teremos a capacidade de aprender, criando novos circuitos de neurônios, ou de esquecer, ao abandonar aqueles que não usamos. Embora o bebê nasça com quase todos os neurônios que terá durante a vida, suas funções podem mudar bastante com o passar dos anos.

MEU CÓRTEX CEREBRAL

Esse aspecto de noz, enrugado, é bem diferente da superfície lisa do córtex de muitos animais. Isso reflete a vasta quantidade de córtex do cérebro humano. Em uma camada de 5 milímetros, há uma enorme quantidade de neurônios que nos permitem raciocinar. Por conter tantos neurônios, o córtex cerebral é acinzentado em comparação com o centro do cérebro, que é branco. Daí o nome de "matéria cinzenta" que lhe foi dado pelos estudiosos da anatomia humana no século XVII.

Antes de eu nascer, meu córtex cerebral está bastante desenvolvido, mas ainda falta muito para ele funcionar. Em breve encerrarei a produção de quase todos os neurônios de que preciso para construir o córtex cerebral. A partir das semanas 16 ou 18 até o final da gestação, esses neurônios vão migrar para o córtex, a superfície do cérebro, fazendo-o crescer tanto que será obrigado a enrugar-se. Na verdade, embora os circuitos mais básicos do cérebro sejam criados no início da vida fetal, os do córtex são produzidos bem mais tarde. Além disso, mesmo que se conectem, os cabos que os fazem funcionar precisam ser "isolados". A mielina é uma gordura que cobre os axônios dos neurônios e, assim como o isolante em um fio, permite que a eletricidade circule por eles. No meu córtex cerebral, a mielina começa a se depositar apenas no fim da gravidez e só vai terminar anos depois, quando eu tiver entre 2 e 18 anos, dependendo das regiões.

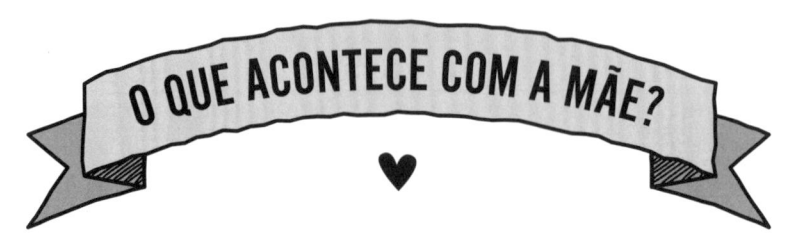

O QUE ACONTECE COM A MÃE?

Nesta semana a gestante não notará muitas mudanças. Ela se sentirá cada vez melhor, a barriga já é perceptível, mas ela ainda consegue fazer várias coisas, inclusive atividade física. No momento, pode fazer quase tudo o que fazia antes da gravidez, contanto que não seja atleta de elite ou soldado profissional! Como ela ainda não se sente muito pesada, pode dirigir, nadar e realizar exercícios moderados. Principalmente se já os praticava antes, porque talvez não seja o caso de começar algo novo durante a gravidez.

Neste momento, o útero já está crescendo para cima. Primeiro ele apertava a bexiga, mas agora, ao elevar-se, alivia essa pressão. Em geral, esse é um período da gestação muito bom.

É provável que a mãe ainda não sinta os movimentos do feto em seu interior. Os músculos dele ainda não são fortes para pressionar os músculos da barriga da mãe.

Nessa altura, a mulher já está totalmente envolvida em seu papel de grávida. As roupas são diferentes, todo mundo já sabe, e a família já se acostumou com a ideia. Ela já *vive* como uma gestante, e está cada vez mais interessada em aprender o máximo sobre esse novo mundo. Pode ser que já esteja viciada em alguns *sites*, lendo livros e devorando informações.

E COM O PAI?

Até agora, pouco se falou sobre o pai. Ele pode se sentir menos protagonista, mas a verdade é que sem ele nada disso teria acontecido. Embora ele talvez não tenha o papel principal ainda, sua atuação foi fundamental.

Os pais geralmente ficam muito animados, mas podem demorar um pouco mais para entrar em ação. Enquanto a mãe não só sabe, mas *sente* que o bebê existe, interiorizou-o, percebe-o lá no âmago do seu ser, o pai entende que ele existe, mas não consegue interiorizá-lo, e nem sempre é fácil para ele.

Certamente, a função mais importante do pai nesse momento é oferecer acompanhamento, carinho e ajuda à gestante, o que é essencial para ela nesse período da vida. Tudo o que ela necessita é de muita tranquilidade e do melhor ambiente possível. Ela precisa se sentir bem e feliz: seu organismo fica relaxado e tudo se desenvolve melhor se seus hormônios e neurotransmissores estiverem perfeitamente sincronizados e funcionarem com tranquilidade. Ou seja, se o pai é afetuoso com a mãe, já está cuidando do bebê antes de nascer.

É mais do que normal que o pai não pense tanto no assunto quanto a mãe. Entre ela e o feto existe uma conexão absoluta. Muitas vezes, os pais têm dificuldade em imaginar como o bebê será ou o que sentirá. Também se preocupam com as mudanças que surgirão com a chegada da criança: o que será da sua vida pessoal, do seu tempo, da vida do casal e assim por diante. Todas essas questões e temores são comuns e absolutamente normais entre as pessoas que esperam um bebê. No entanto, assim que ele nascer e os pais puderem vê-lo e tocá-lo, tudo começará a se transformar em sua mente.

No homem, ativa-se algo que está pronto para começar na hora em que a criança nasce. Talvez ele não perceba logo de imediato. No início, pode até ficar confuso com um bebê que não para de chorar. Mas, quando menos esperar, estará totalmente apegado à criança. Precisará vê-lo, tocá-lo e senti--lo cada vez mais. Como nunca havia sentido. Como nunca havia imaginado. Quase até o infinito.

EXAMES E ACOMPANHAMENTO MÉDICO

• **Vacinas**

Durante a gravidez, a mulher não só pode se vacinar como, no caso de algumas vacinas específicas, é recomendável. De qualquer forma, é bom saber que algumas são contraindicadas. São elas as de germes vivos atenuados, como as utilizadas contra febre amarela, sarampo, caxumba, poliomielite oral, rubéola, varicela, febre tifoide ou tuberculose, porque existe um risco teórico de que o germe enfraquecido cause uma infecção que passaria para o feto. No entanto, as vacinas com vírus inativo (morto) são seguras, uma vez que não há risco de infecção. Na verdade, as vacinas contra gripe e dTpa (difteria, tétano e coqueluche) são recomendadas durante a gestação. Antes de serem administradas, é importante conversar com o médico sobre as vantagens e desvantagens dessas vacinas.

As gestantes podem apresentar maior risco de sofrer complicações decorrentes da gripe. Por esse motivo, na temporada de gripe (normalmente de abril a outubro, no Brasil), a vacinação é recomendada para mulheres grávidas. A vacina pode ser administrada em qualquer trimestre da gravidez e tem alto grau de segurança. Nenhum tipo de complicação foi relatado.

A outra vacina recomendada é a dTpa. O principal motivo é a prevenção da coqueluche, uma infecção respiratória que começa como um resfriado comum, mas depois produz uma tosse muito persistente que pode levar a crises de tosse com vômitos e causar problemas respiratórios significativos em crianças. Atualmente, a vacinação universal é indicada a partir dos dois meses de idade, e isso tem reduzido ao mínimo o número de casos infantis. Porém, nos primeiros dois meses de vida, podem ocorrer quadros de coqueluche, alguns bastante graves. Nos últimos anos, tem-se observado um aumento de infecções graves em bebês. Por esse motivo, hoje se recomenda proteger o bebê por meio da vacinação da mãe. Embora ela já tenha sido vacinada quando criança, certamente terá poucos ou nenhum anticorpo no sangue, pois a imunidade da vacina não é permanente. No entanto, caso ela seja vacinada durante a gravidez, será garantida a produção de uma grande quantidade de anticorpos contra a coqueluche. Esses anticorpos passarão para o sangue do feto, que nascerá protegido da doença por alguns meses, até que lhe possam administrar as vacinas do calendário normal. Assim, em muitos países, as autoridades sanitárias aconselham a vacinação contra a coqueluche a todas as gestantes, independentemente da data da última vacinação. Atualmente, o período mais recomendado é entre as semanas 27 e 32, embora se possa administrar em qualquer semana de gestação.*

A época ideal para a vacinação da gestante pode mudar em diferentes países ou regiões. Portanto, é bom sempre consultar um profissional. A vacina também protegerá a mãe. Mesmo que uma infecção não seja tão preocupante para ela, pode provocar bastante mal-estar.

A vacina contra coqueluche é administrada juntamente com a vacina contra tétano e difteria. Isso ocorre porque elas geralmente vão juntas na mesma preparação. No caso do tétano, os anticorpos produzidos pela mãe também passarão para o feto e o protegerão contra o tétano neonatal ao nascer – uma doença muito rara hoje em dia, mas que às vezes pode apresentar várias complicações – até que o bebê receba as primeiras vacinas, com poucos meses de vida.

---

* O Ministério da Saúde do Brasil recomenda a aplicação a partir de vinte semanas. (N.R.T.)

SEMANA 17

CADA VEZ PAREÇO MAIS UM RECÉM-NASCIDO

Nesta semana eu já tenho quase 13 centímetros e peso cerca de 140 gramas. Em comparação com o que pesava há algumas semanas, estou começando a ficar bem grande e me pareço cada vez mais com um recém-nascido.

Também vou ganhando, bem devagar, um pouco de gordura no corpo. Até agora eu não tinha. A gordura me ajuda a armazenar energia. No momento, não preciso acumular muito porque recebo o que necessito. Além disso, gasto quase toda a energia me construindo e me movimentando. A gordura tem outras funções, e sempre vou precisar de um pouco dela para viver. Daqui a algumas semanas, ganharei uma gordura especial, uma espécie de estufa que me ajudará a manter a temperatura após o nascimento. Vamos falar sobre isso mais tarde. Agora estou tão protegido no útero que não preciso dela. Mas, assim como outras coisas de que ainda não preciso, ela vai se criando e ocupando seu lugar dentro de mim, pouco a pouco, para poder entrar em ação no momento certo. Quando eu nascer, sairei desta banheira aquecida e irei para o ar livre. Então vou precisar de muita ajuda para não me resfriar.

MEUS RINS ESTÃO CADA VEZ MAIS PREPARADOS

Meus rins estão quase totalmente formados, e meu organismo é quase todo feito de líquido e sais. Ele precisa de um sistema muito sofisticado para regular essa quantidade e concentração de sais. Por quê? Porque os seres vivos são muito delicados. Assim como precisamos manter uma temperatura constante, precisamos ter uma concentração de sal em todo o corpo. Esse sal é o mesmo que meus pais colocam na comida: cloreto de sódio. Todos os fluidos corporais têm um pouco de sal, por isso meu suor será salgado. E essa pequena porção de sal, cerca de 9 gramas por litro, deve estar sempre na mesma concentração, porque, se houvesse mais ou menos sal do que o normal no meu corpo, minhas células parariam de funcionar. Mesmo que o corpo perca líquido ou o ganhe muito rápido, a concentração de sal nunca muda. Os rins se encarregam disso. Mas eles não têm apenas essa função. Além de líquidos e sais, os rins eliminam as proteínas que sobram. As células são como fábricas que geram resíduos. Elas usam as proteínas, mas sobram resíduos, pedaços de proteína que o corpo converte em ureia. Da mesma forma que o lixo, a ureia não pode ser acumulada porque é tóxica; portanto, deve ser eliminada.

O rim é um sistema muito inteligente que filtra o sangue e remove dele o líquido, os sais e as proteínas de que o corpo não precisa. Embora pareça um feijão gigante, por dentro ele é muito complexo. É composto por milhões de filtros e tubos microscópicos. Se o ampliássemos com um microscópio, ele pareceria uma gigantesca estação de tratamento de água, com milhares e milhares de tubos por onde circula a urina, um circuito com inteligência própria que parece projetado por um engenheiro quase mágico. Lá, milhões de sensores biológicos detectam a pressão do sangue e sua concentração de sais e proteínas, decidem se concentram mais ou menos a urina e se deixam sair mais ou menos água do corpo. Como muitos dos meus órgãos, o rim é um sistema incrivelmente complexo no qual milhões de pequenas decisões são tomadas a cada minuto e no qual tudo é planejado para funcionar de maneira ideal. Além de eliminar resíduos, o rim se comunica com o coração, os vasos sanguíneos e o cérebro e é extremamente importante para manter a pressão arterial e para muitas outras funções do corpo.

Só para constar, embora eu viva muito bem aqui e não me preocupe com tantas coisas ainda, já tenho algumas obrigações. Uma delas é a manutenção da minha piscina aquecida. Estou sempre rodeado de água e preciso garantir que esse líquido seja produzido diariamente e em grandes quantidades. Meus rins, esses sistemas de encanamento superinteligentes, já produzem muita urina e regulam muito bem meus fluidos. Eles já estão preparados para me proteger caso aumente ou diminua minha pressão arterial ou o volume do meu sangue, embora, por sorte, isso geralmente não seja necessário. Mas, como eles ainda estão amadurecendo, não liberam proteínas, e não o farão quase até o final. No momento, a eliminação de sais e proteínas é realizada pela minha mãe através da placenta. Agora, minha urina é quase como água com um pouco de açúcar e sal. O que não é ruim, na verdade, porque é o líquido que me rodeia, e, acima de tudo, tenho que bebê-lo. Não seria nada bom se minha urina fosse igual à que terei quando criança, com tantas proteínas e ureia, que produzem aquele cheiro tão forte. Além de ser uma bebida horrorosa, como imagino, traria de volta ao meu corpo toda a ureia que tivesse eliminado. Enfim, é melhor que minha mãe me ajude e que minha urina seja bem transparente, um líquido quase sem cheiro ou sabor.

A POSIÇÃO FETAL: SINÔNIMO DE BEM-ESTAR

Eu sigo me movendo continuamente e experimentando posições. No momento, tenho líquido amniótico suficiente para o meu tamanho e me movo confortavelmente em tanto espaço. Estou muito à vontade. Ainda consigo saltar bastante. Posso até dar cambalhotas e fazer piruetas. Tenho espaço suficiente para isso, e tudo em que toco ou tropeço ao meu redor é macio e quente. Cada vez fico mais tempo em posição fetal, ou seja, meio flexionado, com as mãos cruzadas na altura do queixo e os pés cruzados. Isso porque tenho cada vez mais tônus. Desde que comecei a me mover, já tenho tônus muscular. Por esse motivo, nunca, nem mesmo no início da gravidez, sou visto com os braços ou as pernas caídos. Vou manter essa posição "fetal" por algum tempo depois de nascer. É uma atividade subconsciente regulada pela parte inferior do meu cérebro. Os médicos sabem que manter esse tônus é sinal de bem-estar. Se houver algum problema, eles perceberão que eu estou em uma posição mais "relaxada", com os braços e as pernas caídos. Portanto, no futuro, se quiserem verificar se estou bem, essa é uma das muitas coisas que deverão observar.

O tônus é uma atividade básica do músculo, na qual ele não está fazendo força, mas também não está totalmente relaxado. É o tônus que me permite manter uma posição ereta, ou o equilíbrio, e é um mecanismo biológico de defesa porque me possibilita uma reação muscular muito mais rápida. Eu o mantenho de forma inconsciente, e não fico cansado porque os músculos que o mantêm fazem pouca força e giram em estado de contração parcial. Sem tônus, meus ombros e braços, ou minhas costas, estariam caídos. Durante o sono, praticamente não tenho tônus muscular. Pode haver mais tônus muscular quando estamos nervosos, o que explica as dores musculares nas pernas, por exemplo, após um exame ou qualquer situação que produza tensão. E há menos tônus quando relaxamos ou estamos exaustos, quando nos sentimos mal por causa de uma gripe ou até quando ficamos deprimidos. Essa situação também pode ocorrer na adolescência, embora por enquanto não seja considerada uma doença.

Eu desenvolvo um tônus muito característico que deu nome à posição fetal. O tônus fetal indica bem-estar e boa oxigenação, e certamente tem a missão de manter meus músculos ativos. É peculiar e possivelmente só tem utilidade durante a vida fetal. Assim, embora os braços e as pernas estejam fortemente cruzados, o pescoço não tem nenhum tônus, como se pode comprovar em um bebê recém-nascido que não consegue sustentar a cabeça. Ao nascer, manterei essa posição fetal por alguns meses, mas vou perdê-la gradativamente para ganhar mais liberdade de movimento nas extremidades e adquirir tônus, primeiro no pescoço e finalmente em todo o corpo para mantê-lo erguido.

MINHA MEDULA ÓSSEA COMEÇA A FUNCIONAR

A partir desta semana, minha medula óssea começa a produzir células sanguíneas. A medula óssea fica no centro de muitos ossos, como os das pernas, das vértebras, do esterno e da pelve. Ela tem uma função essencial no meu corpo porque produz quase todas as células que constituem o meu sangue. Nesta semana começa a funcionar e aos poucos vai substituindo o fígado e o baço. Eles faziam esse trabalho, mas agora vão parando gradativamente, já que a medula óssea passou a funcionar. Graças a eles, tenho células no sangue desde o início. Todas as células do sangue são importantes, e vou precisar delas em breve. Principalmente os glóbulos vermelhos, que dão cor ao sangue e são responsáveis por transportar oxigênio para todos os cantos do meu corpo.

Mas as plaquetas, que ajudam a coagular o sangue, também são importantes. Apesar de eu não me machucar aqui dentro, elas têm que funcionar perfeitamente. Em algumas áreas do corpo, os vasos sanguíneos são superfrágeis. Por exemplo, no cérebro. As plaquetas e a coagulação são essenciais, porque às vezes pode se romper um capilar microscópico e as plaquetas impedirão que ocorra um sangramento. Além disso, a medula óssea também produzirá muitas células brancas, ou leucócitos, que são as células do sistema imunológico. Agora estou bem protegido pela minha mãe, mas meu sistema imunológico já se prepara intensamente para funcionar bem quando eu nascer.

MEU SISTEMA IMUNOLÓGICO

Como qualquer pessoa, embora eu ainda seja um feto, já tenho glóbulos brancos que me protegerão de infecções no futuro. Ao contrário das plaquetas e dos glóbulos vermelhos, que são todos iguais, existem glóbulos brancos de muitos tipos, todos com nomes estranhos, como neutrófilos, linfócitos, macrófagos e assim por diante, que são mais difíceis de pronunciar. Todos eles fazem parte do sistema imunológico e existem muitos e de vários tipos, porque o sistema imunológico é outra das muitas coisas complexas que ajudam no funcionamento do corpo.

É o sistema imunológico que me defenderá dos milhares de bactérias e vírus que encontrarei na vida. Ele é treinado para reconhecer células. A partir daí, pode protegê-las ou atacá-las. É um sistema de memória preparado para identificar o que é meu e o que não é. Nessa primeira fase da minha vida fetal, ele está se exercitando para reconhecer o que é meu e não reagir contra nada que seja da minha mãe. No terceiro trimestre, aos poucos, começará a mudar até se tornar um sistema mais ativo, como será no resto da minha vida, ou seja, capaz de atacar o que é estranho para me proteger, para me dar imunidade. Essa mudança se dará gradualmente no final da gravidez e só terminará algumas semanas depois do nascimento. Mas, antes de ativar essas defesas poderosas que conseguirão destruir uma célula em segundos, o sistema imunológico precisa terminar o trabalho fundamental que está fazendo agora: reconhecer o que é próprio do meu organismo, registrá-lo em sua gigantesca memória e saber que não deve atacá-lo. Todas essas informações funcionarão como uma imensa enciclopédia que ele poderá consultar durante toda a minha vida. Nestas semanas ele está se dedicando a isso, mas ainda lhe resta algum tempo. Nesse ínterim, dificilmente alguma bactéria ou vírus me atacará, porque estou bem protegido aqui dentro. Além do mais, os anticorpos que minha mãe me passa durante a gravidez também me defenderão de possíveis infecções.

Meu sistema imunológico no momento é muito "tolerante". Ou seja, tem certa capacidade, mas bastante limitada, de reconhecer e atacar agentes estranhos durante grande parte da gestação. Por muito tempo, acreditou-se que isso acontecia simplesmente porque ele era imaturo. Hoje em dia se sabe que essa tolerância não se deve apenas à imaturidade do sistema imunológico, mas também ao fato de ele ter duas missões importantes.

A primeira é treinar para reconhecer a si mesmo. Nosso organismo tem milhares de antígenos que o sistema imunológico precisa memorizar como se fossem seus e nunca poderá atacá-los durante a vida. Para isso necessita de muitas semanas de aprendizado. A segunda missão é cuidar para que, caso uma célula da minha mãe entre em mim acidentalmente, não se produzam anticorpos contra ela. Assim como ela não deve me atacar, eu não devo atacá-la. Daí a importância da tolerância nesses momentos.

Assim, um dos primeiros aprendizados do meu sistema de defesa para garantir minha vida futura é aceitar as coisas como elas vêm, sem se basear em suposições. A partir de certo momento, até o fim da vida fetal, meu sistema começará a amadurecer e se tornar ativo. Mesmo assim, quando eu nascer, o sistema será bem imaturo e por isso vou depender dos anticorpos da minha mãe. Eles vêm para mim em grandes quantidades e me protegem de infecções. Mesmo depois do nascimento, porque, uma vez produzidos, permanecem alguns meses no sangue.

UM SISTEMA DE MEMÓRIA IMENSO

O sistema imunológico é um sistema de memória que pode reconhecer bilhões de organismos estranhos no organismo, como bactérias, vírus e fungos, e atacá-los para que não causem doenças. Ele funciona por meio de uma combinação realmente complexa de muitas células distintas que se comunicam entre si de várias maneiras, às vezes agindo ao mesmo tempo. Simplificando bastante: algumas células brancas destroem diretamente microrganismos estranhos, enquanto outras memorizam o "registro" de qualquer bactéria ou vírus que entre em nosso organismo e fabricam anticorpos para facilitar o trabalho de suas companheiras em futuras infecções.

Os anticorpos são proteínas que circulam pelo sangue e sempre reconhecerão de forma muito precisa o "registro" próprio (tecnicamente chamado de antígeno) dessa bactéria ou vírus específico. Temos milhões de anticorpos diferentes para germes distintos. Se no futuro esse germe voltar a entrar no sangue, os anticorpos se unirão imediatamente em sua superfície, como uma chave que reconhece sua fechadura, e funcionarão como um sinal, como uma bandeira vermelha. Assim, as células brancas logo reconhecem essa bandeira, o que indica que é uma ameaça, e a destroem antes que provoque uma doença. A única condição é que o sistema imunológico já tenha lutado contra essa infecção pelo menos uma vez para reconhecê-la no futuro. Por isso, as vacinas são um dos avanços mais importantes da medicina e salvam muitas vidas. Elas nos permitem criar anticorpos e nos proteger de infecções graves sem ter passado por elas.

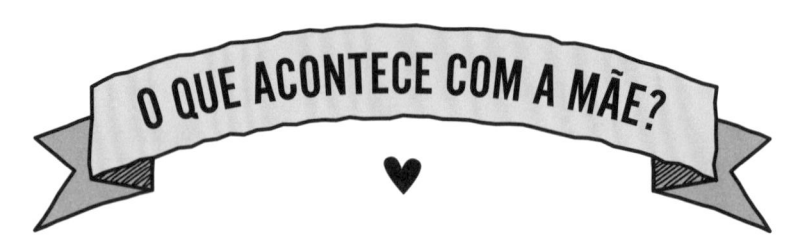

O QUE ACONTECE COM A MÃE?

É provável que ela prossiga na melhor época da gravidez. Claro, tudo vai aumentando de tamanho e pode ser que ela precise de roupas maiores. Os seios também crescem, e portanto ela já deve ter ajustado o manequim do sutiã algumas vezes. E, como havia percebido dias atrás, talvez ainda saia um pouco de colostro dos mamilos. Quanto ao resto, a mãe deve se sentir muito bem, e a gravidez nessas semanas lhe é bastante tranquila e confortável.

Os movimentos do feto ainda não são perceptíveis, embora já saibamos que ele se move muito. Mas isso não quer dizer que a gestante não consiga notar muitas sensações diferentes e até algum desconforto, apesar de ser mais raro agora. Talvez ela sinta cãibras nas pernas, nos pés e nas mãos ou um eventual formigamento nas mãos ou nos pés, semelhante a um adormecimento dos membros. Ela também começa a reter cada vez mais líquido, embora de modo sutil, o que faz com que alguns tecidos do corpo fiquem mais inchados e assim comprimam alguns nervos.

- **Formigamento e cãibras**

Esses desconfortos costumam aparecer mais tarde na gestação, mas em algumas ocasiões surgem já no segundo trimestre, principalmente em pessoas mais suscetíveis e em épocas de muito calor. Os formigamentos podem ser bem desconfortáveis durante a gravidez. São causados pelo aumento progressivo da retenção de líquido. Isso faz com que muitos tecidos fiquem mais inchados, mais edematosos, em termos técnicos. Alguns nervos passam por áreas muito estreitas entre os ossos e podem ser comprimidos com mais facilidade. É uma sensação semelhante à que temos quando um membro adormece porque ficamos muito tempo apoiados ou dormimos sobre eles. Produz-se uma sensação de formigamento, que geralmente desaparece se mudarmos de postura. Às vezes, a mão chega a ficar como "morta", embora volte a se movimentar em segundos. Os nervos parecem cabos elétricos, mas são cabos elétricos vivos e, quando nos apoiamos neles por muito tempo, eles adormecem. Na gravidez, a mulher não perde a mobilidade, mas a compressão dos nervos pode causar sensação de formigamento ou perda de sensibilidade. Embora esses sintomas geralmente sejam bem tolerados, podem surgir quadros mais desagradáveis, como a síndrome do túnel do carpo, que examinaremos mais adiante.

O calor piora a retenção de líquido, e por isso é mais comum sofrer esses transtornos no verão. Não existem grandes soluções para o problema, mas é possível reduzi-lo bastante evitando as posturas que favorecem o desconforto.

As cãibras, outro possível desconforto, ocorrem com mais facilidade na gestação. Elas costumam surgir nas pernas e durante a noite e são causadas por uma combinação de fatores, entre eles a compressão nervosa que já mencionamos, ou a sobrecarga de peso. As cãibras ocorrem com mais frequência em casos de má hidratação e de perda de sais importantes para a função muscular, principalmente o potássio. Tudo isso é mais comum em climas quentes, porque a transpiração, além de provocar desidratação, aumenta as perdas de potássio. As cãibras podem ser bem atenuadas se a mãe adicionar bananas ou laranjas à dieta, pois elas contêm muito potássio. Outra sugestão que tem bons resultados é ingerir suplementos de potássio ou magnésio. Mas sempre é bom consultar o médico antes.

• Retenção de líquido
O aumento de líquido no corpo é um efeito natural da gravidez. O corpo precisa trabalhar com mais líquido para ter mais sangue, devido ao crescimento do útero e do líquido amniótico. A abundância de líquido também dá mais flexibilidade aos tecidos. Além disso, esse líquido pode se acumular facilmente onde não deveria. Isso ocorre porque ele sai dos vasos sanguíneos e fica preso nos tecidos dos braços e das pernas. É mais comum afetar as pernas, mas as pessoas com mais predisposição podem apresentar inchaço também nas mãos, sobretudo em climas quentes.

Os hormônios da gravidez, como a progesterona, fazem com que a pressão arterial caia e todos os vasos sanguíneos se dilatem. Por esse motivo, as veias têm dificuldade de levar o sangue de volta ao coração. São vasos sanguíneos muito finos e, como uma mangueira feita de borracha de balão, inflam mais facilmente à medida que o sangue passa. Além disso, as veias – todos os vasos sanguíneos, na verdade – não são como canos de ferro. São células unidas umas às outras que formam um tubo. Entre as células existem poros por onde o líquido pode vazar, e a gravidez e seus hormônios tornam os vasos mais "porosos". Ao mesmo tempo, o sangue da gestante é mais diluído. Por uma lei física, quando o sangue está mais diluído, filtra-se mais líquido para fora dos vasos sanguíneos. Assim, as pernas da grávida incham com mais facilidade porque os tubos que devem levar o sangue para cima são muito flácidos e têm mais poros do que o normal. Como em um sistema de encanamento com vazamentos, os pés empoçam primeiro devido à gravidade e porque eles são a parte do corpo que está mais distante da bomba que move o sangue: o coração. O inchaço das mãos ocorre por um motivo semelhante, embora em geral leve mais tempo.

Esses desconfortos aparecem a partir da metade da gravidez e ficarão mais acentuados no final. A quantidade de água ingerida não influencia muito na retenção de líquidos, mas é melhor não exagerar na dose. No entanto, se estiver quente, a mãe não deve diminuir o consumo de água, porque uma eventual desidratação, além de não melhorar a retenção de líquido, causaria outros problemas. Para diminuir a retenção de líquido, é recomendável evitar ao máximo ficar de pé na mesma postura por muito tempo ou permanecer em posturas que comprimam as pernas. Uma boa sugestão para a futura mamãe é usar meias de compressão e dormir com as pernas um pouco elevadas e sempre de lado, para que o sangue retorne mais facilmente ao coração. Por fim, os diuréticos só devem ser usados sob orientação médica.

SEMANA 18

FORMAÇÃO DO CÉREBRO

Nesta semana, já tenho um pouco mais de 14 centímetros e peso aproximadamente 190 gramas. Aos poucos, vou desenvolvendo a musculatura e consigo movimentá-la com precisão cada vez maior. A do rosto, por exemplo, está ficando mais complexa, e minhas caretas são mais lentas, duram mais, e uso mais músculos nelas, com expressões semelhantes às que terei quando criança. Os médicos chamam tudo isso de "comportamento fetal", embora, na realidade, não seja um comportamento, mas sim reações reflexas ou automáticas. Em alguns casos são puramente automáticas, apenas para treinar a musculatura, e em outros são reflexos que vou necessitar quando nascer, como o de sugar quando sentir algo na boca.

Por volta desta semana, algumas partes internas do cérebro, que mais tarde se conectarão, já estão se finalizando, como o corpo caloso. Embora tenha esse nome estranho, ele é o sistema de fibras que conecta os hemisférios cerebrais, o direito com o esquerdo. Olhando de cima, o cérebro tem o formato semelhante ao de uma noz, e cada metade é um hemisfério. No centro encontra-se essa fiação que une os dois hemisférios, o corpo caloso, que iniciou sua formação semanas atrás. Agora ele está quase pronto, e na semana 21 já estará preparado para quando os hemisférios começarem a se conectar, mais para a frente. Além disso, meu cérebro continua crescendo e migrando seus neurônios para a superfície. É o órgão mais complexo e o que leva mais tempo para se desenvolver. Comparado ao coração, que é quase o mesmo que terei quando nascer, meu cérebro, no momento, não é reconhecível como humano, pois sua superfície ainda é absolutamente lisa. O córtex cerebral está começando a receber neurônios. São milhões a cada dia, mas é preciso muito mais para que se comece a notar uma diferença significativa na superfície do cérebro. Porém, dentro dele, muitas coisas estão acontecendo.

Outro circuito que já está conectado à base do cérebro é o do ouvido. Por ser eletricamente funcional, meu ouvido já consegue captar sons, mas esses sons chegam à parte mais central do cérebro e permanecem ali. Mais tarde na gestação passarei a "reter" alguns sons bem básicos, das primeiras coisas que "memorizarei", mas falaremos sobre isso mais para a frente.

EU JÁ TENHO TATO

Não é só por dentro que as coisas mudam. Em sua parte inferior, o cérebro também está fazendo muitas conexões com o resto do corpo. Na verdade, há semanas tenho receptores para o tato, temperatura e dor em muitos lugares da pele. São neurônios que detectam o que está acontecendo na superfície e transmitem a informação por meio de seus axônios, como se fossem cabos elétricos. Até agora, eles estavam conectados apenas à minha medula espinhal. Por essa razão, há semanas, se minha mão fosse espetada, eu a retiraria. É um reflexo que não passa pelo cérebro, apenas pela medula espinhal, e terei isso por toda a vida. Mas, para outras coisas, preciso que os sinais cheguem ao cérebro.

Por enquanto, ainda estamos "cabeando". Nestas semanas, a medula espinhal já está se conectando com a parte "inferior" e central do cérebro. Aí se encontram os núcleos basais, que são como estações intermediárias de neurônios que recebem informações do corpo e as distribuem para o córtex. Como ainda não há o córtex, por enquanto as informações permanecem ali, mas em algumas semanas a segunda fase começará e as primeiras conexões com o córtex aparecerão. No momento a parte inferior do cérebro já começa a ficar bem conectada com o resto do corpo e regula funções que nunca serão conscientes, nem mesmo quando o córtex estiver funcionando plenamente. O cérebro faz muitas coisas sem que percebamos.

Uma das coisas que essa parte automática do cérebro faz é monitorar minha frequência cardíaca. Agora, minha vida tem poucos sobressaltos, mas, se a qualquer momento houver algum problema, meu cérebro já conseguirá detectar se é necessário aumentar ou diminuir a frequência cardíaca. Enquanto isso, o coração continua a toda velocidade, aproximadamente duas vezes maior que a da minha mãe, com seu sistema especial de conexão que permite contornar a circulação que passa pelos pulmões e assim destinar muito mais sangue à placenta, que é o que me serve de pulmão aqui dentro. Meu coração continua a enviar pouco sangue aos pulmões, o mínimo para que cresçam, e muito mais ao cérebro e a si mesmo. Durante toda a gestação, o sangue que recebo vem da placenta, e esse sangue não tem tanto oxigênio quanto o que terei quando puder respirar. É vital que se distribua bem esse oxigênio, porque existem prioridades. A quantidade máxima vai para os órgãos que mais necessitam, coração e cérebro, que consomem mais energia, o primeiro porque não para de se mover e o segundo porque é muito complexo e deve ser construído de modo perfeito.

Neste período, meus pés e pernas já têm quase a mesma forma que terão quando eu nascer. Mas, se eu fosse observado atentamente, seria possível ver minhas veias, porque a pele ainda é muito fina. E meus pezinhos são bem magros porque não tenho muita gordura. Se olhassem bem para os pés sob uma luz, como a pele é quase transparente, meus ossos poderiam ser vistos; na verdade, é uma área mais escura em que começa a se depositar cálcio e que já adquire forma de osso.

O CÉREBRO "INCONSCIENTE" E O SUBCONSCIENTE

Muitas das funções do corpo passam por circuitos do cérebro. A partir daí, regulam-se a temperatura, a frequência cardíaca, a respiração, os hormônios etc. De tudo isso, só ficamos sabendo das consequências. Portanto, trata-se de uma atividade inconsciente. É automática, quase reflexa. Existem sensores e processadores que interpretam as informações de acordo com algumas regras, que podem ser extremamente complicadas. Porém, não há a menor improvisação, nem, evidentemente, emoções ou sentimentos, como acontece no raciocínio consciente. Mas essa parte automática do cérebro, da "sala de máquinas sem piloto", não é a única que é inconsciente.

A partir dos 2 ou 3 anos de idade, começará a se formar outro tipo de atividade que também não é consciente: o "subconsciente". É um conceito mais complexo, porque aqui sim já interferem o raciocínio, as emoções e os sentimentos. Portanto, quando falamos de atividade "não consciente" no feto, estamos nos referindo à atividade automática, não ao subconsciente.

O cérebro humano é incrível, tanto para o bem quanto para o mal, e há uma parte enorme dele que não conhecemos, muito menos dominamos. Por isso, a parte do corpo mais difícil de controlar é a mente. É um computador que processa ideias abstratas e no qual muitas coisas podem ser programadas desde que somos pequenos sem que nos demos conta. Dessa forma, mais tarde, na vida, teremos dificuldade em responder à pergunta: "Quem sou eu de verdade?". Até que ponto nossas crenças culturais, sociais e ambientais pesarão sobre tudo o que tivermos feito na vida?

AINDA NÃO TENHO CONSCIÊNCIA

O subconsciente, tal como se considera na psicologia humana, não existe na vida fetal. O córtex quase não funciona até o final da gravidez, e o subconsciente exige que haja uma capacidade mínima de raciocínio, experiências e sentimentos. Trata-se de informações abstratas, crenças e regras, que de alguma forma ficam armazenadas em uma área a que não temos acesso. Ou seja, não estamos conscientes, pelo menos não de forma clara ou imediata, de ter essas informações. E, é claro, ali estarão muitos aspectos do meu ego, minha visão de mundo, minhas crenças, o que é certo e o que é errado, e assim por diante. Enfim, muitas coisas que mais tarde podem me criar conflitos internos, sem que eu entenda de onde surgiram. Eu, como feto, não tenho conflitos subconscientes ou questões existenciais, felizmente. Contudo, é bom lembrar que o que ocorre agora comigo vai condicionar o funcionamento do meu cérebro e, portanto, minha qualidade de vida. Neste momento, está se formando o reservatório de todas as informações que vou depositar depois, o processador que fará minha mente funcionar e, com ela, minha vida.

O AMBIENTE INTRAUTERINO

Atualmente se considera que o ambiente intrauterino é tão crítico na configuração da inteligência e do caráter quanto os primeiros anos de vida. Não tanto por uma transmissão direta de experiências (pelo menos de acordo com a ciência atual), mas porque a formação do cérebro é muito sensível ao ambiente de nutrientes e, sobretudo, de hormônios e neurotransmissores. Todo esse ambiente é condicionado por fatores como a alimentação da mãe, sua tranquilidade, seu humor e sua qualidade de vida. Embora o feto ainda não "pense", seu cérebro em construção é banhado por milhares de hormônios e neurotransmissores, seus e da mãe, e todos influem na maneira como é construído, quais áreas prioriza, quão suscetível será a certos estímulos, e assim por diante. Por isso, a vida fetal, em que se inicia a construção desse computador biológico, é fundamental porque determinará a forma como o cérebro funcionará no futuro. Falaremos sobre isso com mais detalhes logo adiante.

Atualmente se considera que o ambiente intrauterino é tão crítico na configuração da inteligência e do caráter quanto os primeiros anos de vida.

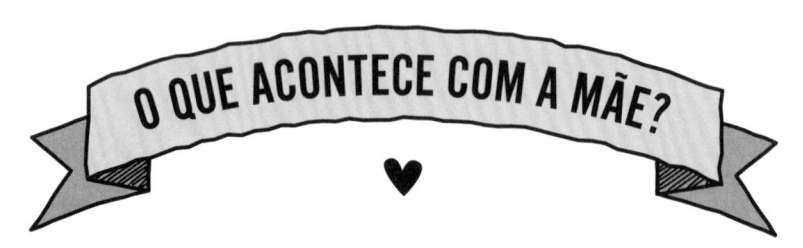

O QUE ACONTECE COM A MÃE?

Por volta desta semana 18, especialmente se não for a primeira gravidez da mãe, se ela for bem magra e se a placenta estiver na parte de trás do útero, ela começará a notar algo muito especial. Poderá sentir os primeiros movimentos do feto, através do útero e da parede do ventre. No início são sensações bem sutis, como pequenas cólicas ou gases.

O útero está aumentando de tamanho devido ao crescimento do feto e já está dois dedos abaixo do umbigo.

A mudança de peso começa a ficar evidente, pois a gestante já terá ganhado entre 4 e 5 quilos. Também continua sentindo as alterações causadas pela progesterona, como a queda da pressão arterial e a dilatação dos vasos sanguíneos. O sangue terá mais dificuldade para circular das pernas para o coração, o que talvez cause pequenas varizes e também os chamados aranhas vasculares, que são varizes superfinas. Muitas mulheres já devem ter tido isso antes de engravidar, mas agora a tendência é aumentarem.

Nesse período, a mãe pode perceber que sua digestão está mais lenta e o intestino, mais preguiçoso. É muito importante que ela se hidrate bem e coma muitas fibras para evitar a prisão de ventre e as hemorroidas, que estão relacionadas às varizes e podem vir juntas.

ARANHAS VASCULARES E VARIZES

Tecnicamente, as aranhas vasculares também podem ser chamadas de telangiectasias. São dilatações das veias capilares subcutâneas que não têm nenhuma importância nem causam desconforto além do estético. Se forem muito pequenas, podem ser confundidas com uma sarda ou mancha, mas diferenciam-se porque, quando pressionadas, desaparecem por um segundo. Embora sejam consideradas "microvarizes", a rigor não o são. De fato, muitas vezes costuma-se chamar de varizes o que na verdade são aranhas vasculares. Embora ocorram mais nas pernas, podem aparecer em qualquer lugar do corpo, mas depois do parto geralmente desaparecem ou diminuem bastante.

As varizes são veias dilatadas, ou seja, que sobressaem, e normalmente têm formato serpenteante. Em casos avançados, precisam de tratamento cirúrgico. Na gravidez, são muito comuns, e cerca de um terço das gestantes costumam apresentá-las, principalmente a partir da segunda metade da gravidez. Embora apareçam mais nas pernas, durante a gestação também podem ser vistas na vulva. Portanto, caso a mãe perceba isso, não precisa se desesperar, mas é bom relatar o fato ao médico. É muito raro que esse problema interfira no parto, mas deve ser sempre avaliado e levado em consideração. Em quase todas as mulheres, as varizes tendem a melhorar muito e até desaparecer depois da gravidez. Porém, tudo vai depender do número de gestações anteriores e da predisposição de cada mulher.

PRISÃO DE VENTRE

Existe um componente pessoal no que diz respeito ao surgimento da prisão de ventre. As mulheres que já têm predisposição obviamente sofrerão mais com isso durante a gravidez. O sistema digestório torna-se mais lento como um todo. Mas os hábitos alimentares podem reduzir ou agravar esse problema. Quem consome fibras e vegetais dificilmente tem prisão de ventre. No entanto, tem grande probabilidade de ocorrer em pessoas que seguem uma dieta rica em carne e pobre em vegetais e frutas.

HEMORROIDAS

As hemorroidas são varizes das veias do reto. Se elas se dilatarem muito, podem sair para fora do ânus e ser bem desconfortáveis, além de provocar coceira, queimação ou até dores fortes, se forem grandes. São comuns na gravidez e, à medida que progridem, os desconfortos aumentam. O processo que leva ao seu surgimento é semelhante ao que provoca as varizes nas pernas:

todo o retorno venoso do sangue ao coração está muito prejudicado neste momento devido à ação dos hormônios e à compressão do útero sobre as veias do abdome. O útero é como uma bola na barriga que aumentará de tamanho e dificultará a circulação sanguínea. Mas há também um fator muito importante: a prisão de ventre. Ela pode estimular a ocorrência do problema, que deve ser tratado para não piorar.

A partir de certa idade, muitas pessoas sofrem de hemorroidas internas, que são varicosidades menos graves. Atualmente, as gestantes com mais de 35 anos têm mais tendência a desenvolver hemorroidas. Para evitar esse desconforto, recomenda-se que elas sigam uma dieta adequada e saudável para evitar prisão de ventre, embora, nos últimos dois meses, seja mais difícil. Felizmente, para a maioria das mulheres, esse incômodo é tolerável. Mais raramente, os sintomas podem ser piores, mas, definitivamente, não é um problema grave. Hoje em dia, existem à venda diversas pomadas ou cremes medicinais que atenuam bastante o desconforto. Caso a mulher já tenha tido algum tipo de hemorroida antes, deve procurar um tratamento para evitar possíveis complicações, como a hemorroida trombosada, que às vezes é muito dolorosa e requer uma pequena intervenção durante a gestação. Por sorte, isso é raro. Na maioria das mulheres, as hemorroidas desaparecem algumas semanas após o parto.

A IMPORTÂNCIA DE PLANEJAR A DIETA ALIMENTAR

Desde o início da gestação, a mulher tem sentido mais fome do que o normal, mas nesta semana ela parece ainda mais faminta, porque o feto pede mais alimento e isso a afeta de forma direta. É muito importante que ela controle e planeje os horários das refeições. O ideal é se alimentar cinco vezes ao dia, para não sentir muita fome nas refeições. No meio da manhã ela pode comer uma maçã, um iogurte ou um punhado de frutas secas. E, no meio da tarde, pode repetir esse lanchinho. O ideal é não comer muito em cada refeição, mas com mais frequência. Isso também facilitará a digestão.

QUANTIDADE DE CALORIAS DURANTE A GRAVIDEZ

De acordo com as recomendações da OMS, em condições normais uma jovem que pratique atividades leves (pelo menos três horas por semana de exercício) precisa de cerca de 35 calorias diárias por quilo de peso (o termo correto é *quilocaloria*, mas costuma-se utilizar apenas *caloria*).

Durante a gestação, as necessidades aumentam em umas 3-4 cal/kg no segundo trimestre e 5-7 cal/kg no terceiro. Em números muito aproximados, e para uma mulher de 60kg com atividade leve, seriam 2.100 cal por dia antes da gravidez, 2.400 no segundo trimestre e 2.600 no terceiro. Todos esses cálculos são sempre aproximações e podem variar muito de acordo com a idade, a altura ou os exercícios realizados normalmente. Assim, se não se praticar uma atividade leve, as necessidades diárias podem ser até 300 calorias a menos no exemplo que demos acima. Para a maioria das gestantes, não é necessário controlar as calorias. De maneira geral, deve-se seguir uma dieta variada e comer conforme a necessidade, ou seja, observando algumas orientações.

GORDURAS BOAS E GORDURAS INÚTEIS

As calorias indicam a energia que cada grama de alimento fornece, energia que o corpo necessita para funcionar. Quando se consomem mais calorias do que o corpo gasta, ele as armazena na forma de carboidratos e gordura. Cada grama de carboidrato ou proteína contém 4 Cal, enquanto a gordura contém 9 Cal. Assim sendo, na mesma quantidade, a gordura contribui com mais do que o dobro de calorias do que os carboidratos ou proteínas. A gordura é necessária para manter a estrutura do corpo e para nos ajudar a conservar o calor, entre outras funções. Mas se a tivermos em excesso será um problema, pois, além de se acumular no corpo, ela circula no sangue, em forma de colesterol.

O azeite de oliva, as nozes e os peixes oleosos contêm mais gorduras ômega 3 poli-insaturadas, que são de boa qualidade. Portanto, o colesterol resultante da ingestão desses alimentos também conterá esses tipos de gordura. O colesterol contribui para o funcionamento dos vasos sanguíneos e, quando ele tem gorduras de qualidade, ajuda os vasos a funcionarem melhor e a ficarem mais relaxados, o que reduz o risco de hipertensão. Por outro lado, as gorduras saturadas, encontradas na gordura vegetal ou na manteiga, fazem aumentar o colesterol ruim. Esse colesterol se acumula nas artérias, dificultando seu funcionamento.

SEMANA 19

OS PULMÕES SE DESENVOLVEM

Nesta semana, meço pouco mais de 15 centímetros e peso cerca de 230 gramas. Meus pulmões continuam trabalhando bastante. Falamos sobre eles há dez semanas, e os brônquios já haviam se ramificado sete vezes. Nas últimas semanas eles já desenvolveram todas as suas ramificações. Saindo de um tronco central, a traqueia, sua estrutura lembra a de uma árvore. Bom, agora já é uma árvore completa, com todos os galhos. Esses galhos, os brônquios, foram ramificados dezessete ou dezoito vezes para formar centenas de milhares de brônquios, cada vez mais finos, até ficarem microscópicos. Quando se tornam tão pequenos que não são mais visíveis a olho nu, chamam-se bronquíolos. Eles estão cheios de líquido amniótico que entra e sai constantemente porque eu continuo fazendo movimentos respiratórios; como já dissemos, os órgãos se desenvolvem com o próprio exercício. Esse líquido exerce pressão e favorece a produção dos fatores de crescimento, as moléculas que ordenam às células que cresçam e continuem se desenvolvendo.

Eu prossigo no treino para que meus pulmões cresçam bem, porque eles têm muito trabalho pela frente. Embora já existam todos os brônquios, ainda não consigo respirar porque faltam os alvéolos. Aqui dentro não preciso dos pulmões, mas eles terão que funcionar perfeitamente segundos depois que eu nascer. A partir daí nunca mais vão deixar de funcionar. É por isso que agora são muito lentos e se preparam sem pressa.

BRÔNQUIOS E ALVÉOLOS

Para que possamos respirar – a ação de captar oxigênio do ar –, precisamos dos alvéolos, que ficam no final dos brônquios. São saquinhos microscópicos que formam cachos semelhantes a uvas, nos quais o ar entrará. Existem milhões de alvéolos distribuídos por todo o pulmão. O corpo tem que levar o ar para um lugar onde esteja quase em contato direto com os glóbulos vermelhos. Os alvéolos são saquinhos minúsculos e microscópicos, cuja parede é composta por uma única célula. Em volta deles circulam capilares, vasos sanguíneos também microscópicos; são tubulações cuja parede tem a espessura de uma só célula. Os capilares dos alvéolos são tão pequenos que os glóbulos vermelhos circulam quase em fila indiana. Ao longo dessas duas paredes superfinas, o ar e o glóbulo vermelho estão muito próximos, quase em contato. Lá, a hemoglobina, que atua como um ímã com o oxigênio, detecta a existência de uma concentração muito alta de oxigênio e o atrai com toda a força, enquanto libera todo o CO_2 (dióxido de carbono) que coletou das células. O glóbulo vermelho, e o sangue que o transporta, entra no pulmão com muito pouco oxigênio e sai carregado até o topo.

MINHA EPIDERME ESTÁ FINALIZADA

Eu já tenho epiderme há uma ou duas semanas, ou seja, minha pele está completa. Até agora era finíssima, tanto que através dela o meu corpo até intercambiava água com o líquido amniótico. Era quase como uma mucosa, como a que tenho dentro da boca. Mas agora não é mais assim. Está semelhante à pele que eu terei, com duas camadas: a epiderme e a derme. Além disso, é impermeável. De qualquer modo, continua sendo muito fina, bem mais do que a que terei quando for bebê. Aos poucos, surgem os folículos da lanugem, a penugem superdelicada que já começou a revestir todo o meu corpo, embora esse processo seja um pouco demorado.

PROGRAMAÇÃO DAS MINHAS REGRAS EPIGENÉTICAS

Fazia tempo que eu não falava sobre os genes. Eles continuam regulando o funcionamento do meu corpo. Os genes se expressam produzindo proteínas. As proteínas são usadas para muitas coisas, não apenas para construir, mas também para fazer os sistemas funcionarem. Muitas das substâncias do corpo são proteínas, embora os cientistas lhes deem nomes diferentes para se compreender melhor o que fazem ou como são. Elas são chamadas de enzimas, neurotransmissores, anticorpos, hormônios etc. São milhões delas trabalhando diariamente em minhas células, ou circulando pelo meu corpo, comunicando-se entre si de maneiras quase infinitas que poderiam congestionar em segundos as comunicações via internet do mundo exterior.

Tudo isso acontece, o tempo todo, para fazer meu organismo funcionar. É como uma cidade gigantesca, mas em miniatura, quase tão complexa quanto um planeta.

Cada célula contém todos os genes do meu DNA, embora utilize apenas alguns deles. Nos primeiros dias, quando comecei a me formar, as células-tronco foram se diferenciando gradativamente, de acordo com a função específica que cada uma deveria cumprir a partir de então. Para isso, à medida que uma célula-tronco se diferencia um pouco mais, milhares de genes que não serão necessários nesse tipo de célula vão silenciando. O meu organismo dispõe de um mecanismo para ativar somente os genes de que precisa, e no momento em que necessita. Ele faz isso graças a uma estrutura que os cientistas chamam de epigenética. Novamente, um nome complicado para algo tão importante quanto definir a missão dos genes. Se eu não tivesse a capacidade de expressar determinados genes, não poderia existir. Mas o papel da epigenética não acaba aí. É ela que fará com que eu me adapte às circunstâncias durante toda a vida. Nós não podemos mudar o que está escrito nos genes, mas sim a maneira como os usamos. Uma coisa é meu potencial genético, e outra é o uso que faço ou não de cada gene. E isso ocorre dependendo do que eu ativo, que é motivado, muitas vezes, por aquilo que me rodeia e ao qual deverei reagir ou me adaptar.

O meu corpo funcionará de jeitos diferentes se eu nascer em uma praia tropical ou no Polo Norte. O tipo de alimento que eu comer na infância também influenciará. Depois que eu nascer, meu corpo vai se acostumar e se adaptar àquilo que eu tiver de enfrentar. Em outras palavras, com os mesmos genes eu poderei funcionar de formas bem diferentes. Do contrário, os genes seriam como um programa de computador: quando encontrassem algo que não se ajustasse, parariam. E meu organismo não pode ficar travado como um computador. Eu não disponho da função *reset*! Essa habilidade me permitirá sobreviver a diversas circunstâncias, especialmente se não forem as ideais.

E agora eu já estou vivenciando essa adaptação enorme no útero da minha mãe. Bem, na verdade, agora é o momento em que mais tenho de me adaptar. Alguns dias em minha vida podem corresponder a semanas em uma criança ou anos em um adulto, e minha epigenética é capaz de perceber a mínima mudança. Tudo o que se alterar enquanto eu estiver aqui poderá influenciar na maneira como serei e como funcionarei no futuro. Meu corpo está programando muitas regras epigenéticas para funcionar, e qualquer influência poderá afetá-las. Vendo de fora, talvez se imagine que aqui dentro as coisas não variam muito, porque estou no útero da minha mãe. Mas elas variam, sim; na verdade, minha alimentação e o ambiente em que minha mãe vive são muito importantes. E é por isso que os médicos valorizam cada vez mais minha vida aqui dentro. Minha epigenética está mais ativa do que nunca, e capta informações de tudo. Em outras palavras, preciso viver no melhor ambiente possível para que meus genes desempenhem seu trabalho de acordo com sua programação.

Da mesma forma que um pão pode ser muito diferente de outro, dependendo do tipo de água utilizada em cada um, o ambiente é capaz de modificar os genes. Dois graus de diferença podem significar a integração ou a exclusão social.

A EPIGENÉTICA E A PROGRAMAÇÃO FETAL

Em biologia, costuma-se falar de programação para indicar algo que acontece muito cedo na vida e que influencia nossa maneira de ser no futuro. Fala-se muito sobre como as experiências da infância nos programam para ser ou pensar de um modo ou de outro (embora nem sempre se revertam em felicidade). Usamos o termo programação fetal para nos referir a todas as mudanças que acontecem como reação a um ambiente atípico antes do nascimento e que podem permanecer para sempre. Na verdade, são mecanismos adaptativos; mas, como veremos, o problema é que eles podem permanecer quando já não precisarmos deles. Sem pretender apresentar uma definição acadêmica, diríamos que a epigenética é o conjunto de todas as instruções que não são precisamente trazidas pelos genes. Até onde sabemos hoje, as instruções do que somos residem sobretudo nos genes. Eles são nosso manual de instruções. Quando um gene se expressa, produz uma proteína que será usada para construir ou fazer algo funcionar. Nossas características físicas e o funcionamento de nosso organismo estão registrados neles. No entanto, é um manual de instruções especial, uma vez que os genes podem dar uma ordem ou outra, dependendo do ambiente em que vivermos. Como isso pode acontecer se a famosa hélice de DNA formada pelos genes, ou seja, nossa genética, nunca muda? É porque no topo do DNA existe uma camada de outras moléculas que pode alterar totalmente a maneira como os genes se expressam. De fato, outra das grandes descobertas da biologia é que acima da genética existe a epigenética (*epi* = sobre). Graças a essa camada de moléculas, a natureza utiliza vários mecanismos para mudar a maneira como muitos genes são expressos, de modo que se adaptem ao ambiente que encontrarem. É puramente um sistema de autoproteção. As mudanças epigenéticas são muito mais importantes quando somos mais jovens, mas ocorrem em qualquer época da vida. São alterações flexíveis e dinâmicas, embora às vezes possam persistir por muitos anos ou até ser transmitidas à descendência. A epigenética funciona colocando etiquetas sobre o DNA. As etiquetas são diferentes mecanismos que o corpo usa na natureza; o mais conhecido é o que chamamos de metilação, que consiste em colocar algumas moléculas, como se estivéssemos pondo uma tampa, a metila, em cima dos genes; quando fazemos isso, esse gene para de se expressar. Essa é a forma mais conhecida de funcionamento da epigenética, mas existem outras, porque a epigenética não se resume ao fato de um gene se expressar ou não, mas também de se expressar de modo diferente, embora essa questão já envolva processos bioquímicos mais complexos.

O EPIGENOMA

Quando falamos de todos os genes, usamos o termo "genoma", mas, quando falamos dos genes em geral e de como eles agem ou não, utilizamos a palavra "epigenoma", ou seja, tudo o que temos acima dos genes que também explica por que somos como somos. Portanto, com os mesmos genes, duas pessoas funcionam de maneiras diferentes. São as mudanças aplicadas ou não pela epigenética que determinam esse funcionamento.

Existem exemplos bons e ruins de epigenética. Os ruins seriam aqueles que indicam que a exposição a um ambiente adverso acarreta mudanças que aumentam a suscetibilidade a ter problemas mais tarde. Entre os diversos bons exemplos, vários estudos demonstram como um ambiente de amor e cuidados na primeira infância pode silenciar genes associados à agressividade ou à hiperatividade herdados da família. Ou seja, uma criança pode ter herdado um gene familiar que a predispõe a ser agressiva, ou mesmo a ter tendências suicidas. Quando essa criança é criada em um ambiente acolhedor e amoroso, esse gene é silenciado por mecanismos epigenéticos.

As implicações da epigenética são infinitas e nos ajudam a entender por que os genes determinam apenas uma pequena parte da nossa saúde. O gene define o botão, mas é o ambiente que o pressiona ou não.

A EPIGENÉTICA NA MINHA VIDA FETAL

A epigenética tem duas funções fundamentais na vida fetal. A primeira é silenciar os genes que não são necessários para permitir que as células-tronco, que inicialmente são iguais, se diferenciem para formar meu organismo e os milhares de células diferentes que o formam. A segunda é a que atuará em toda a minha vida e permitirá que eu me adapte ao ambiente.

Durante a gestação, minha epigenética pode funcionar contra mim. Se o ambiente me for desfavorável, a epigenética me ajudaria a me adaptar e até a sobreviver, mas à custa de mudanças que nem sempre seriam positivas. A vida fetal e os primeiros anos de vida são muito suscetíveis a mudanças epigenéticas. Por exemplo: alguns problemas perinatais, como retardo do crescimento, prematuridade ou exposição ao tabaco, produzem alterações epigenéticas, que seriam resultantes do ambiente adverso, ou simplesmente diferente, em que os fetos ou os recém-nascidos teriam vivido. Sabe-se que isso aumenta ligeiramente os riscos de neurodesenvolvimento anormal ou de problemas cardiovasculares mais tarde, na infância ou na idade adulta.

Portanto, o período em que o ambiente pode me provocar mais alterações, para melhor ou para pior, é na vida fetal. É por esse motivo que se usa o termo programação fetal.

A EPIGENÉTICA: UMA OPORTUNIDADE

A epigenética deve ser entendida como uma oportunidade, não uma ameaça. Como já dissemos, a epigenética é flexível, principalmente durante os primeiros anos de vida. Assim como existe uma grande suscetibilidade a mudanças, também temos a oportunidade de revertê-las. Por exemplo, sabemos que as estratégias de estimulação precoce ou uma alimentação saudável podem reverter significativamente as alterações no cérebro ou no coração, chegando a níveis completamente normais, como se não tivessem existido. Na medicina fetal, chamamos isso de *janela de oportunidade*, o que significa que temos uma margem muito grande para mudar as coisas, sobretudo se agirmos logo.

Em suma, a epigenética nos dá uma pequena preocupação e uma grande esperança. Devemos oferecer o melhor ambiente intrauterino aos nossos filhos. Para isso precisamos ter uma alimentação adequada, evitando ao máximo os produtos tóxicos, e procurar viver de maneira tranquila e feliz, na medida do possível. Mas nem sempre o conseguimos. Nesses casos, é bom lembrar que sempre haverá tempo para mudar as coisas e até resolver problemas de forma definitiva. Portanto, a programação fetal e a epigenética são conceitos que não devem alarmar nem culpabilizar ninguém. Diante de um problema perinatal, devemos nos aconselhar de forma adequada para encontrar soluções, que em geral são mais fáceis do que imaginamos e só demandam um pouco de atenção. Durante sua vida, a saúde e as habilidades dos filhos dependerão de várias coisas. Um dos requisitos essenciais é superar os problemas que possam ter surgido e tentar proporcionar-lhes um bom ambiente e o amor incondicional de que necessitam.

Todo potencial no corpo e na mente humana, bom ou mau, se não for ativado, é como se não existisse.

O QUE ACONTECE COM A MÃE?

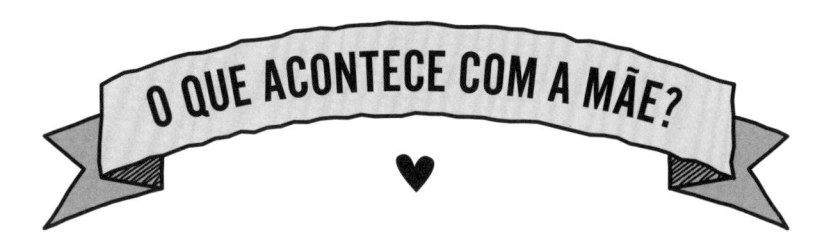

A partir desta semana 19, o coração da mãe precisa trabalhar cada vez mais. Portanto, é bastante normal que ela comece a notar alguns sintomas do aumento de volume. Agora, já há um litro a mais de sangue circulando em seu organismo do que havia no início da gravidez. Portanto, esses incômodos são bem naturais.

Talvez seus pés comecem a inchar, especialmente se fizer calor. Há mais sangue em muitos lugares do corpo. Às vezes, a vagina ou a vulva – sobretudo a vulva, que é a parte visível – podem mudar de cor, ficando mais escuras, mais arroxeadas. Isso ocorre porque há mais congestão sanguínea nessa área e também porque, como já sabemos, a pele escurece com mais facilidade na gestação.

SENSAÇÃO DE FALTA DE AR E PALPITAÇÕES

A mãe pode também ter palpitações e uma sensação de falta de ar. Às vezes ela não sabe distinguir uma coisa da outra, porque as duas são semelhantes. Se isso acontecer de vez em quando, é normal. Não precisa se preocupar, pois é uma taquicardia muito benigna. A cada dois dias, de uma a três vezes por dia, ela pode senti-la, mas dura apenas alguns segundos. Caso persista, a gestante poderá conversar com o médico, mas certamente será um sintoma relacionado à gravidez.

As palpitações são taquicardias ou alterações do ritmo cardíaco que duram alguns segundos. Muitos adultos sentem palpitações de vez em quando, e não têm maior importância. A frequência cardíaca da gestante está aumentada em quase 25%. Não se sabe bem se as mulheres grávidas sofrem mais palpitações ou se o que acontece é que elas as notam mais. Em todo caso, podem ser incômodas. Elas surgem como uma pulsação estranha no pescoço ou no peito. Às vezes são acompanhadas de uma sensação momentânea de tosse ou falta de ar ou se manifestam apenas assim. Se forem isoladas e não incomodarem, a mãe poderá comentar com seu médico e, na dúvida, realizar um eletrocardiograma. Mas dificilmente será uma arritmia verdadeira; a média é um ou dois casos em cada mil gestantes.

O nome técnico para a sensação de falta de ar é dispneia. Às vezes, pode ser confundida com palpitações. Durante a gravidez, é normal a mulher sentir mais cansaço e a respiração acelerada ao subir ladeiras ou uma escada. Isso se deve ao aumento de peso, à maior diluição do sangue ou até a uma eventual anemia. O sintoma dura alguns segundos. A sensação de falta de ar não deve ocorrer em repouso. Se acontecer, ela deve consultar o médico, embora na maioria dos casos não se encontre uma causa precisa.

ANEMIA DA GRAVIDEZ E SUPLEMENTOS DE FERRO

A anemia é a falta de glóbulos vermelhos no sangue. Pode ser medida pelo número de glóbulos vermelhos em um mililitro de sangue, mas os médicos preferem usar o hematócrito ou a hemoglobina. Hematócrito é a proporção de glóbulos vermelhos em um litro de sangue. Em uma mulher que não esteja grávida, pode oscilar bastante, entre 36% e 44%; em uma gestante, é considerado normal um limite inferior de até 34%. A concentração de hemoglobina é medida em gramas por litro de sangue. Em mulheres não grávidas é de 14 a 16, enquanto em gestantes pode ser de até 11. Essa redução é fisiológica, ou seja, não se trata de uma anemia verdadeira, pois, embora a gestante produza uma grande quantidade de glóbulos vermelhos, seu sangue pode estar um pouco mais diluído, e é normal. Porém, abaixo desses valores, considera-se que existe anemia. Na gravidez, a anemia é comum. O crescimento do feto exige a fabricação de muito mais glóbulos vermelhos do que o normal. Isso requer uma grande quantidade de ferro, e às vezes a dieta alimentar não fornece o suficiente.

POR QUE O FERRO É IMPORTANTE NA GRAVIDEZ E QUAL É A QUANTIDADE DIÁRIA NECESSÁRIA?

O corpo utiliza o ferro para produzir a hemoglobina, aquela proteína que permite aos glóbulos vermelhos transportar oxigênio para todos os órgãos e tecidos do organismo. Uma gestante precisa de uma quantidade extra de ferro – aproximadamente o dobro da quantidade recomendada para mulheres não grávidas. Isso ocorre porque, desde o início da gestação, o volume de sangue aumenta e, com ele, a necessidade de ferro para fornecer oxigênio tanto à mãe quanto ao feto. Se a ingestão de ferro não for suficiente, a medula óssea da mãe não conseguirá produzir toda a hemoglobina necessária e poderá surgir uma anemia.

A dose diária de ferro recomendada na gravidez é de cerca de 30 miligramas. O ferro está presente em todos os suplementos vitamínicos pré-natais; mas, se houver uma anemia significativa, é recomendável ingeri-lo sozinho para melhorar sua absorção. Um dos motivos pelos quais a anemia é tão comum é que a maior fonte de ferro é a carne vermelha, e às vezes ela é consumida em quantidade menor do que o necessário para cobrir a ingestão diária de ferro. Outros alimentos abundantes em ferro são frutos do mar, legumes, cereais matinais fortificados e suco de ameixa. O ferro é absorvido mais facilmente se os alimentos ricos nesse mineral forem ingeridos juntamente com alimentos ricos em vitamina C, como cítricos ou tomate. Da mesma forma, alguns alimentos, como chá, café e cereais integrais, dificultam sua absorção.

SEMANA 20

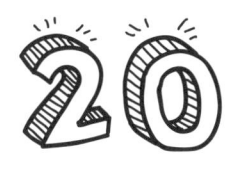

O MEIO DA GESTAÇÃO

Minha mãe e eu já completamos a primeira metade do processo. Embora muitas vezes a gravidez não dure 40 semanas, mas sim 38, 39 ou até 41, para ser preciso, chegamos à metade do meu desenvolvimento fetal.

Agora, já tenho entre 16 e 17 centímetros e peso quase 300 gramas, como uma lata de refrigerante. Ainda sou pequeno, sim, mas já peso um terço de quilo, meu tamanho é significativo e meus principais órgãos já se desenvolveram praticamente todos, com exceção do cérebro e dos pulmões, que devem continuar amadurecendo. Muitos dos órgãos restantes já estão funcionando quase da mesma maneira que o farão quando eu nascer, e outros iniciam suas funções pouco a pouco. Apesar de eu só ter entre 16 e 17 centímetros, minhas proporções são quase as de um bebê. Estou mais magro, mas já sou o feto de uma pessoinha, perfeitamente reconhecível e com um desenvolvimento bem evidente.

Nesta semana, a lanugem – esse cabelinho fino e aveludado que se formou há pouco mais de um mês – já cobre o meu corpo inteiro. Todos os cantos da minha pele têm essa penugem finíssima e incolor, que, se fosse iluminada, pareceria loira. Em algumas áreas, como a cabeça e o bigode, ela é mais abundante. A lanugem da cabeça também cairá e dará lugar ao cabelo. Embora essa pilosidade cubra todo o meu corpo agora, meus genes já têm a programação de onde haverá pelos e onde não, no futuro. Por isso, mesmo ainda tendo esses pelinhos tão suaves, meu couro cabeludo vai se delimitando e na cabeça aparecem folículos pilosos, só que por enquanto estão em repouso.

JÁ TENHO GLÂNDULAS SUDORÍPARAS

Minha pele ainda é muito fina, mas algo novo começa a surgir: as glândulas sudoríparas. Eu também não as utilizarei no momento. É claro, aqui não faz nem frio nem calor. Mas cada vez falta menos tempo para eu viver cercado de ar, então preciso ir me preparando. Quando fizer calor, vou ter que suar. Os médicos não sabem muito bem o motivo, mas tudo indica que, para eu poder suar, alguém precisa dar uma ordem a minhas glândulas. Porém, isso só acontecerá após se completarem os nove meses. Mesmo que eu nasça prematuro, só começarei a suar nove meses depois da concepção. Ou seja, assim que eu for um bebê, se fizer calor, vou suar, e muito! No início na cabeça, e depois no corpo inteiro.

Agora também já estou me preparando para enfrentar o frio. Nesta semana aparecerão no meu corpo as primeiras áreas de gordura parda, ou tecido adiposo. É de cor escura, amarronzada, diferente da normal, que é amarela, e consegue produzir calor. Essa gordura será essencial para mim quando nascer, porque preciso me proteger da hipotermia, que os médicos tanto temem. Como minha pele ainda será muito fina, o calor escapará de mim por todos os lados. Além disso, não poderei tremer para reagir ao frio. Só terei essa capacidade alguns meses depois de nascer. É por essa razão que a natureza me dá agora essa gordura especial e protetora. É verdade que, quando eu for bebê, vão me agasalhar bastante; mesmo assim, a gordura parda será muito importante para controlar minha temperatura. Durante a gestação vou acumulando gordura atrás do pescoço e na parte superior das costas. No final da gravidez, 5% da minha gordura será parda. Depois, ao longo dos anos, eu a perderei gradualmente.

Também nesse período passo a pôr em prática alguns padrões mais regulares de sono. Embora eu me movimente bastante, muitas vezes fico quieto. É um estado que os médicos chamam de "fase de sono fetal", mas não é exatamente como o sono que terei quando criança. No entanto, algumas coisas realmente se parecem. A partir desta semana, enquanto eu estiver quieto, às vezes farei movimentos rápidos com os olhos. São os precursores dos que eu farei quando for menino e adulto na fase REM (*Rapid Eye Movements*, ou Movimentos Rápidos dos Olhos) do sono, que é quando nós sonhamos. Eu ainda não sonho, pois não tenho atividade cortical ou consciente, nem lembranças, nem emoções. Ninguém sabe quando começo a "sonhar" de verdade. Mas, se utilizamos o córtex cerebral para sonhar, é claro que é impossível eu fazer isso agora. Mais adiante falaremos do meu sono e dos meus "sonhos".

Porém, é lógico que não estou sempre dormindo, pois preciso mover os músculos e encher os pulmões. Por isso, a cada vinte ou trinta minutos, entro numa fase mais ativa na qual tenho todo tipo de movimento. Eu já estabeleci uma espécie de ciclo: fico de vinte a trinta minutos quase sem me mexer, e então é como se acordasse e ativasse os movimentos respiratórios e do resto do corpo.

30 SALTOS POR HORA

Nesta semana eu começo a fazer um movimento circular com as pernas, semelhante ao de pedalar. Isso prova que eu me movo de forma cada vez mais coordenada.

Por exemplo, agora já cruzo os braços à frente do corpo. Nesta metade da gravidez, meus saltos atingiram o máximo, e consigo fazer trinta por hora. A partir deste momento, farei menos piruetas. Por um lado, o cérebro está amadurecendo cada vez mais e os circuitos que controlam os movimentos têm mais neurônios. Isso implica menos movimentos desnecessários. Aos poucos, eles também se tornarão mais delicados e harmoniosos, pois há mais hormônios monitorando o mesmo movimento. Além do amadurecimento do cérebro, meus movimentos serão menos amplos, porque meu espaço se reduzirá pouco a pouco, conforme eu for crescendo. Logo não poderei dar cambalhotas. Eu cresço mais rápido do que o líquido amniótico, e a piscina já está diminuindo, mas ainda é uma piscina. Mais tarde será apenas uma banheira.

MINHA PISCINA DE LÍQUIDO AMNIÓTICO

O líquido amniótico no qual estou suspenso é controlado por um sistema de entradas e saídas de líquido, que agora está funcionando em sua capacidade total. É como uma piscina que funciona com um sistema perfeitamente sincronizado e dinâmico. Quase tudo é urina, mas não tudo. Uma parte bem pequena provém das membranas, e outra dos pulmões, que fabricam seu próprio líquido para manter os brônquios sempre cheios. Mas quase tudo, mais de 95%, é urina. Isso porque agora praticamente urino 30% do meu peso todos os dias. Os fetos urinam muito mais do que os adultos. Mas a piscina também precisa ser esvaziada. E a responsabilidade de eliminar o líquido amniótico é principalmente minha. Isto é, eu engulo uma grande parte do líquido, e a outra, menos de 10%, é absorvida pelas membranas que me envolvem. Todos os dias, ingiro o equivalente a 25% do meu peso. Se meus pais bebessem o mesmo, gastariam uma fortuna em água!

PROPORÇÕES DE URINA ENTRE MIM E UM ADULTO

Um adulto que pese entre 60 e 70 quilos produz cerca de 1,5 litro de urina por dia. Eu ingiro diariamente 25% do meu peso. Isso seria equivalente a um adulto beber 15 litros de água por dia. A cada três dias, urino todo o meu peso e, a cada quatro, bebo todo o meu peso. É como se uma pessoa de 60 ou 70 quilos ingerisse a cada quatro dias 68 ou 69 litros de líquido.

Nesta metade do caminho, minha piscina de líquido amniótico já está se reduzindo, porque, proporcionalmente, o meu crescimento é mais rápido que o do útero da minha mãe, que é o recipiente que me abriga. Continua sendo uma piscina, mas agora menor, ainda satisfatória. Tenho uns 400 mililitros, quase meio litro de água, e todinha para mim. Portanto, preciso aproveitar essas últimas semanas com tanto espaço para me mexer, dar as derradeiras piruetas e saltos. Vou continuar crescendo muito, e logo não terei mais tanto espaço.

MEU DESENVOLVIMENTO SEXUAL

Meu desenvolvimento sexual tem componentes físicos e psicológicos. Muitas dessas mudanças acontecem antes de eu nascer. Como já mencionamos, minhas alterações físicas são causadas pela exposição ou não a hormônios masculinos. Quer dizer, se houver hormônios masculinos, desenvolverei o sexo masculino; se não houver, a evolução natural dos meus genitais será para o sexo feminino. Em 20 semanas, meus genitais estão perfeitamente definidos.

Se eu for menina

Nas mulheres, todos os futuros óvulos são produzidos antes do nascimento. Por volta desta semana 20, chego à produção máxima, com 7 milhões. Quando eu nascer, restarão cerca de 2 milhões, e na puberdade haverá aproximadamente 400 mil. Mesmo assim, são mais do que suficientes, porque uma mulher, em sua vida reprodutiva, pode produzir em torno de 400 óvulos, um a cada ciclo menstrual. A partir da semana 20, também começo a fabricar cada vez mais estrogênios, e essa produção atingirá o máximo na hora do parto. Quando eu nascer, toda a atividade dos meus ovários vai parar e ficar adormecida até os 10 ou 12 anos, ao iniciar-se a puberdade.

Se eu for menino

Como menino, meus testículos fabricam grandes quantidades de testosterona da semana 12 até a 24 e, mais para a frente, depois de um breve período, também ao nascer. Ao contrário do que ocorre com os óvulos, meus testículos produzirão novos espermatozoides continuamente, durante muitos anos. Como feto, já crio milhares de células que são precursoras do espermatozoide e também ficam adormecidas até a puberdade.

Durante a vida fetal, todo o meu corpo está exposto a altas concentrações de hormônios sexuais, especialmente o cérebro. Será que esses hormônios influem na determinação de aspectos psicológicos mais característicos de mulheres ou de homens? Comentaremos sobre isso na próxima semana.

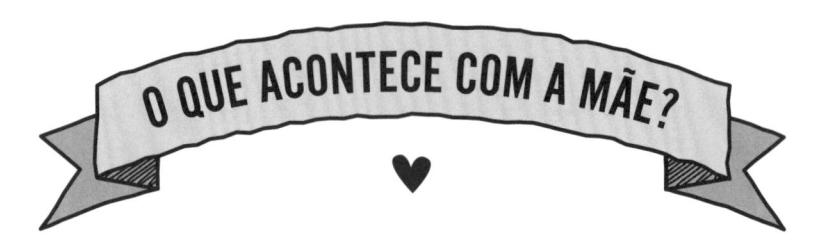

O QUE ACONTECE COM A MÃE?

Nesta fase, a mãe já deve sentir pequenas cólicas ou pressões na barriga, como se fossem empurrões bem sutis. Curiosamente, agora, na metade da gravidez, o útero chega ao umbigo e depois, na segunda metade, alcançará as costelas. Com 20 semanas de gestação, grande parte das mulheres já nota os movimentos do feto na barriga, mas outras não. Essa percepção é mais fácil a partir da segunda gravidez, e chega a ocorrer com quase um mês de diferença. Outro fator que pode influenciar muito é a localização da placenta, que atua como uma almofada. Quando ela está implantada na face anterior do útero, fica na frente do feto e amortece bastante a transmissão dos movimentos fetais para a parede abdominal. Se a gestante for muito magra, também poderá ter mais facilidade de sentir os movimentos fetais. Em compensação, se houver excesso de peso, eles talvez passem despercebidos. Algumas mulheres os percebem desde a semana 18; mas, se tudo correr bem, é perfeitamente possível não sentir o feto até a semana 24.

Como a pressão sanguínea se mantém baixa e a barriga está cada vez maior, talvez a mãe ainda se sinta cansada, com sono e um pouco enjoada. Com o crescimento gradual do útero, há posturas que ela terá mais dificuldade de manter. Além disso, se ficar deitada de costas, sentirá náusea, porque o útero comprime as veias que transportam sangue para o coração, como a veia cava. Por isso, não só por comodidade, a mãe deve ter muito cuidado e evitar deitar-se de costas. O ideal é dormir sempre de lado. Se for do lado esquerdo, ela só precisa ficar um pouco inclinada – porque a veia cava passa pelo lado esquerdo –, mas também pode deitar-se do lado direito, se quiser se manter mais inclinada.

O CUIDADO COM A SAÚDE BUCAL

Nesse período, é muito importante que a mãe cuide da higiene dental, pois, se ela apresentar algum problema bucal, como gengivite ou placa dentária, poderá haver maior risco de parto prematuro, caso os micróbios do sangue materno passem para o feto. Portanto, se tiver qualquer dúvida, a gestante deverá consultar um dentista.

Durante a gravidez, a mulher geralmente fica mais sensível à ocorrência de cáries. Porém, hoje se sabe que isso só acontece se ela seguir uma dieta prejudicial aos dentes, com excesso de doces, e relaxar nos hábitos de higiene bucal. A única coisa que parece realmente afetar o esmalte dos dentes são os vômitos recorrentes, por causa do ácido liberado pelos sucos gástricos. Por isso, é importante enxaguar bem a boca depois de cada vômito.

Na verdade, os hormônios podem influir no desconforto dentário, sobretudo nas gengivas. Algumas gestantes apresentam sangramentos com mais facilidade e podem ter inflamações como gengivite, que são bem desagradáveis. Mais uma vez, quanto mais higiene bucal cultivarmos, menos risco correremos.

Se for inevitável, não há problema em tratar uma cárie e até mesmo arrancar um dente. A mulher também pode se submeter a anestesia local ou realizar radiografia dentária.* Em geral, o momento ideal é no segundo trimestre, mas, se ela tiver sintomas evidentes, é melhor consultar o dentista, seja qual for o período. É claro que deve informar o profissional de que está grávida. Além disso, recomenda-se que antes de qualquer procedimento dentário seja feito um tratamento antibiótico para proteger o feto de uma eventual infecção.

---

* Com as doses de radiação atuais, mesmo uma radiografia direta do feto não é considerada arriscada; portanto, a radiografia dentária é menos ainda. De qualquer forma, deve ser realizada com controle profissional e indicação médica precisa.

EXAMES DO MEIO DA GRAVIDEZ

Nessa fase da gravidez há dois exames importantes a realizar: a ultrassonografia morfológica, geralmente por volta da semana 20, e o exame do segundo trimestre, entre as semanas 20 e 24. Nesta semana falaremos sobre a ultrassonografia.

• **Ultrassonografia morfológica**
Esse é um exame essencial, porque é o momento de medir o feto e também de realizar uma análise detalhada de toda a sua anatomia, órgão a órgão. Nessa ocasião, os médicos podem diagnosticar entre 85% e 90% das malformações. Portanto, essa é a ultrassonografia mais relevante de toda a gestação.

Todos os órgãos devem estar bem desenvolvidos, inclusive o cérebro, que é bastante liso porque ainda não tem as ranhuras típicas. No entanto, já contém diversas estruturas internas que agora podem ser vistas. Muitas das principais partes do cérebro, com exceção do córtex cerebral, já estão bem desenvolvidas, e tudo isso se verá perfeitamente na ultrassonografia.

O coração também será observado, para verificar se não existem anomalias graves.* E ainda se avaliará o funcionamento dos pulmões, do estômago, dos intestinos, do fígado e dos rins. A bexiga e a urina podem ser vistas perfeitamente, assim como os genitais, as mãos e os pés. Os médicos observarão se os dedos estão bem desenvolvidos, se as mãos se abrem e fecham bem, se os ossos são normais e se têm a forma adequada.

EMOÇÕES À FLOR DA PELE

Como esse exame é muito longo, o médico ficará um bom tempo olhando a tela concentradamente. Para os pais, é um momento especial e emocionante, pois pela primeira vez eles perceberão como o feto está grande e bem formado. Agora já é um bebê pequeno. A ultrassonografia vai ajudá-los a visualizar seu filho e sentir mais ainda o que os espera lá dentro.

---

* Com frequência associa-se à ecografia morfológica a ecocardiografia fetal (uma ecografia do coração do bebê). (N.R.T.)

A ULTRASSONOGRAFIA E O VÍNCULO DOS PAIS COM O BEBÊ

Esse exame estimula bastante o vínculo materno-fetal. Diversas pesquisas foram realizadas para avaliar o impacto do momento em que os pais veem o bebê no útero pela primeira vez. Memórias e abstrações precisam de percepções prévias. Imaginar um feto é bem difícil para uma pessoa que não é especialista no assunto; no entanto, se ela o observar numa imagem direta, o impacto será enorme, superintenso. Com isso, reforça-se o vínculo prévio que os pais, mas principalmente a mãe, já tinham com o bebê por meio das sensações físicas e das emoções. A visão na ultrassonografia proporciona-lhes uma representação mental do que até então era uma ideia abstrata, indefinida e mágica, criada a partir de seus pensamentos, sensações e desejos. Olhar o feto na tela, entrar no útero desse modo tão peculiar, ajuda os pais a concretizar essa figura imaginária e entender melhor o que é o feto, como pessoa e como paciente.

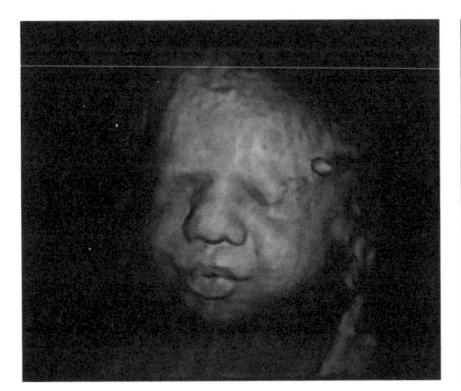

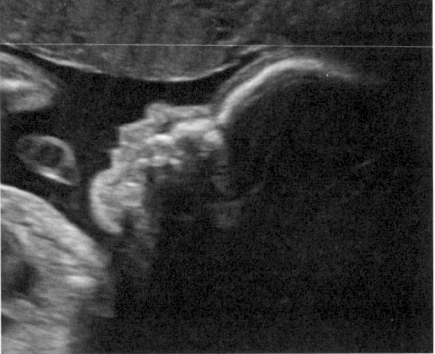

ILUSTRAÇÃO 10. ULTRASSONOGRAFIA DE 20 SEMANAS

SEMANA 21

COBERTO DE MANTEIGA

Nesta semana, até agora, meço entre 26 e 27 centímetros e peso cerca de 350 gramas. Sobre a penugem que me cobre, chamada lanugem ou lanugo, já se notam uns carocinhos brancos que se assemelham a manteiga, uma substância gordurosa e cremosa. É o vérnix caseoso, que começa a surgir no meu corpo e aos poucos vai me envolver cada vez mais. Quando eu nascer, parecerei estar todo coberto de manteiga. Segundo os médicos, esse vérnix protege a minha pele, principalmente no fim da gravidez. Ela agora é bem diferente do que será no final: ainda é bastante fina e suporta bem ficar mergulhada em líquido o tempo todo. Quando a gestação estiver perto de terminar, minha pele será mais semelhante à de um bebê, e então não aguentaria ficar submersa na água. Portanto, essa gordura lhe fará bem.

O vérnix caseoso é muito suave e sua função básica é me proteger no final da gravidez. Na hora de nascer, ele agirá como um creme protetor, deixando minha pele hidratada, além de me ajudar a manter a temperatura. Os enfermeiros que cuidarem de mim após o parto me deixarão com o vérnix por alguns dias até que ele se dissolva sozinho.*

Meu cérebro continua crescendo, migrando neurônios para a superfície e moldando as áreas que o formarão. Embora de fora ele pareça um único órgão, é um conjunto gigantesco de bilhões de neurônios e de cabos, que por sua vez formam bilhões de conexões entre eles.

OS HORMÔNIOS SEXUAIS E SUA INFLUÊNCIA NO DESENVOLVIMENTO CEREBRAL

Nesta fase da gravidez, num feto feminino os ovários começam a produzir estrógenos, que se tornarão mais abundantes até a hora do nascimento. No feto masculino, a testosterona, que tinha chegado a um nível altíssimo nas últimas doze semanas, passa a diminuir até quase desaparecer. Mas os

---

* Esta prática não é comum no Brasil. (N.R.T.)

hormônios influem nas diferenças entre homens e mulheres? Estudos científicos demonstraram que o cérebro feminino e o masculino são muito parecidos, mas não totalmente. Há diferenças de tamanho em diversas áreas cerebrais, e isso cria certas divergências no aspecto psicológico ou comportamental. Quanto à capacidade intelectual, também pode haver diversidades em determinadas funções que, às vezes, são realizadas melhor pelas mulheres e outras, pelos homens. No entanto, é apenas uma média, pois cada pessoa é única, e há inteligências de todo tipo em ambos os gêneros.

As diferenças entre mulheres e homens se explicam em parte pela genética, em parte pelos hormônios e em parte também pelo ambiente. Quanto à genética, está comprovado que, desde cedo, já são estabelecidas no embrião certas diferenças no cérebro masculino ou feminino, antes mesmo que existam órgãos sexuais e, portanto, hormônios sexuais no sangue. No entanto, esses hormônios, mais tarde, terão um papel muito importante. Pesquisas científicas concluem que os hormônios pré-natais influem tanto nas diferenças de comportamento entre sexos como nas distinções de forma entre cérebros de mulheres e de homens. Isso já havia sido demonstrado em animais, uma vez que várias espécies animais apresentam diferenças entre o cérebro masculino e o feminino, as quais são produzidas por hormônios. Nos seres humanos, os níveis de testosterona ao nascer estão relacionados às diferenças de comportamento entre meninos e meninas, ou às preferências por determinados jogos. Cerca de dez ou doze anos depois do nascimento do bebê, os hormônios também exercerão importantes mudanças no cérebro, que continuará crescendo e se modelando até uma idade bem avançada. A puberdade será igualmente um período de grandes alterações hormonais que atuarão sobre o cérebro.

De qualquer maneira, é importante lembrar que, apesar de a genética e os hormônios justificarem algumas diferenças, outros comportamentos característicos de homens e mulheres são determinados pelo ambiente e pela educação. Por exemplo, o fato de os homens reprimirem seus sentimentos ou emoções não tem a ver com os hormônios, mas sim com a educação e os conceitos de certo e errado, imposições que determinam nosso comportamento sem que percebamos.

A comunidade científica ainda não sabe muito bem o que define a sexualidade. Ao que tudo indica, não são os hormônios fetais, mas talvez ela seja estabelecida em grande parte antes do nascimento. Mais adiante, nós falaremos sobre isso.

MINHA NUTRIÇÃO

Agora, meu sistema digestório já está amadurecendo e em poucas semanas conseguirá absorver alimentos básicos. Por enquanto, embora o líquido amniótico que eu bebo tenha algumas proteínas, na prática é uma quantidade tão baixa que não faz muita diferença. Na realidade, eu continuo me alimentando por meio da minha mãe. Estou engordando a uma velocidade incrível: meu peso aumenta quase 5% ao dia, o que agora corresponde a uns 20 gramas diários. Não parece muito, mas é como se um adulto engordasse de 3 a 4 quilos por dia. Apesar dessa velocidade, meu crescimento é muito mais lento que o da maioria dos animais. Proporcionalmente, todos nós, primatas, crescemos bem mais devagar. Pouco a pouco, vou me formando, como se cozinhasse em fogo baixo, porque é supercomplicado o que tenho de desenvolver, sobretudo no cérebro. De fato, eu preciso de tanto tempo para elaborar o cérebro que o único jeito será nascer antes de tê-lo concluído, senão não haverá quem me tire daqui.

O LENTO CRESCIMENTO DOS SERES HUMANOS

O ser humano é um dos animais que crescem mais lentamente. A maioria dos primatas, como os macacos, por exemplo, também demora para crescer. Porém, se nos compararmos a uma ovelha, veremos que, proporcionalmente, ela cresce três vezes mais rápido do que uma pessoa. E um coelho o faz dez vezes mais depressa ainda. Essas velocidades têm certa relação com a vida, que é bem mais extensa entre os primatas. Os animais muito grandes têm gestações mais longas. Assim, um elefante e uma girafa, ao nascer, pesam bastante (mais de 100 quilos), mas a gestação do elefante dura 21 meses, e a da girafa, 14. Além do tamanho, outro fator fundamental, e que influi mais nos humanos, é a inteligência. Ao que parece, quanto mais complexo é um organismo, sobretudo o cérebro, mais lentamente ele cresce. A complexidade do cérebro influenciou na duração da gravidez. Saímos muito imaturos, pois o cérebro necessita de quase dois anos a mais para sermos minimamente autônomos. Porém, a cabeça do feto não pode crescer mais dentro da mãe, do contrário inviabilizaria o parto. A seleção natural nos deixou ficar no útero o máximo de tempo possível. Somos os animais que demoram mais para amadurecer, não só dentro do útero como também ao nascermos, porque só estaremos aptos a viver de maneira autônoma anos depois. Em geral, os primatas são muito fracos quando nascem, mas os seres humanos são mais do que todos.

SOU UMA MÁQUINA DE CONSUMIR CALORIAS

No momento, minha nutrição é perfeita: nunca posso me empanturrar. Não me alimento pela boca, mas sim pelo cordão umbilical, e meu corpo absorve só o que necessita. Agora, nesta fase da gestação, consumo umas 40 calorias por dia, quase 100 calorias por quilo, que seriam o equivalente, por exemplo, a uma fatia de pão. Portanto, o que minha mãe come é mais do que suficiente para mim; ela não precisa comer por dois, longe disso!

Para o meu peso, necessito de muito alimento agora, pois estou em pleno processo de formação. Quando eu nascer, precisarei da mesma quantidade ou até mais, mas depois, na infância, ela diminuirá pouco a pouco até eu me tornar adulto. Então precisarei de aproximadamente um terço do que necessito agora. Na prática, talvez eu acabe comendo bem mais, mas vou ter que me controlar. Felizmente, não posso fazer isso no momento.

DIETA EQUILIBRADA E SAÚDE

Um dos segredos para comer bem é se acostumar a fazer isso desde o início da vida. Conforme comentamos na semana 18, uma mulher jovem de 60 quilos precisa de umas 35 calorias diárias por quilo de peso. Um homem necessita de mais calorias porque pesa mais e tem mais massa muscular. Se fizer atividade física, ele gastará umas 40 calorias diárias por quilo. Porém, grande parte da população ingere muito mais calorias do que o recomendado, e isso tem consequências sérias para a saúde e a qualidade de vida.

Os hábitos alimentares dos pais influem bastante na dieta das crianças. A maneira como a família lida com a alimentação determina a forma como o bebê vai comer. É muito mais fácil ele adquirir bons hábitos alimentares se toda a família seguir uma dieta equilibrada. E essa influência começa na vida fetal. Embora a placenta regule a passagem de nutrientes para o feto, a gula e o ganho de peso excessivos não são bons para a saúde da gestante. Os fetos de mães que comem exageradamente também costumam comer demais nos primeiros anos de vida. Está provado que é muito difícil mudar os hábitos alimentares mais tarde. Por isso, no futuro, eles terão dificuldade de manter uma dieta de baixa caloria. A vida fetal e os primeiros anos da infância são essenciais para garantir hábitos alimentares saudáveis durante toda a vida.

> A vida fetal e os primeiros anos de infância são essenciais para garantir hábitos alimentares saudáveis durante toda a vida.

Vou ganhando peso

Quando eu nascer, precisarei de mais calorias no total, é claro, embora não mais por quilo. Nas duas ou três semanas finais vou ultrapassar os 3 quilos e então precisarei de mais de 300 calorias por dia. Minha mãe sempre me fornecerá o que eu necessito. Minha dieta é como a dela, preciso de açúcares, proteínas e gorduras. As gorduras chegam aos pedaços, pois não podem passar inteiras pela placenta. A placenta as corta em pedacinhos e eu as reconstruo no fígado. Com as proteínas grandes acontece o mesmo, também não chegam inteiras, e eu tenho que reconstituí-las.

As gorduras que a minha mãe me fornece podem ser muito distintas. Quanto mais qualidade tiverem, melhor. Porque eu uso as gorduras não só para armazenar energia, mas também para fabricar as membranas de todas as células. O tecido interno das artérias contém muita gordura, e os neurônios também precisam disso para se construir. Resumindo, as gorduras são muito importantes para o coração e o cérebro. Se minha mãe consumir gorduras boas, minhas artérias funcionarão melhor e o cérebro se constituirá melhor.

Então: "Mamãe, mande-me gorduras de boa qualidade, coma bem!!!".

AS GORDURAS INSATURADAS

Já é bem conhecida a importância de uma dieta que contenha mais gorduras insaturadas. Às vezes, elas também são chamadas de ômega 3, embora nem todas as gorduras insaturadas o sejam. Elas estão presentes em grande quantidade no azeite de oliva ou nos peixes gordurosos, e em diversos outros alimentos, e alguns fazem parte da dieta mediterrânea. São melhores para o corpo porque oxidam com menos facilidade e reduzem o risco de inflamações e arteriosclerose nas membranas dos vasos sanguíneos, sem falar nos grandes benefícios para o coração. As gorduras saturadas, pelo contrário, têm efeitos prejudiciais e podem provocar doenças cardiovasculares.

A influência da dieta da mãe sobre o feto ainda não é totalmente conhecida. Mas sabe-se que o feto obtém da mãe a maioria das peças básicas de que necessita para construir as gorduras em seu organismo. Por exemplo, para se desenvolver no útero, o cérebro do feto usa uma grande quantidade de gordura insaturada. Pesquisas sugerem que filhos de mães com níveis mais elevados de ácidos graxos insaturados em sua dieta têm um desenvolvimento neurológico melhor, mas essas conclusões ainda precisam ser comprovadas. Portanto, uma alimentação rica em gorduras insaturadas – como a dieta mediterrânea – tem efeitos positivos tanto para a mãe quanto para o bebê. Quem sabe nos próximos anos haja estudos que confirmem essa teoria!

O QUE ACONTECE COM A MÃE?

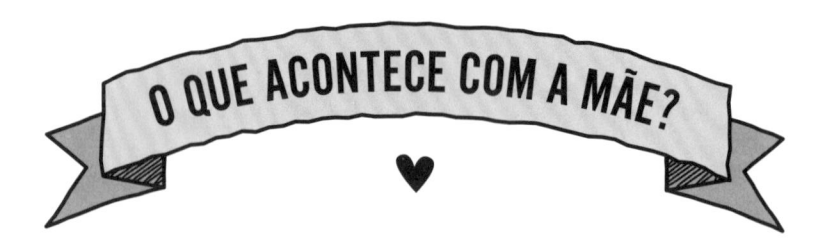

Esta semana prossegue com poucas mudanças. A barriga da mãe está bem grande e, se a tocarmos, veremos que o útero, esse volume que já é bem perceptível há semanas, chega ao umbigo, podendo ultrapassá-lo um pouco. O útero já está empurrando bastante para os lados, mas também para a frente. Os músculos do abdome estão cada vez mais separados. Quando faz força com os músculos da barriga para levantar-se, a mãe pode notar uma diferença em suas formas. Por exemplo, ao se esforçar para alongar-se, talvez ela perceba algo protuberante, acima do umbigo, que desaparece assim que ela deixa de fazer força. Isso ocorre porque os músculos do abdome se separaram um pouco, mas não há problema. Na maioria dos casos, é normal; mas, se quiser, a mãe poderá consultar o médico para ficar mais tranquila.

A DIÁSTASE DOS RETOS E A HÉRNIA UMBILICAL

Os retos abdominais são dois músculos que correm verticalmente no centro do abdome, popularmente conhecidos como "tanquinho", comum entre esportistas ou pessoas que treinam muito. Os músculos retos abdominais estão fixados no meio do abdome por um tecido fibroso que, na gravidez, costuma enfraquecer-se. Por um lado, pela pressão do útero, e, por outro, porque os tecidos estão muito mais elásticos. Assim, abre-se uma espécie de janela na qual, quando se faz força, aparece o conteúdo da barriga. Isso é conhecido como diástase e é bastante comum a partir da segunda metade da gravidez, no terceiro trimestre. Pode ocorrer em maior ou menor grau em quase dois terços das gestantes. Em geral, não costuma ser grave. Se não houver desconfortos, não é necessário fazer nada, mas alguns médicos recomendam o uso de uma cinta, que pode reduzir muito o incômodo, se houver. Após o parto, a mulher deve seguir o conselho do médico ou da obstetriz para recuperar os músculos e a forma natural do corpo.

Outras vezes, essa área protuberante aparece mais marcada no umbigo. Pode ser uma hérnia umbilical. Ela surge devido a um mecanismo semelhante ao da diástase retal. Em volta do umbigo não há tecido muscular, mas um tecido fibroso que atua como uma cinta para segurar os intestinos. Na gravidez, com a pressão e o aumento da elasticidade dos tecidos, ele pode relaxar excessivamente e ir para fora.

Muitos desses casos melhoram bastante ou desaparecem após o parto, mas é sempre aconselhável que o médico os avalie. Não é comum que eles persistam ou incomodem. Se isso acontecer, a gestante deverá consultar um especialista e fazer um tratamento. Às vezes, é preciso realizar uma pequena intervenção para corrigir o problema.

BENEFÍCIOS DE ACARICIAR A BARRIGA

Ainda foge ao conhecimento científico se o feto consegue sentir algo quando a mãe acaricia a barriga. Os especialistas alegam que isso não seria possível, pelo menos diretamente. Mas há tantas coisas que a ciência ainda não sabe!

Seja como for, ao acariciar a barriga a gestante secreta uma série de hormônios que podem atingir o feto, ao mesmo tempo em que estabelecem uma ligação especial. O bem-estar, as sensações agradáveis e o amor da mãe são sempre benéficos para o bebê, pois seu corpo relaxa e tudo flui melhor quando ela está em harmonia com a gestação.

O que o feto sente, desde o início da gravidez, são as vibrações. A vibração que a mãe sente no peito se colocar a mão ali quando fala, o bebê também sente no útero, embora seja bem mais sutil.

A IMPORTÂNCIA DE SENTIR-SE BEM

Em geral, o toque durante a gravidez é bom. A psicologia e a neurociência têm demonstrado cada vez mais que ele reforça os circuitos cerebrais associados a emoções positivas. Quando fortalecemos as emoções positivas, reestruturamos o cérebro e suas conexões internas. Os circuitos mais usados revigoram-se e os menos usados se reduzem. Portanto, é importante criar tendências e hábitos de pensamento. Pensamentos positivos atraem pensamentos positivos, e pensamentos negativos atraem pensamentos negativos. Já comentamos que as emoções, assim como os pensamentos, são atividades elétricas do cérebro. Na verdade, não são nada. Somos nós que as criamos. Mas há poucas coisas com tanto poder para nos deixar bem ou mal.

Nós mesmos iniciamos o circuito do medo, do desgosto ou da depressão. O cérebro vagueia e não para de pensar, e se nos descuidarmos isso criará problemas e fará com que um simples medo se torne algo quase real. Podemos sentir tudo o que o cérebro propõe, e o que mais tememos sentir acabamos de fato sentindo. Mas, como já vimos, são apenas circuitos elétricos, construções sobre o nada. O poder do cérebro é incrível. E o importante é que, se ocorrer o contrário, o efeito será o mesmo. A intensificação dos circuitos positivos cria em nós um estado de espírito positivo, como se abríssemos a mente para fora. A neurociência moderna já demonstrou que as técnicas que induzem ao bem-estar e ao relaxamento, baseadas na meditação (também chamada de *mindfulness*), modificam realmente algumas conexões cerebrais, com poucas semanas de prática. Os praticantes de meditação experientes conseguem reduzir a atividade de base, essa tendência do cérebro a ficar vagueando, pensando sem parar. Dependendo do nosso humor, acabamos encontrando motivos para justificá-la.

Uma das grandes descobertas da neurociência nos últimos vinte anos é que o cérebro pode mudar fisicamente se o treinarmos para pensar diferente.

CULTIVAR A MENTE DURANTE A GRAVIDEZ

Obviamente, não pretendemos converter todo mundo em praticantes profissionais de meditação que conseguem reduzir sua frequência cardíaca à vontade. Além disso, é dificílimo controlar tudo o que influencia em nosso estado de espírito. Mas esse hábito tem contribuído para aliviar problemas psicológicos ou doenças graves. Portanto, é importante levar isso em consideração na gravidez. As carícias e o toque na barriga, aliados à meditação, ajudam a atenuar os medos. A mente materna tem muito poder para conduzir a aventura da gravidez num ambiente de calma, alegria e esperança, superando os temores, a ansiedade e o estresse psicológico e físico.

Resumindo, cultivar a mente durante a gestação é uma ferramenta valiosa que aumenta a qualidade de vida. Além disso, há vários recursos disponíveis de apoio à gestante. Nessa mesma linha, a educação pré-natal tem como objetivo preparar a mulher para o parto e oferecer-lhe suporte total para manter o equilíbrio e o bem-estar psicológicos num momento da vida tão importante e com tantas mudanças iminentes.

ESTRIAS À VISTA

É bem possível que a gestante comece a notar marcas na pele: são estrias. Elas aparecem principalmente nas laterais da barriga e nem sempre são visíveis.

Isso ocorre por uma reação da pele ao alongamento forçado para dar mais espaço ao feto, que cresce a cada dia que passa. As estrias são como pequenas cicatrizes, de cor entre o rosa e o marrom, e tendem a se alastrar depois que aparecem.

Também é comum elas surgirem no peito, nos quadris, nas nádegas e nas pernas. Podem ocorrer em qualquer pessoa, mas algumas são mais suscetíveis do que outras, assim como umas têm muita facilidade de cicatrização e outras não.

Porém, as estrias são muito menos frequentes nas mulheres que se alimentam bem e, principalmente, nas que aumentam de peso paulatinamente.

COMO PREVENI-LAS?

O principal estímulo das estrias é o estiramento da pele num espaço de tempo muito curto. A ocorrência de estrias, como quase tudo na vida, depende da predisposição, mas também, em grande medida, dos cuidados da gestante. Manter uma alimentação saudável reduz a possibilidade de elas aparecerem. Hidratar a pele com cremes também é útil. Mas o mais importante é ter uma dieta equilibrada e um aumento de peso o mais progressivo possível.

A primeira coisa que a gestante deve fazer ao perceber as estrias é não se desesperar, pois, até o final da gravidez, a pele irá se adaptando ao volume do útero. Se a mãe engordar mais do que o normal, poderão surgir mais estrias. Portanto, é necessário controlar o aumento de peso desde o início, para evitar que seja brusco. Outro hábito essencial é manter uma atividade física – fazer caminhadas regulares diariamente, aulas de ginástica ou um esporte moderado. Todas essas medidas ajudam a prevenir as estrias.

SEMANA 22

MINHA FÁBRICA DE SENTIMENTOS E EMOÇÕES

Nesta semana, tenho quase 28 centímetros de altura e peso 440 gramas. Em meu rostinho já haviam se formado as pálpebras, e agora surgem as sobrancelhas e os cílios. Eu ainda não consigo abrir os olhos porque as pálpebras continuam coladas; estão presas por uma pele finíssima que dentro de algumas semanas será removida para que eu possa abri-las.

Meus lábios também estão cada vez mais delineados, e nas gengivas já tenho uns carocinhos que logo acumularão cálcio. Mais para a frente, eles se transformarão nos dentes.

Nesta fase, as conexões entre todos os meus órgãos e o cérebro ainda são bem rudimentares. Os ouvidos já captam vibrações, mas, como o córtex do cérebro ainda não está formado, não consigo processá-las, tampouco memorizá-las. Elas chegam até mim bem apagadas, distantes; o que ouço é basicamente a voz da minha mãe. Daí surgirão as primeiras sensações sonoras. Mas as primeiras conexões ainda não estão lá; os circuitos por onde passará o som e o depósito que guardará minhas lembranças, meu baú de memórias, ainda não estão funcionando. Então, os sons chegam, mas não são gravados em lugar nenhum nem há nada que os interprete.

Enquanto isso, milhões e milhões de novos neurônios continuam a nascer diariamente no centro do meu cérebro e iniciam sua jornada para o córtex. Milhares e milhares de novos cabos são colocados todo dia em cada milímetro do cérebro, à espera de que, no final da gravidez, comecem a ser usados e com isso se conectem e formem os circuitos da minha futura inteligência.

MEU SISTEMA EMOCIONAL

A formação dos circuitos da minha inteligência é tão complexa que será a última coisa a ser concluída. Na verdade, quando eu sair do útero da minha mãe, essa máquina complicadíssima estará construída pela metade.

Mas a atividade de construção não para, e as partes mais básicas do cérebro estão cada vez mais conectadas. Quer dizer, básicas, mas nem tanto, porque no futuro terão grande função de comando. A partir desta semana completam-se as conexões principais de um sistema que será muito importante na minha vida: o sistema límbico. É uma parte do cérebro localizada abaixo do córtex, bem no centro. Chama-se sistema porque é composto de muitas pequenas partes, diversos núcleos de neurônios que se conectam entre si. São uma parte essencial desse supercomputador que, na realidade, é formado por outros computadores menores, que ficam juntos e conectados. Todos são importantes, mas têm funções diferentes, algumas muito específicas e únicas, e outras compartilhadas por vários desses minicomputadores, que são interdependentes e trabalham uns com a ajuda dos outros. No sistema límbico se produzirão muitas das minhas emoções. Esse sistema de conexões que está prestes a ser concluído será a caixa onde se fabricarão os impulsos que me permitirão sentir e agir. O sistema límbico é que me fará sentir medo, porque ativará as tonsilas cerebrais, duas bolinhas minúsculas que se conectam com outras partes do cérebro e criam o medo. Ele também fará com que eu me sinta mais expansivo e positivo, e para isso ativará a parte frontal do cérebro esquerdo. Quando eu estiver mais negativo e mal-humorado, é a parte frontal do hemisfério direito que será ativada.

O SISTEMA EMOCIONAL

Durante muito tempo se acreditou que os sentimentos e as emoções não tinham uma localização precisa no cérebro, mas hoje se sabe que são uma atividade elétrica como qualquer outra. Ou seja, quando pensamos em uma operação matemática ou sentimos medo, ambas as coisas respondem a uma atividade elétrica pura e simples. De fato, os sentimentos e as emoções até definem nossos conceitos do que é moral, bom e ruim. E é normal que o façam, porque têm uma explicação evolucionária muito forte. Ou seja, os sentimentos são um mecanismo que a seleção natural nos deu para sobreviver. Nosso cérebro foi gerado pela evolução natural durante centenas de milhões de anos; quase 1,5 milhão de anos, se começarmos a contar a partir do surgimento dos primeiros hominídeos. E esse cérebro praticamente não teve tempo de mudar nos últimos 10 mil anos, desde o advento da agricultura. É por isso que os psicólogos evolucionistas afirmam que temos um cérebro da idade da pedra em um crânio moderno.

As emoções são mecanismos projetados para nos fazer agir sem pensar. Ter medo do desconhecido é um mecanismo de sobrevivência, assim como dar importância ao que os outros falam de nós. Os indivíduos que mais prezavam sua imagem perante os outros tinham maior probabilidade de se reproduzir e assim perpetuar seus genes. E o sentimento de defesa da integridade e do ego, seja direto, por nos sentirmos agredidos, ou indireto, porque alguém nos ultrapassa de carro, é puramente automático, deriva de emoções bem primitivas, semelhantes à que teria um macaco na floresta ao ver outro macaco tentar pegar a fruta antes dele.

Todos esses sentimentos e emoções foram concebidos como uma resposta às limitações de determinada época. Hoje em dia, é óbvio, não teriam sido criados assim. Tudo isso é processado, não de forma exclusiva, mas principalmente, no sistema límbico, que, nas próximas semanas, terá muitas ligações com o córtex cerebral e o pensamento consciente. Ele terá inúmeras conexões com o córtex cerebral e com o corpo, já que é possível estimular uma emoção com um pensamento ou com uma sensação física, e, é claro, igualmente o contrário.

O CRESCIMENTO DO MEU CORAÇÃO

Meu coração, embora não pareça, porque no momento só tem 2 centímetros, está crescendo e bombeando cada vez mais sangue e em maior velocidade. Continua a 150 batimentos por minuto. O volume do meu sangue ainda é muito pequeno, cerca de 50 mililitros – o equivalente a uma xícara de café –, bem menos do que os 6 litros da minha mãe.

Meu sangue está em constante movimento, transportando oxigênio e nutrientes rapidamente para que eu continue me formando. É por isso que o coração bate tão rápido. É uma bomba capaz de conduzir todo o meu sangue pelo corpo três vezes por minuto. Ou seja, em uma hora, transporta 9 litros e, em um dia, mais de 200. Meu coração de 2 centímetros movimenta 200 litros de sangue por dia, e em dois dias poderia encher uma banheira. É um músculo que não se cansa; faz semanas que ele pulsa várias vezes por segundo, e nunca mais vai parar enquanto eu viver. Se qualquer outro músculo fizesse todo esse esforço, em poucos minutos me provocaria dor e no fim deixaria de funcionar por exaustão. Mas o coração não se cansa, suas fibras musculares são únicas e se recuperam bem depressa entre um batimento e outro. Ele foi criado para ser assim.

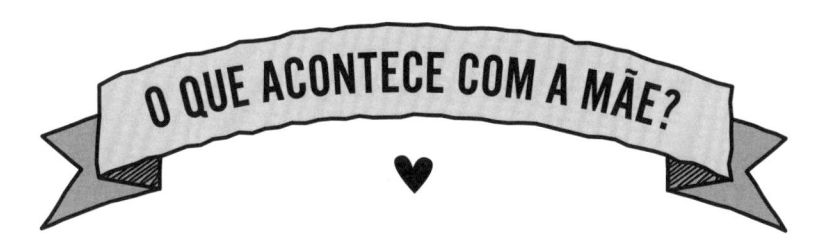

O QUE ACONTECE COM A MÃE?

A gestante já aumentou bastante de peso, entre 5 e 6 quilos. Talvez ela comece a sentir desconforto e compressão no púbis porque o útero está crescendo, mas ainda são muito leves.

A partir de agora, a mãe pode adotar o hábito de sentar-se com as pernas elevadas e movimentar os pés em círculos para ajudar a circulação do sangue, como quando viajamos de avião. Outro hábito saudável, por exemplo, é caminhar diariamente em passo rápido. Mas uma coisa é andar e outra, muito diferente, é ficar parada. Isso faz os pés incharem mais. Nesta fase ainda não deve ser necessário, mas, se as pernas incharem, a mãe pode dormir com uma almofada entre elas e mantê-las um pouco elevadas para ajudar o sangue a voltar ao corpo.

Caso inchem as mãos e os pés, uma boa opção é mergulhá-los em água morna com duas ou três colheres de sal grosso. Podem ser sais de banho ou sal de cozinha. Se a mãe fizer isso durante 15 a 20 minutos por dia, sentirá bastante alívio.

BANHOS DURANTE A GRAVIDEZ

Em uma gravidez normal, não há nada que impeça a gestante de tomar banho de corpo inteiro. Uma coisa com a qual ela deve tomar muito cuidado são os banhos de mar ou piscina. O ideal é entrar na água pouco a pouco e nunca de estômago cheio, sobretudo se fizer muito calor ou a água estiver fria demais. É bem importante acostumar o corpo antes de mergulhá-lo completamente na água. Também é recomendável evitar a exposição direta ao sol por muito tempo, pois, devido à grande mudança de temperatura, a mãe pode sentir tontura quando se levantar ou entrar na água. Evidentemente, não é o melhor momento para mergulhar de cabeça nem para pular bruscamente na água.

Os banhos de água quente ou morna durante a gravidez não oferecem nenhum problema para a gestante; pelo contrário, podem ser bem relaxantes, especialmente se ela apresentar inchaços ou retenção de líquido. Porém, é bom evitar temperaturas muito altas, pois podem interferir na tensão arterial e provocar enjoos e vertigens. Por fim, são contraindicadas as saunas e os *spas* com duchas alternadas de água fria e quente.

SEMANA 23

A COR DOS MEUS OLHOS E DA MINHA PELE

Nesta semana já tenho uns 29 centímetros e peso quase 500 gramas. Estou me aproximando da fase que os médicos chamam de viabilidade fetal. Isso será na próxima semana.

No momento, minhas pálpebras ainda estão fechadas, mas daqui a pouco se abrirão.

Minha pele já começa a acumular melanina e cada vez se parece mais com a que terei depois de nascer, mas ainda é muito frágil e enrugada porque é finíssima. A partir de agora, a cada semana ficará menos transparente, pelo efeito da melanina, que é o seu pigmento. Ela dá cor à pele, em maior ou menor intensidade; assim, quando eu tomar sol, ela ficará morena para se proteger.

A COR DA MINHA PELE

Os melanócitos são as células responsáveis pela fabricação da melanina. A partir desta semana surgem os melanócitos e eu passo a acumular melanina, embora nessa fase da gestação ainda seja em quantidade mínima.

Neste período, começará a evidenciar-se em minha pele se vou ser negro ou moreno, de pele escura ou mais clara. Se eu for um bebê branco, a mudança será mínima; mas, se eu for negro, a pele passará a escurecer. No entanto, quando eu nascer, não será tão escura como depois, à medida que eu for crescendo, graças ao efeito da luz e do sol. Mas agora já tenho um pouco de cor. O mesmo acontecerá se eu for um bebê de origem asiática. Com 20 semanas, a pele de todos os fetos é igual. Porém, se até esse momento não tiver havido nenhuma distinção na pele, a partir da semana 23 a cor do feto começará a se destacar.

A COR DOS MEUS OLHOS

Ainda não se sabe de que cor serão meus olhos. A íris só se pigmentará alguns meses depois que eu nascer. Na hora em que nascemos, todos nós temos olhos de cor semelhante, um azul acinzentado.

A cor dos meus olhos vai depender dos meus genes. Como cada um dos meus pais tem dois genes, cada gene traz uma cor indicativa dos olhos, mas há alguns genes que mandam mais do que outros: os genes dominantes.

Aqueles que não mandam são chamados de recessivos. Os genes que trazem cores claras quase sempre são recessivos, e os que trazem cores escuras quase sempre são dominantes. Resumindo: quando um gene marrom se encontra com um gene azul, quem manda é o marrom. Para serem azuis, os dois genes devem ser azuis.

Mesmo que a mãe tenha olhos claros, se o pai tiver olhos escuros é mais provável que a criança saia com olhos escuros. Porém, em alguns casos pode acontecer o contrário. Por exemplo, se o pai tiver um gene de olhos azuis, que não foi expressado, e o transmitir a seu filho e a mãe também for portadora do gene de olhos azuis, mesmo que não o tenha expressado, o filho poderá ter olhos azuis. É por isso que um filho de pais com olhos negros pode ter olhos azuis, porque cada progenitor lhe passou seu gene azul, embora nenhum deles tenha manifestado essa cor em seus olhos.

Quanto à cor da pele e do cabelo, o processo é semelhante. Portanto, os pigmentos do cabelo, que só veremos no futuro, dependerão dos genes que o feto receber. Não é comum que o filho de pais com cabelos castanhos seja loiro, mas pode acontecer se os dois progenitores tiverem um gene loiro que não expressaram e o passarem ao filho. O gene castanho sempre mandará no ruivo, e o negro sempre mandará no castanho.

Com a pele ocorre a mesma coisa. A união de um homem negro com uma mulher branca sempre vai gerar crianças mestiças ou com mais tendência a serem mestiças. Porém, se o homem mestiço carrega um gene da mãe e depois se casa com uma mulher branca, pode ter um filho branco e outro mestiço. E, se duas pessoas mestiças se juntam, podem ter um filho negro e outro branco.

MEUS OSSOS E MÚSCULOS, CADA VEZ MAIS FORTES

Pouco a pouco, meus ossos continuam acumulando cálcio. Eles vão endurecendo do centro para fora, então ficam cada vez menos cartilaginosos e ganham densidade. Esse processo está começando agora, mas permanecerá por vários anos depois do meu nascimento.

Os músculos também ganham força. Agora já consigo fazer movimentos mais sofisticados, ou seja, mais harmoniosos, mais lentos. Isso porque minhas conexões nervosas estão mais complexas. O espaço que tenho para me movimentar está se reduzindo e não posso mais fazer todas as piruetas que fazia até pouco tempo atrás. Antes dava cambalhotas, pulava e ficava na vertical. Agora continuo me mexendo, mas em um espaço menor. Na verdade, a maior parte do tempo, passo dormindo.

MEUS INTESTINOS CONTINUAM CRESCENDO

Eles já estão completamente formados e absorvem todo o meu líquido. Eu bebo três ou quatro vezes mais do que um adulto em condições normais. A cada meia hora, ou até 60 minutos, meu estômago se enche. E, a cada 60 minutos, ele se esvazia. Os adultos enchem o estômago três ou quatro vezes por dia e o esvaziam mais três ou quatro vezes. Eu faço tudo isso a cada 30 ou 60 minutos: encho-me e esvazio-me de líquido. Assim, enchendo e esvaziando todo esse líquido, meus intestinos vão praticando.

Primeiro o intestino só absorve líquido. Mas logo começará a absorver açúcar e proteínas que flutuam no líquido amniótico. Ou seja, além de eu engolir essas substâncias, meu intestino passará a assimilá-las e transportá-las para o meu sangue, embora, por enquanto, em pequenas quantidades e só como treino.

O intestino é uma máquina supercomplicada, pois precisa retirar da comida a energia e os nutrientes necessários ao corpo durante a vida.

Agora a máquina está se preparando para absorver proteínas e gorduras de diferentes tamanhos. Muitas delas terão de ser picadas para poder ser absorvidas. O intestino inicia seu treinamento de forma ainda bem precária.

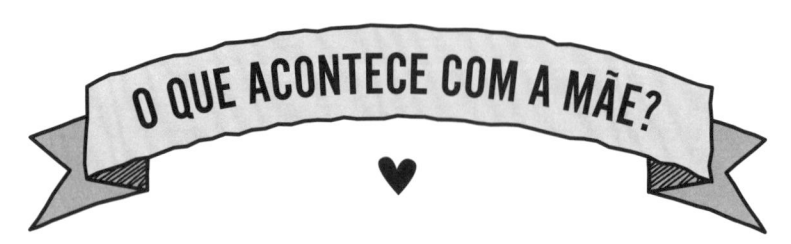

O QUE ACONTECE COM A MÃE?

Nesta fase, a mãe geralmente não sente nenhum incômodo; tem um pouco de barriga, que já ultrapassa o umbigo, mas ainda é pequena. Os pontapés já são percebidos, bem como alguns movimentos do feto, e quem puser a mão na barriga da gestante também os sentirá.

Talvez ela tenha um pouco de prisão de ventre, porque o intestino funciona mais lentamente e a digestão às vezes se torna mais pesada. A mãe também pode sentir certa acidez ou ardor no estômago. Isso ocorre, em parte, porque o esvaziamento gástrico é mais lento. O estômago produz o ácido necessário para a digestão, mas, se demora para esvaziar, o ácido é retido excessivamente no estômago e sobe até a boca do estômago, causando esse mal-estar. Outro motivo para isso é que o útero, cada vez maior, pressionará para cima e deixará menos espaço para o estômago, que, com a inclusão do ácido, também exercerá pressão.

A PRESSÃO SANGUÍNEA

Agora a pressão volta a subir. No início da gravidez, ela havia baixado, e por isso a mãe enjoava muito, mas agora está aumentando progressivamente, o que faz diminuírem as náuseas. O útero vai aumentando de tamanho e exerce pressão sobre tudo o que está ao seu redor, incluindo as veias que levam o sangue ao coração. Havendo mais pressão sobre elas pela opressão do útero – também pela desaceleração dos sistemas digestório e respiratório –, as pernas continuarão a inchar. Isso, a partir de agora, não vai melhorar, pois o útero precisa crescer ainda mais. Durante o sono o problema é menor, porque então o corpo descansa realmente.

INCHAÇO NAS PERNAS

Se esta fase da gravidez coincidir com o verão, as mulheres que apresentam muito inchaço nas pernas devem mantê-las elevadas. Mesmo que não esteja quente, isso é recomendável, além do uso de meias de compressão. De qualquer forma, é importante que as pernas descansem.

DORES LOMBARES

Outra coisa que costuma ocorrer nesta fase é um desconforto lombar. A mãe pode sentir dor nas costas e ter dificuldade em encontrar uma posição confortável. O incômodo aumenta a partir do terceiro trimestre, mas agora talvez ela já comece a senti-lo, principalmente se for sujeita a problemas lombares ou tiver algum desvio na coluna.

Para evitar essas dores, é importante que ela pratique um pouco de exercício. A atividade física durante a gravidez permite manter o tônus muscular, o que é muito útil.

ATIVIDADE FÍSICA

Qualquer atividade física que já tenha sido feita antes da gravidez, se não for extenuante nem de risco, pode continuar a ser praticada. Mas, a partir de determinado momento, não é prudente manter certos tipos de atividade.

A natação e a ioga são práticas esportivas muito adequadas ao período de gestação, assim como certos exercícios de pilates, principalmente os que favorecem o tônus muscular. Por outro lado, é bom evitar todas as modalidades de esporte que possam causar contusões. A corrida é permitida, mas só durante alguns meses.

A atividade física realizada com moderação contribui para melhorar e prevenir estrias e dores lombares, porque fortalece a musculatura dessa parte do corpo. E isso é altamente recomendável, agora que a mãe carrega uma "mochila" pesada com alguns quilos a mais.

Além disso, a prática de exercícios tem um duplo efeito: físico e psíquico, pois produz endorfinas e ajuda a relaxar. Se a mãe já costumava realizar alguma atividade antes da gravidez, pode continuar a fazê-lo, mas, dependendo do risco envolvido (contusão ou quedas), é bom ficar atenta ao melhor momento para interromper a prática. Se, por exemplo, antes da gravidez ela caminhava muito, pode seguir caminhando desde que a atividade seja bem tolerada e que seu ritmo e intensidade sejam adaptados à gravidez. Se após uma longa caminhada a gestante chegar bem em casa, não há inconveniente em prosseguir com os passeios. Caso inchem os tornozelos, pés ou pernas, é melhor optar por outro tipo de exercício, como a natação.

SEMANA 24

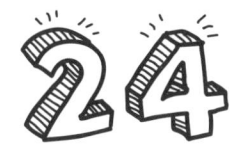

É PRECISO CONTINUAR ESPERANDO

Nesta semana já tenho uns 30 centímetros de comprimento. Estou crescendo quase um centímetro por semana. E agora já peso quase 600 gramas.

Embora eu ainda não perceba nada do que está acontecendo comigo e seja um feto bem pequeno, cheguei a um momento muito importante.

Os médicos do mundo inteiro concordam que nesta semana 24 se define a minha viabilidade fetal. Isso significa que, se eu tivesse que deixar o útero materno agora por algum motivo, meu organismo já poderia viver fora. Nesta semana, eu já poderia sair. No entanto, esse é um conceito médico teórico: eu sozinho certamente não sobreviveria nem por meia hora. Mas, com a ajuda dos médicos, sim. Ou seja, até o momento, se eu fosse expelido do útero de repente, nem com o apoio dos médicos eu sobreviveria; mas a partir de agora, se eles me dessem um belo suporte, eu provavelmente conseguiria. O que mudou? Pouco a pouco, meus pulmões amadureceram. Eles não têm quase alvéolos, mas com muita dificuldade poderiam começar a captar um pouco de ar e levar oxigênio para o meu corpo. É claro que eu precisaria estar conectado a um respirador numa unidade de cuidados intensivos neonatais. Meus intestinos também já poderiam absorver um pouco de alimento, mas eu teria de recebê-lo gota a gota, e os nutrientes seriam administrados pelo sangue, o que os médicos chamam de nutrição parenteral. Ainda não sou capaz de realizar sozinho muitas das funções que realizarei depois de nascer, aos nove meses. Se eu saísse agora, não poderia controlar bem minha temperatura nem a pressão arterial. Em suma, sou superdelicado e por enquanto tenho de viver aqui, e não lá fora. Mas, se eu tivesse um bom apoio hospitalar, com incubadora e oxigênio, a partir desta semana conseguiria sobreviver.

A VIABILIDADE FETAL

Em muitos países, a viabilidade fetal é estabelecida a partir da semana 24. Nos sistemas de saúde de boa qualidade, cerca de metade das crianças nascidas com 24 semanas de gestação conseguem sobreviver. É lógico que, com esse tempo de gravidez, muitos dos órgãos ainda se encontram bem imaturos. Mas, se o bebê for submetido aos cuidados intensivos de profissionais altamente especializados – neonatologistas –, poderá atingir maturidade suficiente para sobreviver de forma adequada. Evidentemente, essa não é uma situação normal, já que a gestação dura 40 semanas e os médicos sempre fazem o possível para evitar que o nascimento ocorra antes de 37 semanas, no mínimo.

O PESO, CONFORME O SEXO

Na ocasião do nascimento, um menino pesará em média 300 gramas mais do que uma menina. A partir de 24 semanas de gravidez já é possível notar pequenas diferenças de peso entre fetos femininos e masculinos. No início, são minúsculas, mas no decorrer do processo serão cada vez mais perceptíveis. É claro que estamos falando de forma geral, porque há casos específicos em que as meninas pesam mais do que os meninos.

MEU SISTEMA NERVOSO

Meu cérebro continua crescendo a uma velocidade incrível; nele ainda nascem milhões de neurônios diariamente, embora bem menos do que no início, e meu sistema nervoso vai colocando-os em seu lugar. Além disso, milhões de neurônios já existentes se conectam a cada dia. Ao mesmo tempo, os "cabos" que os conectam, denominados axônios, cobrem-se de mielina, uma substância que os isola e permite que a eletricidade circule por eles para transmitir informação. Porém, enquanto tudo isso acontece, também comecei a eliminar milhões de neurônios. Meu cérebro se forma de maneira curiosa, como uma árvore que cresce com muito mais galhos do que necessita e depois poda os que sobram para ficar perfeita.

A CURIOSA FORMAÇÃO DO CÉREBRO

Já discutimos o processo de migração pelo qual os neurônios que são fabricados no centro do cérebro realizam uma viagem para a área externa, onde o córtex começa a ser configurado. Nesse momento, por volta do quinto mês de gravidez, o processo de migração é muito intenso. Esses neurônios vão chegando e, gradualmente, alguns deles começam a se conectar. Mas agora também se iniciou um processo muito importante para o desenvolvimento do cérebro do futuro bebê, embora a ciência ainda não o compreenda perfeitamente. Milhões de neurônios começaram a destruir-se de forma programada.

O cérebro humano cria bilhões de neurônios e conexões, e depois faz essa "poda" para deixar só os mais importantes. Assim, na vida intrauterina, o cérebro eliminará metade ou mais dos neurônios que criou. Depois, nos dois primeiros anos de vida, removerá também muitas das sinapses (conexões) que criou no final da gravidez e nos primeiros meses. Essa remoção de células e conexões é fundamental para manter apenas os circuitos exclusivamente necessários. Assim, ter neurônios a mais e muito conectados não é bom, porque isso parece promover uma desorganização no funcionamento do cérebro. Dentro de algumas semanas, voltaremos a este assunto.

MINHAS PRIMEIRAS SENSAÇÕES

A partir desta semana, meu córtex cerebral passa a estabelecer suas primeiras comunicações com a parte inferior do cérebro. Eles são os primeiros circuitos que vão conectar meu pensamento ao meu corpo. E assim, a partir da semana 24, começam a se conectar circuitos que levam sensações ao córtex cerebral. Entre essas sensações está a dor, é claro. Algumas semanas atrás já havia conexões que iam da pele aos núcleos da base, a parte mais baixa do cérebro. Os neurônios da minha mão já enviavam sinais para a medula espinhal e dali para os gânglios da base do cérebro que recebem esse sinal, chamados tálamos. A partir desta semana, os tálamos estão estabelecendo conexões com o córtex. Como sempre, aqui tudo acontece muito devagar. Essas conexões não funcionam bem, porque em primeiro lugar chegam os "cabos", mas depois é preciso isolá-los, cobri-los de mielina. Caso contrário, nenhum sinal pode ser transmitido. A partir de agora eles começarão a ser mielinizados pouco a pouco. Por isso, apesar de serem bem preliminares, já poderia haver sinais de dor chegando ao meu córtex cerebral. Assim, os médicos acreditam que, embora de forma bem primitiva e não consciente, eu seria capaz de sentir pela primeira vez algum sinal semelhante ao que se conhece como dor. Se eu tivesse que ser espetado ou operado cirurgicamente como feto, já precisaria ser anestesiado.

Meus movimentos musculares provam que alguns circuitos mais complexos começam a se conectar no cérebro. São cada vez mais harmoniosos porque já há mais neurônios para controlá-los. No início, os movimentos se deviam à ação de uns poucos neurônios sozinhos, embora fossem muito básicos, rudes, mais semelhantes aos de um animal. Mas os seres humanos se caracterizam e se distinguem dos animais pela inteligência e pela sutileza dos movimentos. Essa sutileza, que pode ser milimétrica, é obtida quando há muito mais neurônios conectados controlando um movimento. Quando eu sair do útero e for um bebê, uma das maneiras que os médicos terão para avaliar meu desenvolvimento intelectual será o que eles chamam de controle motor fino, ou seja, a precisão dos meus movimentos, a precisão e delicadeza ao agarrar objetos. Todos esses circuitos já estão sendo montados no cérebro, com mais conexões; portanto, cada vez me moverei com mais sutileza. Meu cérebro está se tornando uma máquina de alta precisão. Fazia algumas semanas que eu tinha começado a movimentar as mãos, abri-las e fechá-las, mas aos poucos consigo movê-las de maneira mais lenta e compassada.

O CONTROLE MOTOR FINO DAS MÃOS HUMANAS

Muitos animais têm a maior concentração de terminações nervosas na boca, porque é com esse órgão que interagem com o mundo, que se alimentam e carregam suas crias e no qual necessitam de mais precisão. Bem mais do que nas mãos, que é o que os primatas e os humanos têm mais desenvolvido.

Mas a capacidade que os humanos têm de controlar as mãos é única no mundo animal, apesar de a partilharmos com nossos antepassados. Poder decompor tanto o movimento é uma habilidade exclusiva dos humanos, nem mesmo um macaco é capaz de fazê-lo. As mãos humanas são as partes do corpo que permitem transmitir melhor a inteligência que nos diferencia.

A precisão dos movimentos realizados pelas mãos humanas se deve ao fato de os músculos estarem conectados a um número imensamente superior de neurônios. Por isso, embora os humanos tenham músculos muito mais fracos que os de qualquer animal (com algumas exceções), estes são infinitamente mais precisos. Somos capazes de enfiar um fio na agulha porque os dedos decompõem o movimento, numerosos pequenos músculos se contraem a favor e contra o movimento que queremos fazer. Como um sistema de polias, nossos músculos permitem que tudo funcione de forma muito mais precisa, com uma capacidade bem superior à de qualquer animal.

Agora o feto começa a fazer movimentos cada vez mais complexos. Embora não realizem movimentos conscientes, os músculos são preparados para a sua função e as terminações nervosas se acumulam neles em grande número.

MEUS SENTIDOS PROGRIDEM. JÁ SABOREIO O LÍQUIDO AMNIÓTICO

A maioria dos meus órgãos sensoriais, e com eles os neurônios encarregados de transmitir os estímulos do tato, do olfato, da audição e do paladar, já estão muito maduros. O que não se sabe ainda é a partir de que momento algumas dessas sensações que os neurônios me permitem captar começarão a ser retidas pelo cérebro. Pode-se dizer que agora já percebo, mas não memorizo. Os cientistas acreditam, embora não saibam exatamente, que mais adiante poderei começar a guardar algumas memórias bem primitivas. Determinados odores e sabores que experimentamos muito cedo na vida ficarão no cérebro para sempre. Algumas dessas memórias quase inconscientes terão início na vida fetal. Assim, tenho neurônios para sentir no nariz o "odor" do líquido amniótico. E sobretudo tenho papilas na língua que me possibilitam captar o sabor do líquido amniótico. É um gosto insípido, entre salgado e doce. Às vezes, esse sabor básico se soma àqueles provenientes da alimentação da minha mãe. Daqui a algum tempo, começarei a reter algo desses outros sabores, mas voltarei a falar sobre isso mais adiante. Também capto muitas coisas ao me mover e tocar o que me rodeia, as sensações do líquido, a superfície macia da placenta, o calor. E, é lógico, a voz da minha mãe. Eu não vou me lembrar de nada disso conscientemente, mas, à medida que os neurônios passarem a se conectar, começarão a transmitir impulsos para as áreas do cérebro que reterão sensações básicas de satisfação. Segundo os cientistas, essas sensações contribuirão para criar as reações ligadas a proteção e conforto que me acompanharão durante a vida. Além das memórias primitivas, algumas dessas sensações estão gravadas nos meus genes. Minha preferência por salgado ou doce vem "de fábrica". De alguma forma, minha genética memorizou a preferência por doce. Meus pais não precisarão fazer o menor esforço para que eu coma doces, muito pelo contrário.

OS SABORES INATOS E OS APRENDIDOS

Muitos animais têm um gosto inato pelos sabores doce e *umami*. Este último é de origem japonesa e foi descoberto há pouco tempo no Ocidente: ele torna apetitosos diversos alimentos e fornece proteínas. Ao mesmo tempo, o sabor amargo produz repulsa natural, assim como o salgado e o ácido, se forem muito intensos. Tudo isso são mecanismos evolutivos de seleção natural. Em geral, os alimentos doces e com proteínas são bons e garantem a sobrevivência. A rejeição ao amargo nos protege contra as toxinas, e também é importante não ingerir sal demais. Além das reações inatas a sabores básicos, durante a vida desenvolvemos preferências por determinados sabores mais complexos. Nesse quesito, são fundamentais aqueles aos quais nos acostumamos desde o início da vida. Alguns desses gostos básicos, ou pelo menos a adaptação a certos sabores, começam a desenvolver-se no útero, como comentaremos mais adiante.

O QUE ACONTECE COM A MÃE?

♥

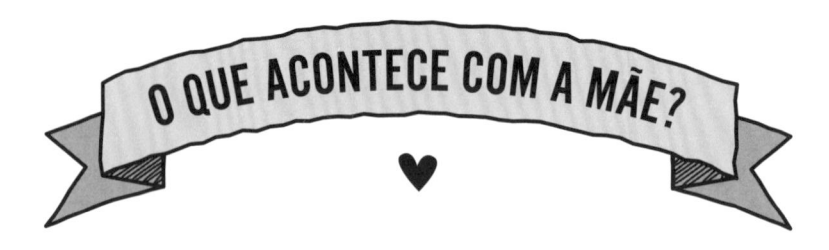

Talvez a gestante volte a sentir um pouco de cansaço. O segundo trimestre está terminando e logo começará o terceiro, a reta final. Agora os médicos vão verificar se a mãe tem anemia. O mais provável é que não tenha, pois, como ela tomou ferro, seu corpo deve ter fabricado toda a hemoglobina de que precisa para construir novos glóbulos vermelhos. O feto também precisa do ferro para produzir seus próprios glóbulos vermelhos, mas requer pouca quantidade, pois possui muito menos do que a mãe.

Apesar de ela não ter anemia, seu sangue está um pouco mais diluído. Em cada litro de sangue, há menos glóbulos vermelhos para levar o oxigênio aos pulmões e ao corpo todo, embora isso seja compensado pelo fato de ela estar com a frequência cardíaca mais elevada. O sangue se encontra mais diluído porque há cada vez mais líquido no corpo. Além disso, o bebê começa a aumentar de peso, assim como o útero que o contém e o líquido amniótico.

EVITAR A ANEMIA

Durante a gravidez, o fluxo sanguíneo aumenta de 5 a 7 litros. Na semana 24, ainda não chegou aos 7, mas já atinge 6,5 litros. O sangue, normalmente, tem uma determinada concentração de glóbulos vermelhos; cerca de metade dele é sólida. Por isso, quando coagula, forma-se no topo um "coalho" vermelho e um soro, que é o verdadeiro líquido do sangue. Como já comentamos, a produção de glóbulos vermelhos requer ferro, e a maioria das gestantes precisa tomar suplementos para evitar a anemia e também para se sentir melhor. Além de tudo, no parto sempre se perde sangue. Portanto, é aconselhável manter bem altos os níveis de glóbulos vermelhos.

EXAMES

Entre as semanas 21 e 24 costuma-se realizar o segundo exame de sangue da gravidez.* Um dos registros mais importantes é o hemograma, que já foi feito no primeiro trimestre e permite detectar a existência de anemia. Às vezes, se o primeiro exame tiver tido bom resultado, os médicos esperam o segundo para prescrever suplementos de ferro. Normalmente, costuma-se recomendar que a gestante comece a tomá-los a partir deste momento, se é que já não estava tomando. Somente em casos muito específicos não se receitam esses suplementos.

Nesta fase, também é importante solicitar exames para detectar infecções que, mesmo sendo pouco comuns, podem causar problemas se não forem tratadas. Recomenda-se repetir os exames para checar a existência de hepatite ou HIV. São infecções raríssimas, mas, se ocorrerem durante a gravidez, serão um grande risco para o bebê. No entanto, o tratamento é bem eficaz para evitar uma eventual contaminação do feto. O teste de toxoplasmose também deve ser repetido caso a primeira análise não tenha revelado exposição à doença.

COMO PREVENIR A TOXOPLASMOSE

O toxoplasma é um parasita que se transmite pela ingestão de alimentos. Mais raramente, a doença pode ser propagada pelos gatos, se estiverem infectados, por meio das fezes.

A melhor forma de evitar a toxoplasmose é não comer carne crua ou embutidos. Também é importante, é claro, lavar muito bem as frutas antes de ingeri-las, mesmo que estejam descascadas. Os alimentos são a principal causa da toxoplasmose.

Essa doença deu má fama aos gatos, porque eles realmente podem transmitir a infecção. Porém, na realidade, isso é raríssimo de acontecer, pois os gatos domésticos apresentam pouco risco. O gato é portador, mas não sofre a infecção, incuba os ovos do parasita e os elimina pelas fezes. É muito mais perigoso se for um gato que come carne animal, porque pela ração ele não pode se contagiar. Para que uma pessoa adquira a infecção de um gato, precisa tocar nas fezes dele e depois levar a mão à boca. Portanto, não é impossível, mas, se soubermos dessa possibilidade, poderemos evitar o contato com a areia do

---

* No Brasil, geralmente entre as semanas 24 e 28. (N.R.T.)

gato ou usar luvas. Se a gestante quiser ficar mais tranquila, pode pedir ao veterinário que faça um teste em seu bichano. Caso o exame apure que ele já teve toxoplasmose, não haverá perigo de reinfecção.

O TESTE DE TOLERÂNCIA À GLICOSE

Neste segundo exame, verifica-se também o risco de diabetes na gravidez. Cerca de 10% das gestantes têm uma tendência ao aumento de glicose (açúcar) no sangue: é a chamada diabetes de gravidez ou diabetes gestacional. Se não for tratada, poderá afetar o crescimento do feto, tornando-o grande demais e mais imaturo ao nascer. Para descartar a presença de diabetes, costuma-se usar o teste oral de tolerância à glicose. Consiste em fazer com que a mãe ingira uma quantidade bem alta de açúcar, 75 gramas, de uma só vez. Depois de uma e duas horas verifica-se o nível de açúcar no sangue. É um exame cansativo, mas é preciso fazê-lo para verificar como o corpo metaboliza o açúcar. Se houver diabetes gestacional, a glicose no sangue estará elevada de novo, e então a gestante deverá se submeter a um controle especial.

É muito importante realizar o teste de tolerância à glicose, porque o tratamento é bem eficiente e evitará eventuais problemas com o feto.

O DIABETES GESTACIONAL

Todos nós temos insulina no sangue. Trata-se de um hormônio que funciona como uma chave. Quando entra açúcar no sangue, a insulina coloca-o dentro das células para que funcionem. A glicose e os carboidratos são a principal fonte de energia no corpo. O açúcar é o combustível, como se fosse lenha ou gasolina, que entra na célula, e esta o "queima" (metaboliza) utilizando o oxigênio como faísca. Algumas pessoas não conseguem produzir insulina, o que é conhecido como diabetes. Essa doença, que sempre foi considerada terrível em toda a história da humanidade, hoje é tratada com insulina, o que permite aos pacientes levar uma vida normal.

Na gravidez, ocorrem mudanças hormonais que fazem com que a mãe precise de mais insulina do que o habitual. Isso se dá porque, como os hormônios estão elevados, as células ficam "resistentes" à insulina. Ou seja, a mulher necessita de mais insulina para introduzir a mesma quantidade de açúcar no interior das células. A maioria das gestantes é capaz de fabricar essa insulina adicional. Mas algumas não conseguem produzi-la em quantidade necessária, o que faz com que a glicose se acumule no sangue. Essa situação é conhecida como diabetes gestacional.

No diabetes gestacional, o excesso de glicose no sangue também atinge o feto, prejudicando-o. Ele não tem dificuldade em produzir insulina, como a mãe. Na verdade, se a mãe tiver diabetes, vai fabricar insulina demais como reação a tanto açúcar. Ou seja, ela ficará sem insulina, mas o feto ainda a terá de sobra. Insulina em excesso também não é bom e pode afetar seriamente o feto, levando-o a crescer muito, sobretudo o coração. E, se o bebê for grande demais, poderá ter dificuldade para nascer e necessitar de cuidados especiais após o parto. Portanto, é essencial controlar o excesso de açúcar.

O tratamento do diabetes gestacional não é sempre igual. Às vezes, uma dieta especial pode ser suficiente para controlá-lo bem. Caso contrário, a mãe precisará tomar insulina.

As mulheres que já eram diabéticas antes da gravidez também necessitarão de um controle especial, pois exigem doses mais elevadas de insulina devido à ação dos hormônios segregados pela placenta.

SEMANA 25

SOU MUITO ATIVO

Semana a semana, eu vou crescendo. Agora já meço uns 32 centímetros e peso aproximadamente 670 gramas. Continuo muito ativo e ainda tenho bastante tendência a mudar de posição. Posso ficar tanto virado para baixo como para cima. Com o passar do tempo, terei que adotar uma posição mais estável, porque haverá menos espaço, mas agora ainda consigo me mexer à vontade. A pele das minhas mãos já não é tão transparente, tornou-se mais grossa, e as unhas estão se delineando dia a dia.

Embora eu tenha uma vida bem tranquila, a natureza se encarrega de manter minhas atividades principais. Já aconteceram tantas coisas desde que comecei esta viagem... Lá fora, minha mãe continua vivenciando esses meses tão especiais. É claro que desde o início ela sentia a minha presença, mas agora pode percebê-la fisicamente. Porém, não pode imaginar os milhões de coisinhas incríveis que aconteceram e ainda vão acontecer em seu interior até eu nascer, no final dos nove meses. Essa infinidade de pequenos fenômenos se aliou para realizar os três grandes objetivos da gravidez.

O primeiro era que minha mãe e eu nos comunicássemos bem, para que seu sistema de defesa me reconhecesse. Graças a ele, minha placenta pôde se implantar no seu útero e crescer sem que ela o rejeitasse. O segundo era minha própria criação. Desde a célula primordial, que se dividiu primeiro em duas, e cada uma delas em mais duas, até quatro, oito, dezesseis... e assim sucessivamente. "Somente" cinquenta ou sessenta vezes. Parece pouco, mas isso gerou os milhões de células que eu tenho agora. A partir das primeiras divisões, já se iniciou a programação para que as células se diferenciassem. Aos poucos, ganhei milhares delas, cada uma com sua especialidade. Mas ainda há um terceiro objetivo, também muito importante. A casa que me acolhe, o útero, precisa permanecer quieta e relaxada. Isso porque, na verdade, essa casa é um músculo. De fato, é o maior músculo que minha mãe tem no corpo atualmente. É ele que me ajudará a sair. Mas por enquanto devo ficar bem tranquilo e descontraído até chegar a hora.

Nas primeiras semanas, nos concentramos bastante nos dois primeiros objetivos. Meus órgãos amadurecem gradualmente e eu estou crescendo. Além disso, eu e minha placenta mantemos a comunicação com o organismo da minha mãe para continuar recebendo ajuda. E tudo está relacionado, porque essa comunicação também ajuda a realizar o terceiro objetivo, que será cada vez mais importante.

O ÚTERO, O MÚSCULO QUE ME ABRIGA E QUE ME EXPULSARÁ

Isso mesmo. Eu moro em uma casa muito especial, que tem duas missões bem diferentes: acolher-me até que esteja pronto para sair e então me expulsar, empurrando-me para fora. O útero da minha mãe agora é macio e confortável, recebe o sangue que me alimenta e me protege do exterior.

Mas também é um músculo potente, só que agora está em repouso. É um gigante adormecido. Desde o início, e nesta semana 25, é claro, o útero já seria capaz de me expulsar, se necessário. Agora pesa entre 400 e 500 gramas e tem muita força. Mas não a usa. Ele está programado para fazê-lo apenas quando receber a ordem. Neste momento, todos os hormônios da minha mãe favorecem seu repouso e lhe dizem para ficar calma. A progesterona, que minha placenta produz em grandes quantidades, é muito importante. É graças a ela que um músculo tão poderoso como o útero da minha mãe atua como uma casa acolhedora, permanecendo quieto e relaxado, sem acordar antes da hora. Minha casa é minha proteção e deve me abrigar por um tempinho ainda. Até aqui, o útero vem se comportando muito bem. Embora seja feito para se contrair e fazer força, como todo músculo, desde que eu comecei a viver dentro dele tem se mantido bem quietinho, protegendo-me de tudo graças aos sinais que a natureza envia. Mas ele ficará cada vez maior e mais forte. A partir de agora, começará a manifestar alguma contração, mas bem fraca e sem importância. Ele só está treinando para o dia do parto, quando precisará se movimentar bastante e fazer muita força.

A placenta que me envolve, dentro do útero, também já está crescendo e tem cerca de 300 gramas. Parece um prato, uma ventosa bem acoplada ao útero. É a parte em que eu e minha mãe estamos mais intimamente ligados. O cordão umbilical chega à placenta com meu sangue e se ramifica cada vez mais, como as raízes de uma árvore, que no início são muito grossas e depois se tornam quase tão finas como fios de cabelo. Elas precisam absorver os alimentos e o oxigênio da minha mãe. Essas raízes, as vilosidades da placenta, estão no corpo dela e são banhadas em seu sangue. Nossos sangues nunca se misturam, cada um se mantém em seu circuito, mas ficam bem próximos, separados por paredes mais finas do que papel de cigarro. Quando eu nascer, se meus pais observarem a placenta, ela parecerá um pedaço de carne com formato de um disco grosso, meio compacto, mas são milhões de raízes microscópicas juntas. No início da gravidez, a placenta era tão pequena quanto eu. Agora é um órgão grande por onde todo o meu sangue circula. Nesta altura da gestação, minha mãe envia ao útero mais de 1 litro de sangue por minuto. Esse sangue banha as raízes da placenta, plantadas na minha mãe, que absorvem rapidamente tudo o que eu necessito para viver e lhe devolvem o que sobra para que ela o elimine.

O ÚTERO E A PREMATURIDADE

O útero é um músculo liso, assim como o estômago, o intestino e a bexiga. Conforme já comentamos, os músculos lisos não se contraem à vontade e são muito mais lentos do que os músculos estriados que temos nas extremidades. Isso não significa que não tenham força. Além disso, como todo músculo, são feitos para se contrair. A maioria dos músculos lisos do corpo se contrai várias vezes por dia. Os dos vasos sanguíneos estão sempre um pouco ativos para manter a pressão. Outros, como a bexiga e o estômago, se enchem e se esvaziam constantemente. Mas na gestação o útero fica sempre imóvel, exceto no momento do parto. Ele só funcionará uma vez e deverá usar bastante força. Na verdade, ele se contrai de vez em quando durante a gravidez, mas são contrações mínimas que, mesmo que a mãe as sinta, raramente provocam dor. Como os motores de um avião antes da decolagem, o útero às vezes pode ter alguma atividade. Mas, como os motores do avião, só perceberemos sua força quando ele realmente decolar.

A gravidez cria uma situação única de sinais biológicos que conseguem esse fenômeno curioso que faz o útero estar sempre em estado de relaxamento. Às vezes, o sistema falha e ocorre um parto prematuro. Há diversas causas, que podem se combinar. Para reduzir sua ocorrência, é recomendável precaver-se contra infecções urinárias e genitais, manter uma alimentação saudável e um estilo de vida tranquilo. No entanto, mesmo quando todas as circunstâncias são perfeitas, há casos em que parece ocorrer um erro no sistema de "programação", produzindo uma antecipação do parto. A prematuridade é bastante comum, pois quase 10% das gestações terminam antes das 37 semanas. O parto prematuro é uma das grandes fontes de despesas com saúde na gravidez.

Felizmente, na maior parte dos casos, os prematuros são tardios, ou seja, nascem nas últimas semanas antes da 37. Além disso, a medicina atual é capaz de garantir a sobrevivência de um prematuro nas circunstâncias mais adversas. Mas isso não significa que não se deva evitar a prematuridade. É uma situação difícil para os pais e sempre exigirá uma atenção maior ao recém-nascido. Felizmente, a grande maioria dos bebês é normal.

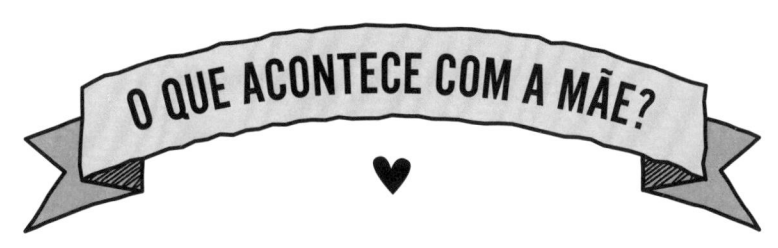

O QUE ACONTECE COM A MÃE?

Por enquanto ela ainda está bem confortável, mas a barriga já começa a pesar, podendo causar um desconforto nas costas.

Talvez ela sinta um pouco de azia devido à pressão do útero. Nessa altura da gravidez, a gestante já deve ter percebido quais alimentos provocam mais acidez, como frituras ou chocolate, e o ideal é evitá-los. As bebidas gasosas também não são indicadas caso ela apresente sintomas de acidez ou gases. Se fizer refeições frequentes, leves e pouco abundantes, conseguirá prevenir a acidez estomacal.

Outra coisa recomendável é que ela só vá se deitar duas horas depois de jantar, por isso aconselha-se antecipar a refeição.

ACIDEZ ESTOMACAL E PRISÃO DE VENTRE

Com o avanço da gravidez, é comum a mãe sentir mais acidez. Muitas mulheres precisam tomar antiácidos para obter alívio. Às vezes, pode ser melhor ingeri-los apenas nos momentos mais difíceis, como à noite. Alguns antiácidos, como os comprimidos que dissolvem na boca, agem localmente, ou seja, não são absorvidos. Porém, diversas mães necessitam de antiácidos mais fortes até o final da gestação. Os que vão para o sangue são igualmente bem seguros. É claro que não se deve abusar dos medicamentos, mas há situações em que são necessários.

Se a gestante já tinha tendência a ter azia e prisão de ventre antes da gravidez, é natural que os sintomas piorem; mas também costumam aparecer em mulheres que não apresentavam o problema antes. Em geral, desaparece com o tratamento adequado. No caso da prisão de ventre, o processo pode ser mais difícil ou mais lento. As melhores precauções são cuidar da alimentação e tomar suplementos que favoreçam o trânsito intestinal, como o farelo de trigo. Em casos mais renitentes, pode-se recorrer às lavagens, sempre com recomendação médica. Os laxantes não devem ser utilizados quase nunca, principalmente durante a gravidez.

RETENÇÃO DE LÍQUIDO E SÍNDROME DO TÚNEL DO CARPO

Devido ao retorno lento e cada vez mais difícil do sangue ao coração, é provável que a mãe sinta inchaço nas pernas com mais frequência, como efeito da retenção de líquido. Também pode sofrer cãibras nos pés, nas pernas, nas mãos e nos braços. Existe um nervo, chamado mediano, que passa pelo canal cárpico, localizado no punho. Quando há retenção de líquido, o punho é pressionado pelo nervo, produzindo uma sensação de formigamento na mão. A partir das semanas 25 ou 26, a síndrome do túnel do carpo pode afetar algumas gestantes.

O processo é semelhante ao que acontece quando fazemos uma longa caminhada mantendo os braços ao longo do corpo. No final do percurso, as mãos talvez fiquem dormentes. Por isso, podemos recorrer à caminhada nórdica, que consiste em andar segurando dois bastões. Cada vez que os movimentamos, levantamos os braços, o que faz o sangue voltar ao coração com mais facilidade do que se os deixássemos totalmente caídos. Assim, o sangue precisa de muito mais força para subir.

Todos esses canais onde estão as articulações, entre um osso e outro, são como pequenos desfiladeiros ou túneis por onde passam o nervo e a cartilagem que reveste as articulações. Quando há retenção de líquido, a cartilagem incha, e, como o nervo passa tocando-a, mesmo que haja um pequeno aumento de meio milímetro, a cartilagem aperta o nervo e produz desconforto, formigamento e inchaço.

SEMANA 26

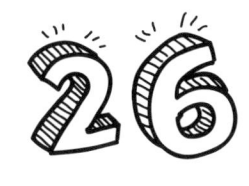

COMEÇO A DORMIR

Nesta semana já meço 30 centímetros, da cabeça aos pés. E peso quase 900 gramas. Tudo o que minha mãe come chega até mim pelo sangue, mas também vai para o líquido amniótico. Como tenho papilas gustativas na língua, elas podem ativar-se com certos sabores. Os nutrientes passam do sangue da minha mãe para o meu. Quando eu urino, tudo vai para o líquido amniótico, e, quando o engulo, acabo sentindo na língua o sabor dos alimentos. Ou seja, estou exposto aos diferentes sabores da alimentação da minha mãe. Em determinado momento, esses sabores ficarão registrados em algum lugar sem que eu perceba, mas de certa forma começarei a me acostumar à comida dos meus pais antes de experimentá-la de verdade. Mais adiante voltaremos a falar sobre isso.

MEUS PRIMEIROS CICLOS DE SONO E VIGÍLIA

Meus ciclos de sono e vigília estão mais organizados. Aos poucos, vou me aproximando dos hábitos de sono que terei quando for um bebê. Eu passarei dormindo a maior parte do tempo, como faço agora, e só ficarei acordado de vez em quando. Só me mantenho desperto por alguns minutos a cada hora, uns 20 no máximo. Posso me movimentar mesmo dormindo, mas é claro que isso acontece mais quando estou acordado. Nesta fase, estou bem ativo e consigo realizar movimentos mais fortes que duram alguns minutos. Na verdade, eles são cada vez menos intensos porque, aos poucos, se tornaram mais coordenados e menos bruscos. Para minha mãe, no entanto, às vezes parece o contrário. De fato, embora eu me mova menos bruscamente, sou cada vez maior e mais forte. É por isso que agora ela me sente mais do que antes.

Naturalmente, ao sentir que eu me mexo, ela tende a pôr a mão na barriga. Como meus reflexos estão mais desenvolvidos, se ela me tocar intensamente posso reagir fazendo mais movimentos ou dando um pulo, o que lhe provoca uma sensação de ondulações na barriga que desaparecem tão rápido como surgiram. Talvez meus chutes e empurrões lhe causem desconforto ou dor, embora sejam bem recebidos. Afinal, esse é o início da nossa comunicação física, que será cada vez mais intensa, como uma preparação para o que virá depois. Ou seja, sempre que eu estiver acordado, perceberei se a minha mãe me tocar. No momento, são reações muito automáticas, quase reflexas, do meu sistema nervoso. Mas tudo tem uma função. As sensações de relaxamento e o amor que a minha mãe sente com toda essa comunicação inconsciente comigo acabam se transmitindo aos dois. Nossos sistemas hormonais têm milhares de maneiras de transformar essas sensações cerebrais da minha mãe em reações fisiológicas positivas, nos vínculos que nos unirão depois e no ambiente ideal que meu cérebro necessita para se desenvolver.

Tudo isso acontece se eu estiver acordado. Quando estou quieto, em geral significa que estou dormindo. Nesse caso, prefiro não ser tocado. Se mexerem comigo talvez me acordem, e é melhor me deixarem dormir. Esse "sono" ainda não é o mesmo que terei ao nascer, mas faz parte do meu desenvolvimento. Estou em plena formação, e o meu cérebro investe muita energia nesse processo. Ele é ativado de vez em quando, mas precisa repousar o máximo possível. Por isso, se eu ficar algum tempo sem me mexer, é normal: gosto muito de dormir, e é o que faço a maior parte do tempo. Mas meus movimentos são um sinal de que estou bem. A partir do terceiro trimestre, os médicos explicarão a minha mãe que controlar meus movimentos é um modo de saber que tudo está funcionando perfeitamente.

CONEXÕES SINÁPTICAS

Consigo reagir aos primeiros estímulos que recebo, pela mão da minha mãe sobre a barriga, porque os neurônios do meu cérebro continuam a crescer e já estão se conectando entre si. As conexões podem ocorrer no próprio córtex cerebral e entre o córtex e o resto do meu cérebro, da medula espinhal e do corpo. Aos poucos vão se estabelecendo mais conexões, denominadas sinapses ou conexões sinápticas. Então, agora, além de migrar do centro do cérebro para a superfície, os neurônios começam a se conectar cada vez mais. Mas, naturalmente, nada é tão simples como parece. Os neurônios não devem apenas se conectar. Já falamos sobre a importância da mielina ao redor deles. No momento, a maioria dos neurônios não funciona bem porque não tem mielina. A mielina é a camada de gordura que cobre o axônio, o "cabo" que sai de cada neurônio e o conecta a outros. Da mesma forma que um cabo elétrico de cobre imerso na água, sem o plástico que o envolve, não conduz bem a eletricidade, os neurônios precisam da camada de mielina para transmitir as informações. Como eles estão num meio aquático, toda vez que tentassem enviar eletricidade, sem esse isolante, ela se dispersaria. Para que os neurônios funcionem de forma perfeita, os axônios, seus cabos, devem estar bem revestidos dessa camada de mielina que os isola. Agora, embora haja muitas conexões e a mielina já tenha começado a ser fabricada, sua quantidade ainda é pouca. Muitos neurônios não estão revestidos, não estão "mielinizados". A mielinização dos cabos nervosos do cérebro é outro fenômeno que ocorre paulatinamente. Cada vez ficará mais preciso, os cabos irão se definindo mais e as áreas do cérebro que devem ser conectadas criarão circuitos cada vez mais potentes.

Tudo no meu cérebro acontece com grande precisão. O computador central continua a ser construído em bom ritmo, mas é tão complicado que ainda serão necessários muitos anos para que ele funcione a pleno vapor. Esse é o preço a pagar para ter o órgão mais complexo de toda a natureza. De fora, parece que tudo anda bem devagar, mas dentro dele as coisas mudam diariamente a uma velocidade espantosa. Milhões de células se formam, outras se conectam, tudo evolui a uma velocidade enorme e com uma precisão impressionante. Embora minha vida no útero seja uma estação preliminar para o cérebro, é a mais delicada e a mais importante. Por enquanto, ele quase nem funciona, e ainda restam muitas fases: os primeiros dias, quando eu começar a receber tantos estímulos de repente, os primeiros meses, todo o meu aprendizado etc. Mas cada nova fase dependerá da anterior, de como tudo foi preparado. No desenvolvimento do cérebro, nada acontece ao acaso, tudo tem um sentido. Neste momento, ele está assentando as primeiras pedras para que a minha inteligência possa se desenvolver em seus complicadíssimos circuitos. Tão complicados que a maioria dos cientistas tem dificuldade de entendê-los. A natureza sempre nos lembra que, apesar de sermos tão inteligentes, ela é muito mais esperta e nunca chegaremos a compreendê-la totalmente. Somos o resultado de algo muito maior do que nós mesmos. Mas essa é outra história.

MINHAS PÁLPEBRAS SE ABRIRAM

A partir desta semana, minhas pálpebras estão se abrindo. Elas se abrem e fecham, e eu comecei a piscar. Os cílios também estão crescendo e se desenvolveram bastante; ou seja, se alguém pudesse me olhar nos olhos de perto, já os veria, bem como a parte branca do olho (esclera) e da íris, que agora não tem cor porque não foi exposta à luz. Eu nunca vi a luz e, se isso acontecesse agora, ainda não estaria muito preparado; mas faltam poucas semanas para que os neurônios da retina captem a luz.

Em uma ultrassonografia bem detalhada, pode-se ver que eu abro e fecho as pálpebras; nos exames menos precisos, isso nem sempre é possível. As ultrassonografias comuns ainda não atingem a definição extrema para mostrar um cílio.

Como eu não estou exposto à luz, os pigmentos que darão cor aos meus olhos não podem formar-se. Neste espaço escuro, é normal que ainda não tenham uma cor definida. São acinzentados, meio azulados. Quando eu nascer, meus pais vão demorar um pouco para saber qual é a cor real dos meus olhos.

Minha pele já não tem tantas rugas porque estou acumulando mais gordura debaixo dela. Também vem aumentando a produção da chamada gordura parda, que ajudará a regular minha temperatura na hora do parto.

Por enquanto, continuo bebendo muito líquido. Ingiro diariamente até um quarto de litro de líquido amniótico, e tudo isso contribui para o amadurecimento do meu sistema digestivo.

MEUS PULMÕES

Até agora, meu sistema respiratório viu os órgãos pulmonares crescerem, mas eles não estavam preparados para funcionar. Nesta semana 26, ainda não estão totalmente prontos. No entanto, faz duas semanas que eu atingi o que os médicos chamam de viabilidade. Embora isso não signifique que seja 100% viável, meus pulmões poderiam começar a funcionar com suporte médico. Desde a semana 24, já se delineava essa possibilidade, mas agora ela é um pouco maior. Os pulmões, que no início da gravidez eram praticamente pedaços de tecido maciço, foram se preparando durante várias semanas. Já explicamos que dentro deles se criou algo parecido com as ramificações de uma árvore. Essas ramificações, os brônquios, já estão bem elaboradas e se assemelham cada vez mais aos pulmões de um recém-nascido de nove meses. No momento, os brônquios estão cheios de água; para ser mais exato, de líquido amniótico. Esse líquido é fundamental para que eles se exercitem nesse labiríntico sistema dos pulmões. Assim vão se desenvolvendo. Quando eu estou acordado, encho-os e esvazio-os. Então, os músculos respiratórios, que já funcionam há várias semanas, vão aprendendo sua função e se preparando para a hora do parto. Além disso, a pressão do líquido é fundamental para que o pulmão continue a crescer. Esse líquido tão importante deverá sair assim que eu nascer. Imediatamente, como por magia, o pulmão se esvaziará e ficará cheio de ar.

Portanto, nesta semana já disponho de um sistema supercomplexo de brônquios e bronquíolos. E cada vez há mais alvéolos. Mas ainda não são suficientes para eu poder respirar bem. Além disso, falta-lhes o surfactante, um elemento muito importante para a respiração. Se eu nascesse agora – prematuramente, é claro –, já poderia levar ar ao meu sangue, mas faltariam alvéolos e surfactante.

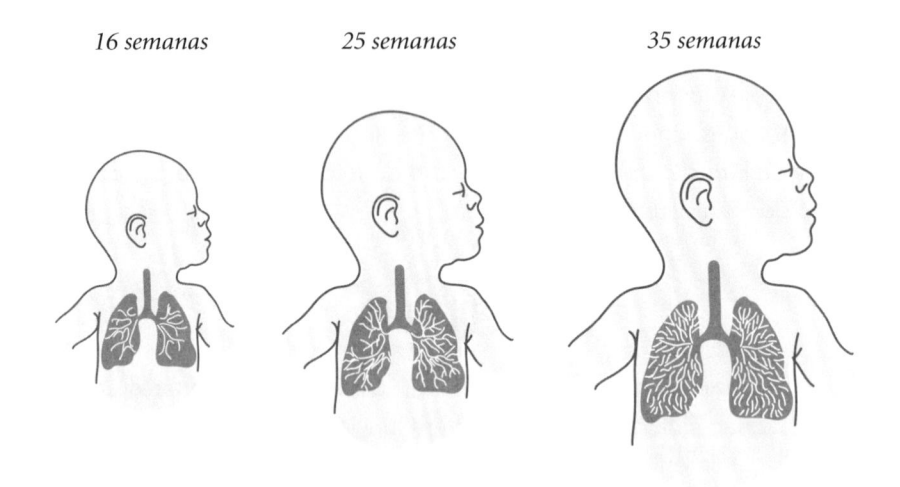

16 semanas *25 semanas* *35 semanas*

ILUSTRAÇÃO 9. DESENVOLVIMENTO PULMONAR

O SURFACTANTE: UM SABÃO QUE NOS PERMITE RESPIRAR

O surfactante é um sabão natural produzido pelo corpo. É constituído principalmente por lipídios (gorduras) e tem uma pequena proporção de proteínas. Trata-se de uma substância produzida pelos próprios alvéolos e que cobre toda a sua superfície. Dentro de cada alvéolo há uma camada de surfactante. Sem ela eles não poderiam funcionar. Os alvéolos são como pequenos balões feitos de uma camada bem mais fina do que um papel de cigarro. Se tentássemos fazer um balão com um papel de cigarro, ele não resistiria. Nunca conseguiríamos dar a ele um formato de balão. Existe um truque para manter abertos os finíssimos balões que nos permitem pôr o ar em contato com o sangue: é colocar uma bolha de sabão dentro deles. A natureza criou os alvéolos para que possam fabricar esse sabão natural que, como uma bolha, mantém o papel de cigarro em forma de balão. Portanto, é o surfactante que nos possibilita respirar. A bolha de sabão cria o espaço necessário para que o ar entre.

Esse sabão é produzido por algumas células que existem nos alvéolos, chamadas pneumócitos tipo II. Elas constituem apenas uma pequena parte das células do alvéolo e são especializadas em produzir o surfactante, um sabão que teremos por toda a vida, já que sem ele não poderíamos viver.

Chamamos esses pneumócitos de "tipo II" porque existem outros muito mais comuns, os pneumócitos tipo I, graças aos quais podemos respirar. Eles são como os azulejos dessa finíssima parede do alvéolo. Imediatamente após o nascimento, o alvéolo é esvaziado de líquido em segundos e se enche de ar. Através dessa parede, dos pneumócitos tipo I, o oxigênio do ar se irradiará para os glóbulos vermelhos para que o sangue o leve a todas as células do corpo.

Os pneumócitos tipo II começam a surgir aos poucos, a partir da semana 24. Apesar disso, até a semana 34, a maioria dos fetos ainda não tem pneumócitos tipo II suficientes para produzir o surfactante que permitiria ao bebê respirar sem problemas se nascesse prematuramente. No entanto, em alguns casos, pode haver o surfactante necessário antes da semana 34, e em outros isso só ocorrerá na semana 39, quando os pulmões já estarão aptos a funcionar perfeitamente.

Em suma, um dos problemas mais frequentes dos nascimentos prematuros, e que mais preocupa os médicos, é que os bebês têm mais dificuldade de respirar porque não dispõem de todo o surfactante necessário. Às vezes, isso pode ser um problema muito grave. O prognóstico dos prematuros, que há algumas décadas era muito difícil, mudou graças a dois grandes avanços da medicina. Um deles foi a administração de corticoides à mãe antes do nascimento do bebê. O segundo, a criação de surfactante artificial. Comentaremos sobre esse assunto mais adiante, ao falar sobre a prematuridade.

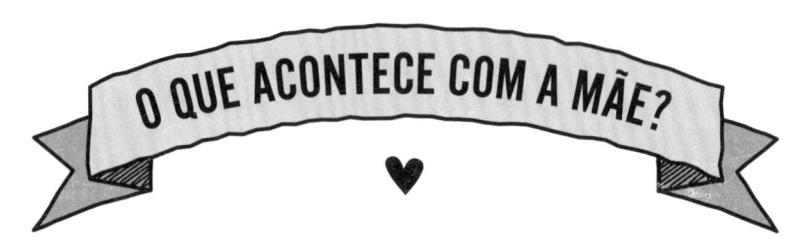

O QUE ACONTECE COM A MÃE?

As mamas estão cada vez maiores, e as aréolas que circundam os mamilos também aumentam. Assim como outras partes do corpo, elas escurecem e podem apresentar algumas protuberâncias. Às vezes são muitas, e bem acentuadas.

Essas protuberâncias são as glândulas de Morgagni. Elas não inflamam, mas se tornam maiores. Produzem uma substância lubrificante que se destina a proteger a pele do mamilo quando começa a lactação. Como ela ficará muito exposta à saliva do bebê, a mãe precisará cuidar bastante para que não tenha fissuras nem inflame. Portanto, os seios se preparam para dar de mamar. Essas alterações na aréola são uma reação natural ao que está por vir.

OS MOVIMENTOS FETAIS

Os movimentos do feto já são muito evidentes. A mãe não tem consciência dos períodos de sono e vigília dele, mas pouco a pouco se habitua aos seus ritmos. Conforme a posição em que estiver, alguns dias poderá senti-lo mais do que outros. O que ela percebe agora é que o feto ora fica bem quieto, ora se mexe lentamente, ora está tão agitado que parece que tomou um café forte. À noite ela notará melhor, porque ele se mexe mais nesse período, antes de ela dormir, quando está mais relaxada e seu corpo mais sensível a tudo o que acontece.

Muitas pessoas acreditam que, depois que a mãe ingere certos alimentos ou bebe líquidos com açúcar, os movimentos aumentam. Na verdade, não é bem assim. O que aumenta são os movimentos respiratórios, aqueles movimentos rítmicos que a mãe às vezes sente, como se o feto estivesse dando pulinhos, e que duram alguns segundos.

AS CONTRAÇÕES

Pouco a pouco, o útero vai dando ligeiros sinais de que começa a despertar. São contrações pequenas, muito leves. Às vezes, a gestante pode perceber que a barriga fica um pouco dura. Também pode ter uma breve sensação de dor, mas é quase imperceptível. De maneira geral, será como uma suave contração de todo o ventre. Isso continuará assim, aumentando gradualmente, até quase o fim da gravidez. Quando a mãe faz mais exercícios, caminhadas, sobe escadas ou tem relações sexuais, por exemplo, pode sentir mais contrações.

SEMANA 27

UM ORGANISMO QUASE INDEPENDENTE

Entramos na primeira semana do terceiro trimestre. Agora já meço mais de 36 centímetros, da cabeça aos pés, e talvez chegue a um quilo de peso. O terceiro trimestre é tão importante quanto os outros, mas tem um significado especial. O tempo que me resta no útero corresponde à metade do tempo que já passei aqui. Eu enfrentei fases muito difíceis, a maioria dos meus órgãos se formou seguindo os projetos complexos que a natureza criou. Meu corpo já tem entidade, é um organismo com uma vida quase independente. Eu ainda preciso muito da minha mãe, é verdade, mas já poderia sobreviver no exterior, desde que tivesse assistência médica intensiva. No entanto, o final está mais perto. Minha viagem foi incrível. A partir de uma única célula, tornei-me um organismo com bilhões de células, todas conectadas entre si, formando tecidos e órgãos, que também se conectam entre si, em um sistema de comunicações que parece infinito e que é perfeitamente controlado para funcionar segundo a segundo.

ESTOU COM SOLUÇO?

Continuo fazendo os mesmos movimentos. Mas, neste terceiro trimestre, minha mãe começou a notar um movimento muito característico. Parece que estou com soluço. É um movimento mínimo: de vez em quando dou uma espécie de pulo, e minha mãe sente pequenas convulsões descontínuas. Isso não acontece todos os dias. Realmente, parece um soluço. Mas será mesmo? Igual ao que a minha mãe tem? De fato, é muito semelhante. É uma contração brusca do diafragma. Quando isso acontece, eu logo passo um pouco de líquido amniótico para os pulmões. Não é exatamente como os movimentos respiratórios que já mencionamos outras vezes. Esse movimento é muito mais brusco. É um reflexo que terei por toda a vida. Na verdade, já o tenho há bastante tempo, conforme comentamos na semana 8. O que acontece é que só agora atingi o tamanho suficiente para que a minha mãe perceba. Dependendo da minha posição no útero e da localização da placenta, ela notará melhor ou não sentirá nada. Isso varia de acordo com a mulher. Seja como for, não é motivo de preocupação, pois são movimentos normais.

MEU POTENTE CORAÇÃO

Meu coração é muito potente. Ele já está movendo 300 centímetros cúbicos de sangue por minuto, o que corresponde ao conteúdo de uma lata de refrigerante. É uma bomba que funciona a toda velocidade. Mas também é supersensível. Agora, minha pressão arterial é muito baixa, entre 35 e 40; a da minha mãe é entre 90 e 95 e a de um adulto normal, entre 100 e 110. Se ocorrer uma situação estressante, minha pressão arterial subirá. Sim, eu também sofro estresse eventualmente; por exemplo, se eu apertar sem querer o cordão umbilical ou se a minha mãe ficar enjoada. Isso pode fazer com que eu receba menos oxigênio por alguns segundos. Mas são problemas específicos sem maiores consequências. Em outras circunstâncias, minha pressão poderia ser mais alta porque o coração deve trabalhar com menos recursos, caso eu não receba todo o alimento ou o oxigênio de que necessito. Essa situação não seria ideal, porque, se ele tiver que trabalhar com mais pressão, se dilatará e não se formará de maneira tão perfeita como deveria. Isso pode acontecer se minha placenta não funcionar corretamente. Agora entramos em um período muito importante, porque cada vez exijo mais da placenta.

A IMPORTÂNCIA DA MINHA PLACENTA

A placenta deve funcionar perfeitamente para que a minha programação normal siga seu curso. Eu continuo crescendo a toda velocidade. A cada mês que passa, consumo muito mais calorias do que no mês anterior. Meus sistemas, em sua maioria, já se formaram e estão funcionando. Mas o modo como funcionam começa a se consolidar agora. Cada momento da gestação é importantíssimo, não há um menos importante do que outro. Embora pareça que agora só me resta crescer, este é um dos momentos essenciais da minha vida. Qualquer coisa que não funcione perfeitamente poderia produzir uma programação fetal, da qual falamos na semana 19. A placenta é a fonte de tudo o que eu recebo. Ela filtra os nutrientes e o oxigênio da minha mãe. Sempre precisei muito dela, mas, agora que já peso quase um quilo, preciso mais do que quando pesava 300 gramas. E vou precisar cada vez mais. Daqui a oito semanas, já pesarei 2 quilos, e, dentro de doze semanas, 3 quilos. Felizmente, a placenta foi projetada para satisfazer todas as minhas necessidades até a hora do parto. Às vezes, a placenta não funciona tão bem como deveria e, embora cresça, não o faz no ritmo que o corpo do feto exige. Se isso me acontecesse, eu não poderia crescer na velocidade para a qual estou programado. Esse problema, denominado crescimento intrauterino retardado, pode afetar o meu desenvolvimento. É por esse motivo que, toda vez que minha mãe vai ao médico, ele avalia o tamanho do útero. É um dos principais riscos que os profissionais monitoram.

AS MELHORES CONDIÇÕES PARA UMA FORMAÇÃO IDEAL

Neste período, todo o meu organismo e seus sistemas internos de funcionamento estão se preparando para minha vida futura. Durante esse processo, as condições de que disponho são as que utilizo para programar o funcionamento dos órgãos. Se elas não forem adequadas, o desempenho será um pouco diferente. Caso a placenta não funcione perfeitamente, meu organismo vai se preparar para sobreviver com menos alimento e eu serei obrigado a resistir com o que existe. O cérebro terá que se adaptar e se construir com menos peças. Meu coração deverá bombear sangue com a pressão arterial mais elevada e se tornará um pouco maior para poder trabalhar com menos energia. Enfim, quando eu nascer, o funcionamento do meu organismo será diferente. De modo geral, isso não me causará nenhum problema grave. Graças à epigenética, eu conseguirei me adaptar a tudo, mas para isso terei de mudar a trajetória que meus genes teriam seguido em condições ideais, já que esta foi redirecionada. Eu terei me "programado" de modo diferente.

Muitos desses desajustes serão compensados após o nascimento. Porém, se os pais souberem previamente da existência deles, poderão agir o mais cedo possível. E, enquanto ainda há tempo de corrigi-los, na própria gestação, é bom eles ficarem atentos a qualquer carência de oxigênio, alimentação ou tranquilidade, que são essenciais para que a minha programação fetal seja correta. Ela é o traçado da rota de todos os meus sistemas operacionais internos, no plano orgânico, a escola de todos os meus mecanismos, que, se aprenderem bem a lição, com bons livros e materiais, contribuirão para que eu tenha uma vida saudável.

CONDIÇÕES IDEAIS TAMBÉM PARA O CÉREBRO

Além do coração, o cérebro também precisa de condições ideais para que sua formação e seu funcionamento sejam corretos. Essa maquinaria tão perfeita e complicada necessita que os nutrientes, os elementos com os quais se constrói, cheguem em grande quantidade diariamente. Caso contrário, serão ativados "programas de sobrevivência" que farão meu cérebro continuar se construindo, mas talvez não da mesma forma. Os médicos sabem que os circuitos superiores da minha inteligência podem ser "despriorizados". Nesta fase, a formação do meu cérebro é tão importante que podemos dizer que um terço da minha inteligência futura dependerá da qualidade da vida intrauterina. Outro terço dependerá dos meus primeiros anos de vida após o nascimento. E somente um terço virá dos meus genes. Os genes, a genética, são muito importantes. Mas o ambiente, a epigenética, é ainda mais. Ou seja, estou num momento superimportante da minha vida.

A IMPORTÂNCIA DA TRAJETÓRIA MARCADA

Em geral, os problemas que eu possa vir a ter no útero não serão graves. Porém, eles podem me desviar do caminho ideal. Quando começamos a viagem da vida, aonde desejamos ir? Meus pais vão querer que eu vá longe. Na verdade, eles querem, acima de tudo, que eu seja feliz (apesar de isso ser muito mais difícil do que ir longe!). Em suma, tanto num caso quanto no outro, eu preciso de um bom desenvolvimento neurológico, que é o que me dará inteligência, estabilidade emocional, sociabilidade etc., tudo de que precisarei para me tornar um indivíduo na sociedade. Se eu sofrer carências no útero, começarei minha viagem com certa desvantagem. Certamente não será muita. Mas, no início de uma longa viagem, o menor desvio pode significar bastante. Por exemplo, se eu quiser ir de barco de Lisboa a Nova York, um grau de diferença na hora de sair é muitíssimo. No final da viagem estarei quase em Miami. Felizmente, nesta viagem da vida outras coisas influenciarão minha trajetória. Algumas podem me colocar na rota de novo. Outras talvez me façam desviar ainda mais. O fato é que qualquer desvio será bem mais fácil de corrigir se a viagem estiver no início. A vida intrauterina é a primeira etapa da minha viagem. Um momento de grande importância, mas também muito oportuno para corrigir qualquer problema.

A JANELA DE OPORTUNIDADE

Os médicos usam a expressão "janela de oportunidade". O que é isso? O cérebro, o coração e o metabolismo começam sua programação na vida fetal, mas só a finalizam anos mais tarde. Ao nascer, o cérebro é como um computador com a tampa aberta, que podemos manipular à vontade. Mas essa abertura vai se fechando: durante os dois primeiros anos é bem grande, depois fica menor. E, após alguns anos, a porta se fechará. Esse tempo precioso para agir chama-se janela de oportunidade. Por isso é tão importante saber se a minha vida aqui dentro está sendo boa ou nem tanto. Quase tudo poderá ser corrigido ou melhorado bastante depois que eu nascer, mas é preciso conhecer o problema com antecedência para atuar o mais depressa possível.

DETECÇÃO DO CRESCIMENTO INTRAUTERINO RESTRITO

Já explicamos sobre a importância da epigenética, todas aquelas alterações que influem no funcionamento dos genes (ver a semana 19). Se durante a vida intrauterina o feto não receber todos os nutrientes de que necessita, haverá mudanças significativas na epigenética.

Todo mundo sabe como é importante que uma criança cresça bem e se preocuparia se ela não pudesse se desenvolver adequadamente. Mas a maioria das pessoas ignora que uma em cada dez crianças não cresceu de forma apropriada antes do nascimento, ou seja, durante a gravidez, o que pode ter sérias consequências.

A placenta é essencial para o crescimento. A restrição do crescimento fetal (RCF) – o atraso do crescimento intrauterino fetal – ocorre quando um feto não pode se desenvolver como precisaria porque não recebe todo o alimento ou o oxigênio de que necessitaria. Na maioria dos casos, isso acontece porque a placenta não se desenvolve corretamente e não tem dimensões suficientes para alimentar o bebê de modo conveniente. A placenta é como um radiador através do qual o feto faz circular seu sangue para absorver da mãe o que precisa. Quando há atraso do crescimento, é como se parte do encanamento desse radiador estivesse obstruída. Em uma minoria de casos, o RCF é grave, surge muito cedo na gravidez e pode ocasionar um parto prematuro. Felizmente, na maioria das vezes ele é leve ou moderado, aparece mais tarde na gestação e permite que ela chegue ao final.

É fundamental detectar o problema para evitar complicações no parto, uma vez que a restrição de oxigênio pode dificultar a tolerância do bebê às contrações. Para prevenir que isso aconteça, os médicos controlam a altura uterina na mãe, que é medida em cada consulta, e fazem uma ultrassonografia do terceiro trimestre. A gestante também pode ajudar a descobrir o problema controlando os movimentos fetais.

Quando o feto é exposto a restrições de alimento ou oxigênio durante a gravidez, há um claro impacto no seu crescimento. Ele precisa adaptar-se a essa situação, modificando o desenvolvimento dos seus órgãos e o funcionamento dos seus genes por meio de alterações epigenéticas. Portanto, a falta temporária de nutrientes afeta a programação biológica. Os sistemas epigenéticos que temos para nos adaptar ao ambiente não sabem quanto vai durar essa restrição e se "programam" para funcionar como se a situação fosse permanente. Eles "presumem" que essa é a quantidade de nutrientes e oxigênio com que terão de trabalhar e se adaptam a isso para possibilitar a sobrevivência do feto. Mas isso tem um preço: a adaptação permite a sobrevivência, mas nem sempre nos torna melhores.

No caso do cérebro, as áreas responsáveis pelas funções mais básicas, relacionadas à sobrevivência, têm prioridade sobre as superiores, mais ligadas à inteligência. Isso explica o aumento de distúrbios do desenvolvimento neurológico em crianças. A fim de se adaptar, o coração se dilata para bombear mais sangue com menos energia. As consequências são uma deterioração das artérias, maior risco de hipertensão e outros problemas cardiovasculares na vida adulta. Finalmente, a restrição de alimentos faz com que o sistema se acostume a gerir uma menor quantidade deles; após o nascimento, a aquisição de nutrientes se normaliza, mas o corpo não está preparado para tolerá-la, o que pode provocar transtornos metabólicos como diabetes ou obesidade.

NÃO SE ALARMAR DEMAIS

É muito importante ressaltar que as consequências da programação fetal não são doenças, são predisposições. São desvios da trajetória, mas quase nunca suficientemente importantes por si sós. Além disso, muitas vezes é necessário um segundo fator, um "segundo golpe", para que haja um verdadeiro problema. O caso mais fácil de entender é a saúde cardiovascular. Uma criança com crescimento fetal restrito pode ter um discreto aumento da pressão arterial e um coração um pouco mais dilatado, mas, tecnicamente falando, tudo está dentro da normalidade. No entanto, se sua dieta for ruim, ela acabará desenvolvendo obesidade quando jovem e certamente terá um risco maior de ter problemas cardiovasculares. Ou seja, o "primeiro golpe" (o atraso de crescimento) não foi suficiente, é preciso um "segundo golpe" para que esse desvio inicial se transforme finalmente num desvio definitivo da saúde para a doença. Por outro lado, se nos primeiros anos essa criança tiver uma dieta saudável e cardioprotetora, aliada a exercícios físicos, conseguirá reverter quase todas as mudanças negativas que surgiram na vida intrauterina.

OPORTUNIDADE, NÃO MÁ NOTÍCIA

Talvez a notícia de um crescimento fetal restrito produza certo grau de alarme nos pais. No entanto, ela deve ser encarada como uma grande oportunidade. É muito importante detectar esse problema para evitar novas situações de risco e encontrar soluções após o nascimento. Sabemos que a programação não termina com a vida fetal, mas continua durante um bom tempo, especialmente nos primeiros anos de vida. Portanto, podemos aproveitar esse período, essa "janela de oportunidade", para intervir e amenizar os problemas surgidos na vida fetal. Voltando ao exemplo anterior, pesquisas realizadas em Barcelona revelam que uma dieta mais rica em ácidos graxos poli-insaturados (cardioprotetores) pode levar o coração de crianças que nasceram com atraso de crescimento a recuperar quase totalmente o formato normal. Isso demonstra como a medicina fetal é capaz de avançar para a medicina personalizada que esperamos ter no futuro: que seja apta a identificar um problema antes que se torne relevante, tratá-lo a tempo para evitar que piore ou até mesmo eliminá-lo.

APOSTANDO NA MEDICINA PREVENTIVA

Em suma, o crescimento intrauterino restrito é de fato um problema, mas, se for detectado a tempo, poderá ser atenuado. Pequenas intervenções em um momento oportuno conseguirão minimizar seus efeitos. Portanto, é realmente importante detectá-lo. Há vários recursos para isso, como o uso correto da ultrassonografia e pequenas atitudes preventivas, como o controle da altura uterina ou dos movimentos fetais no terceiro trimestre. Assim será possível aproveitar a janela de oportunidade que a fase de programação nos oferece, com novas soluções que vão revolucionar o conceito da medicina preventiva nos próximos anos.

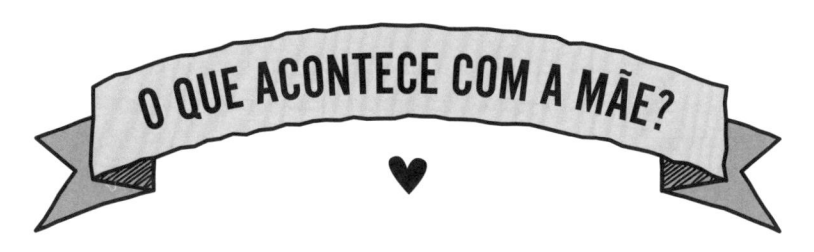

O QUE ACONTECE COM A MÃE?

Aos poucos, ela está entrando no terceiro trimestre e vai perceber que a parte final e mais difícil da gravidez se aproxima. Mas por enquanto ela ainda aguenta bem. Talvez já comece a sentir algumas contrações, cujos sintomas são o endurecimento do abdome. São contrações uterinas fisiológicas, que vão preparando o útero para o momento do parto a partir da 6ª semana de gestação.

Elas não costumam ser fortes, mas, se forem muito regulares ou dolorosas, é aconselhável consultar um médico, pois a gestante pode entrar em trabalho de parto mais cedo. Nessa idade gestacional, o feto já está suficientemente desenvolvido para nascer. No entanto, ainda poderia haver sérias complicações, por isso ele precisaria ficar algumas semanas sob controle na incubadora.

EXAMES

Nesta semana já temos os resultados do hemograma realizado na semana 24, e agora sabemos se pode haver problemas com o açúcar ou não. Se houver, a mãe deverá seguir uma dieta especial. Em alguns casos raros, talvez ela precise tomar insulina, para que o feto não desenvolva distúrbios relacionados ao excesso de açúcar.

A ULTRASSONOGRAFIA 3D/4D

A ultrassonografia tridimensional pode chamar-se 3D ou 4D, indistintamente. É denominada 3D por causa da imagem em três dimensões. Quando surgiram as primeiras ultrassonografias tridimensionais, só era possível obter imagens estáticas, como uma foto. Mais tarde se conseguiu acrescentar a dimensão do tempo e ver o feto em tempo real, como em um vídeo. Daí o nome de 4D. Geralmente, em qualquer ultrassonografia atual desse tipo costumam-se tirar fotos e vídeos, portanto o mais preciso seria chamá-las de 3D/4D. Mas ambas as denominações estão corretas.

Esse exame não se inclui nas avaliações médicas normais. Muitos aparelhos de ultrassom têm a opção de realizar as ultrassonografias em três e quatro dimensões, mas elas demoram muito tempo; por isso, normalmente os médicos não pedem esse tipo de teste, porque não é rápido (pode exigir de 5 a 20 minutos mais do que os normais, que só necessitam de 20 minutos). Talvez num futuro próximo os avanços tecnológicos permitam a realização de ultrassonografias em 3D e 4D com a mesma velocidade de uma simples, como são as atuais.

Clinicamente, uma ultrassonografia em 3D ou 4D não costuma oferecer informação diagnóstica; de fato, os médicos raramente a utilizam para melhorar o diagnóstico. Porém, são imagens muito vistosas, e esse é o melhor momento para realizar o exame. O feto agora tem um bom tamanho, é possível ver muitos detalhes nele e há líquido suficiente à sua volta para que se visualizem bem o rosto e o corpo. Mesmo quando há pouco líquido, os médicos conseguem distinguir as estruturas importantes, embora o líquido amniótico ajude bastante na realização das ultrassonografias, já que é graças a ele que as imagens são tão atraentes. Quando o rosto ou as mãos do feto estão envoltas em líquido, são fáceis de ver e reconhecer. É isso que faz da ultrassonografia uma experiência tão única para os pais.

Embora não seja um exame essencial para o diagnóstico médico, a ultrassonografia em três dimensões (3D) é um recurso para melhorar a experiência dos pais, pois facilita a visão do rosto e de outras partes do corpo do bebê, como as mãos e os pés.

SEMANA 28

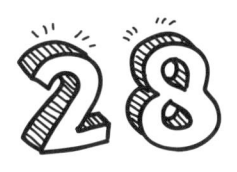

CADA VEZ MAIS GORDINHO

Entramos no terceiro trimestre, e nesta semana 28 eu já meço cerca de 37 centímetros e peso aproximadamente 1.100 gramas. Aos poucos vou acumulando gordura: dia a dia, fico mais gordinho e minhas formas, mais arredondadas. Estou mais parecido com um bebê.

Já sou um feto maior, mas ainda um bebê muito prematuro. Se tivesse que sair do útero agora, ainda teria bastante dificuldade para regular minha temperatura e a pressão arterial. O intestino já está se movimentando para treinar, mas também não funciona como deveria. Se eu precisasse usá-lo, teria que ser aos poucos e com delicadeza, porque a comida normal o prejudicaria. Já possuo todos os sistemas do corpo, mas eles ainda não funcionam perfeitamente, pois estão programados para entrar em ação mais adiante. A natureza previu que hoje eu esteja aqui dentro, onde não é noite nem dia. Não faz frio nem calor, e, como estou flutuando em líquido, as mudanças no meu corpo são mínimas. Eu vivo quase sem gravidade. Quando nascer, terei dificuldade para me movimentar no início, pois o corpo será pesado e as costas não me suportarão. Além disso, a pressão arterial precisará mudar conforme a postura, a temperatura etc. Tudo isso não existe aqui e agora. Continuo flutuando em meu mundo silencioso, tranquilo, macio e acolhedor. Recebo tudo sem fazer esforço, não passo fome, nem sono, nem cansaço. Somos muito bem acostumados antes de nascer.

No entanto, apesar de eu viver de modo tão confortável, minha natureza sabe perfeitamente que quando eu sair do útero terei que sobreviver. O sistema nervoso deve estar totalmente preparado para reagir ao seu entorno e se adaptar. O córtex cerebral continua a fazer milhões de conexões dentro dele e com o resto do corpo. São chamadas de conexões corticais. O cabeamento entre neurônios começa a se estabelecer de forma mais definitiva. Embora toda essa fase da gestação seja um momento mais de fiação que de conexão, também ocorrem as primeiras conexões, e, progressivamente, os neurônios se conectam e se cobrem de mielina. Graças a essa substância, os impulsos nervosos, sinais elétricos, podem se propagar entre os neurônios. Depois de mielinizados, os neurônios começarão a se ativar. Por exemplo: nesta semana, as conexões da dor que vão desde o córtex até os núcleos do cérebro chamados tálamos iniciam o processo de mielinização. Essas conduções começam a ser elétricas de verdade e a transmitir estímulos.

ENTÃO, A PRIMEIRA COISA QUE SENTIMOS É DOR?

As conexões que informam sobre a dor são as primeiras que começam a se ativar no cérebro e logo estarão prontas. Isso é óbvio, pois a dor nos avisa que algo está errado e nos protege da destruição e da morte. É uma reação inata. Ou seja, quando eu nascer já a terei incorporado e não deverei aprender a sentir dor. É uma das primeiras conexões que transmitirão impulsos ao córtex cerebral. Mas não são as únicas que começam a se conectar. Aos poucos, também vai surgindo uma série de circuitos que conectam o córtex ao sistema nervoso autônomo. Essa é a parte inconsciente do cérebro que controla, por exemplo, a frequência cardíaca, a temperatura do corpo ou a pressão arterial. São circuitos do chamado sistema nervoso autônomo, um tipo de sistema de controle remoto automático, que supervisiona todos os processos vitais para que funcionem corretamente. Mas esse sistema precisa estar conectado ao meu pensamento consciente. Foi programado para me ajudar a sobreviver. Quando eu pressentir um perigo, o medo passará do córtex cerebral para o sistema nervoso autônomo, elevando minha frequência cardíaca e a pressão arterial. Mas não há problema, porque estarei protegido; são mudanças que meu corpo precisará fazer caso eu resolva sair do útero antes da hora. A seleção natural me deu esses mecanismos para que, se eu detectar um perigo, possa evitá-lo. É uma pena que ela ainda não tenha percebido que, no mundo atual, os perigos quase sempre são mais psicológicos do que físicos. Eu não terei que sair correndo diante deles; por isso, esse aumento constante de pressão arterial sem que eu gaste energia para escapar pode me causar o que meus pais chamam de estresse. Logo precisaremos aprender a administrar esse problema! Tenho um ótimo computador na cabeça, mas, como ele vem sendo fabricado há centenas de milhares de anos, o modelo já está um pouco antiquado. O bom seria poder baixar a pressão, mas isso é muito mais difícil, não tenho esse tipo de conexão.

OS PRIMEIROS SABORES E ODORES

Em meus circuitos da inconsciência fervilham também muitas memórias básicas, como minhas preferências alimentares. Por um lado, eu já sou capaz de captar sabores, e os médicos sabem que tenho gostos inatos. Já faz várias semanas que eu gosto do doce e detesto o amargo. É claro que o líquido amniótico não muda muito de sabor, mas se ele tiver mais açúcar bebo mais do que se tiver menos. Ou seja, quando eu for mais velho não terei que me angustiar porque gosto de doces, pois essa preferência vem de fábrica! O líquido amniótico é a minha urina, sim, mas essa urina vem do sangue. Muitas coisas que a minha mãe come passam para o meu sangue e para a minha urina. Além disso, já estou começando a reter memórias gustativas; portanto, o que a minha mãe come me influencia, passa para o líquido amniótico e cria memória em mim.

Além do gosto, também começo a "sentir" cheiros. Embora os meus circuitos olfativos tenham sido os primeiros a se conectar ao cérebro, até agora o meu nariz ficava entupido, como se eu estivesse sempre resfriado: as narinas estavam completamente obstruídas por tampões feitos de células e muco. Nesta semana já se dissolveram. Ou seja, agora pode passar líquido pelo meu nariz. Ao fazer os "movimentos respiratórios" levando líquido aos pulmões para que se desenvolvam, eu continuarei usando sobretudo a boca, mas no nariz já entra líquido amniótico. Sempre achei que é preciso haver ar para sentir cheiro, mas hoje os médicos sabem que meu sentido do olfato estará bem intenso quando eu nascer. Bom, na verdade, será uma das memórias mais primitivas que terei. Embora eu seja um pouco mais evoluído que os outros animais, meu olfato produzirá memórias muito marcantes. Durante a vida, sempre recordarei de odores quase imediatamente, mesmo que tenham se passado muitos anos. Existem cheiros aos quais já estarei acostumado antes de nascer. Por exemplo, ninguém imagina que eu deveria saber o que é o alho. Além disso, certamente nunca ocorreria aos meus pais oferecê-lo a mim. No entanto, o cheiro de alho passa de modo intenso para o líquido amniótico assim que a minha mãe o ingere. Portanto, esse odor ficará gravado em meu cérebro quando eu nascer.

Enfim, a partir deste terceiro trimestre vou detectar cada vez mais odores, aromas e sabores. E me acostumarei a eles! Então: "Mamãe, coma alimentos de sabor agradável, mas principalmente saudáveis, porque já estou me acostumando ao que me agradará mais tarde".

GOSTOS INATOS

Conforme já mencionamos há algumas semanas, o gosto pelo doce faz parte do "equipamento padrão" que recebemos. Como tantas coisas que nos são inatas, é certamente um dos efeitos da seleção natural para facilitar nossa sobrevivência. Vários estudos comprovam que os fetos têm atração pelo doce, tanto é que podemos engolir mais líquido amniótico se o sabor for doce e menos se for amargo. Também é um comportamento inato rejeitar o sabor amargo forte. Não aprendemos isso, é a memória que é herdada, como a repulsa a um fedor intenso. É uma memória que não se adquire, mas reside em nossos genes e é transmitida de geração em geração.

GOSTOS ADQUIRIDOS ANTES DO NASCIMENTO

É muito interessante como acrescentamos a essas memórias genéticas algumas que também serão inatas, ou seja, que já teremos ao nascer. Embora, a rigor, elas não estivessem integradas aos genes, nós as aprendemos antes de nascer. O gosto pelo alho é mais marcante em bebês cuja mãe o consome regularmente. Também é comprovado que o aroma do alho é muito forte no líquido amniótico logo depois que a mãe o ingere. Além do alho, outros aromas característicos passam claramente para o líquido amniótico, como os da hortelã, do anis, da cenoura e da baunilha. Isso nos leva a pensar que muitos sabores fortes – incluindo os das especiarias que cada cultura utiliza em sua gastronomia – passam igualmente para o líquido amniótico, o que ajudará as crianças pequenas a aceitarem melhor os sabores mais presentes na alimentação dos pais.

Portanto, embora intuitivamente pensemos que os filhos de pais com dietas ricas em frutas e legumes comem de forma mais saudável porque se acostumaram a isso desde pequenos – o que sem dúvida é verdadeiro –, essa não seria a única explicação. Experiências bem interessantes compararam o que acontecia aos bebês se a mãe tomasse suco de cenoura em três situações: pelo menos quatro vezes por semana no último mês de gravidez, durante a amamentação ou nunca. Bom, os bebês de mães que tomaram suco de cenoura eram mais atraídos por esse sabor em comparação àqueles de mães que não o tomaram. A atração das crianças pelo sabor da cenoura era igual tanto se a mãe o tomasse na gestação quanto durante a amamentação. Ou seja, não importava se o bebê esteve exposto a esse sabor no líquido amniótico ou no leite materno, o gosto da cenoura fazia parte de seus "hábitos". Portanto, não seria absurdo imaginar que isso acontece com vários outros sabores. Assim, se um feto se acostuma a "experimentar" o gosto de vegetais na vida intrauterina, quando tantos mecanismos que regularão seu corpo estão sendo programados, tenderá a apreciar esses sabores mais tarde, na infância.

Tudo isso tem um lado sombrio, é claro. Por um lado, o *fast-food*, rico em sabores doce e *umami*, explora nossa atração inata por eles. Já sabíamos que uma criança que abusar desses sabores na infância terá mais dificuldade de evitar a obesidade e mudar os maus hábitos pelo resto da vida. Mas agora sabemos que esse condicionamento certamente começa no ventre materno. Ainda não se estudou esse fenômeno em seres humanos, mas experiências com animais demonstraram que, se a mãe se alimentar com *fast-food* na gravidez, os filhos terão uma preferência maior por esse tipo de comida e serão mais obesos quando adultos. No entanto, os mesmos estudos revelam que, se essas crianças forem submetidas a uma dieta saudável nas primeiras semanas após o nascimento, o efeito diminuirá consideravelmente. Isso é mais uma prova da programação fetal, de como o que acontece na vida intrauterina influi na idade adulta. Também se pode concluir que sempre é possível reverter esses efeitos. Basta valorizar essa fase tão misteriosa, mas tão crítica para a nossa vida.

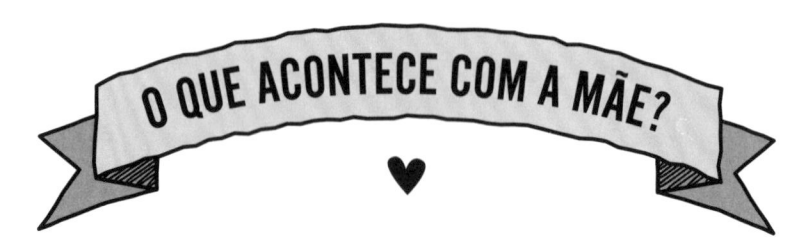

O QUE ACONTECE COM A MÃE?

Nesta semana 28, é normal que a mãe sinta coceira em algumas partes do corpo, principalmente na barriga. E as dores nas costas e na bacia podem se intensificar.

Seu sono talvez seja um pouco alterado. Devido às mudanças hormonais e aos movimentos do bebê, ela perde mais tempo procurando uma postura cômoda para sentar-se ou um modo de caminhar sem sentir dor ou desconforto. Além disso, quando ela dorme, parece que sonha mais do que o normal, sonhos tão intensos que quase a despertam.

A retenção de líquido ainda incomoda um pouco a gestante. As pernas incham e adormecem com mais facilidade. Ao deitar-se para dormir, pode sentir um formigamento e uma sensação de cãibra que a impedem de relaxar as pernas. Mas, em geral, logo passam. Em algumas mulheres, porém, esse sintoma é bem desconfortável, tornando-se um problema que os médicos chamam de síndrome das pernas inquietas.

SÍNDROME DAS PERNAS INQUIETAS

É totalmente normal ter cãibras ou formigamento nas pernas – e às vezes nas mãos ou nos braços –, sobretudo na hora de dormir. Se o desconforto persistir a ponto de atrapalhar o sono, poderá ser classificado como síndrome das pernas inquietas. Os sintomas caracterizam-se como uma vontade incontrolável de mexer as pernas, daí o nome da síndrome. Embora ela costume incomodar mais na hora de dormir, também pode causar bastante desconforto de dia. Não é um problema exclusivo da gravidez, mas está associado a ela. Acredita-se que esteja relacionado aos transtornos decorrentes da compressão dos nervos e da retenção de líquidos, que em algumas mulheres são bem inconvenientes. No entanto, se a gestante ficar nervosa, só vai piorar os sintomas.

Não existe um tratamento ideal. Em geral, recomenda-se relaxar o máximo possível antes de dormir. Também é aconselhável praticar exercícios e tomar chás calmantes. Apenas em casos extremos, e com indicação médica, deve-se recorrer a ansiolíticos ou indutores do sono, que quebram o círculo vicioso e permitem um descanso restaurador.

EXAMES

- **Compatibilidade sanguínea**

Nesta semana não se faz nenhum exame especial, mas, se o grupo sanguíneo da mãe for Rh negativo, ela terá que tomar uma espécie de vacina para evitar problemas com o grupo sanguíneo do bebê. Sim, nossos glóbulos vermelhos têm vários registros: o do grupo sanguíneo, que pode ser dos grupos A, B ou O (também chamado zero, ou 0), que não tem registro A nem B – é como se não houvesse registro desse grupo na célula –, ou do grupo AB, e o registro do Rh. Este último é crucial porque, se entramos em contato com um sangue de um grupo diferente do nosso, podemos criar anticorpos, que lutam contra esse sangue diferente percebido como uma ameaça. Os anticorpos que a mãe fabrica contra os grupos A ou B são tão grandes que não vão para a placenta nem atingem o feto. Em compensação, os anticorpos que ela fabrica contra o Rh são pequenos e alcançam a placenta sem problemas, e aí sim podem atacar o feto.

O GRUPO RH DOS GLÓBULOS VERMELHOS E A ISOIMUNIZAÇÃO RH

Os glóbulos vermelhos têm em sua superfície ou membrana algumas proteínas que variam conforme a pessoa. Essas proteínas agem como antígenos, ou seja, são os "registros" da célula. Elas possibilitam que o sistema imunológico do indivíduo reconheça seus próprios glóbulos vermelhos e não os agrida. Cada glóbulo vermelho tem vários registros em sua superfície, mas os mais importantes são os grupos ABO (que podem ser A, B ou O) e Rh (que pode ser positivo ou negativo), porque são os que o sistema imunológico mais reconhece. Isso explica por que é tão importante que, quando se faz uma transfusão de sangue, este seja do mesmo grupo sanguíneo. Se uma pessoa do grupo A receber sangue do grupo B, seu sistema imunológico não o aceitará e destruirá os novos glóbulos vermelhos em poucas horas.

Com o grupo Rh acontece o mesmo. As pessoas podem ser Rh positivo (a maioria da população) ou Rh negativo. Ser negativo significa que o grupo Rh simplesmente não existe nos glóbulos vermelhos. Assim, em uma pessoa Rh positivo, seu sistema imunológico já conhece o grupo Rh e nunca vai atacá-lo. Pelo contrário, em um indivíduo Rh negativo, como seu sistema imunológico nunca "viu" um Rh, vai considerá-lo estranho.

MÃE RH NEGATIVO, FETO RH POSITIVO

Quando a mãe é Rh negativo e o feto é Rh positivo, é uma situação perigosa. Porque a mãe Rh negativo não tem grupo Rh. Então, para ela o grupo Rh é estranho. Se uma pessoa Rh negativo entra em contato com um sangue Rh positivo, ela o rejeita. Porém, se for o contrário, isso não ocorre. Se a mãe é Rh positivo e entra em contato com um sangue Rh negativo, não acontece nada, porque, para o sistema imunológico da mãe, a ausência de Rh não é nenhum problema. Se não existe registro, não há por que atacá-lo.

Como no parto há sempre um pouco de sangue fetal que passa para a mãe, se ela for Rh negativo produzirá anticorpos contra o grupo Rh positivo do feto. Se isso acontecer, é claro que na primeira gravidez não haverá consequências. Porém, nas semanas seguintes, o sistema imunológico da mãe fabricará anticorpos contra esse grupo Rh, que ficarão gravados na memória do sistema imunológico. Em uma segunda gravidez, se o feto for Rh positivo de novo, os anticorpos que a mãe agora já tem em seu sangue poderão passar para o feto e destruir seus glóbulos vermelhos. Isso causaria nele uma anemia (perda de glóbulos vermelhos), que, se for profunda, poderá tornar-se uma grave ameaça a sua vida. Quando a mãe tem anticorpos, ou seja, quando está imunizada contra o Rh positivo, tecnicamente falamos de isoimunização Rh.

COMO SOLUCIONAR A ISOIMUNIZAÇÃO RH?

A melhor forma é a prevenção. Quando uma mãe Rh negativo tem um bebê Rh positivo, ela recebe uma vacina que impede completamente a produção de anticorpos. É administrada nos três dias seguintes ao parto, assim que se identifica o grupo sanguíneo do bebê, o que não costuma demorar. Não só durante o parto, mas também a partir do terceiro trimestre da gestação, pode haver pequenas transferências de sangue do feto para a mãe. É por isso que existem mães com Rh negativo que, mesmo tendo tomado a vacina corretamente no parto, estão imunizadas contra o grupo Rh e, portanto, podem apresentar anemia fetal em uma futura gravidez. Embora a porcentagem de casos não seja grande, consegue-se prevenir o problema aplicando na gestante, na semana 28, uma pequena dose da vacina.

Hoje em dia, em alguns casos, é possível saber o grupo sanguíneo do bebê antes de ele nascer. Para isso pode-se recorrer a uma amniocentese ou a outros exames que permitem conhecer o grupo sanguíneo analisando-se a pequena quantidade de DNA fetal que circula no sangue da mãe. São exames caros e nem todos os planos de saúde os disponibilizam. E, como a vacina não tem contraindicações, em geral costuma-se aplicá-la diretamente.

Mesmo com todas essas precauções, ainda existe uma porcentagem mínima de mães que desenvolvem anticorpos anti-Rh e apresentam anemia fetal. Felizmente, hoje é possível detectar esse tipo de anemia por meio de uma ultrassonografia com Doppler. Se ela for comprovada, o feto será submetido a uma transfusão de sangue. É uma técnica muito complexa que exige grande experiência e tecnologia, mas permite salvar a vida do feto em quase todas as gestações que manifestem esse problema.

SEMANA 29

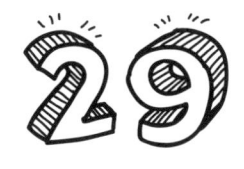

ÓRGÃOS EM CRESCIMENTO

Neste momento já meço entre 38 e 39 centímetros e peso entre 1.300 e 1.350 gramas. Eu chego à semana 29 com quase um quilo e meio. Faltam de dois a três meses para eu nascer, e agora começa a minha corrida final.

A partir desta fase, a desproporção da minha cabeça, que era muito maior do que o corpo, passará a regredir gradualmente até que, no final, o abdome será maior que a cabeça. De agora em diante, a maioria dos meus órgãos vai se dedicar essencialmente a crescer. Exceto, como sempre, o cérebro e os pulmões, que ainda têm bastante trabalho nesses dois meses e meio que me restam aqui dentro. Vendo de fora, poderia parecer que eu já estou quase formado, mas ainda faltam várias etapas para eu ficar apto a conhecer o mundo lá fora. Eu poderia sair agora, mas quero fazer isso nas melhores condições possíveis. Preciso terminar de aperfeiçoar algumas coisas para garantir minha sobrevivência sem necessidade de ajuda.

Meus olhos já têm certa sensibilidade à luz. Seus neurônios estão cada vez mais preparados para detectá-la. Eu não os utilizo ainda porque vivo na escuridão total, mas, se fosse um bebê prematuro e nascesse agora, já teria certa capacidade para captar a luz. Outro detalhe imprescindível é que meu cérebro esteja preparado para interpretar o que vejo. No início da vida, meu cérebro receberá, na parte que se conecta aos olhos, um conjunto de manchas. Ele precisará de muitos meses para relacionar essas manchas com objetos, com a distância, com os meus pais. Até entender que enxergar tudo "isso" tem significado e utilidade para mim. Hoje, meus olhos já estão preparados para "captar manchas" se forem expostos à luz.

Aos poucos, meus movimentos são mais sofisticados. O cérebro continua se conectando aos seus milhões de neurônios que foram nascendo e se posicionando adequadamente. Há cada vez mais axônios, os fios que unem os neurônios, revestidos de mielina. Como os sinais estão mais bem direcionados, todos os meus movimentos, como bocejar, abrir a boca e pôr a mão no rosto, são feitos de maneira mais progressiva e lenta, além de durarem mais, pois o cérebro já começa a ter um controle mais refinado deles. Será uma mudança bem sutil, mas minha mãe vai notar que meus movimentos são mais suaves e lentos. No entanto, continuo dando pontapés, e às vezes bem fortes, diga-se de passagem.

MEU CÉREBRO ESTÁ CADA VEZ MAIS ENRUGADO

Meu sistema nervoso central tem crescido muito. Na verdade, a superfície do cérebro já ultrapassou há semanas o tamanho que caberia na minha cabeça, e por isso está cada vez mais enrugada. Chega um momento em que todos aqueles milhões de neurônios produzidos no centro do cérebro migram para a superfície e não cabem mais. Para criar espaço, a superfície do cérebro se enruga e assim se formam sulcos cerebrais. Em poucas semanas meu cérebro ficará com o aspecto de noz, e quando eu nascer terá a mesma aparência que o dos adultos. O cérebro inteiro é composto de neurônios, mas a parte mais importante de minhas funções superiores situa-se no córtex cerebral. A habilidade da linguagem, a habilidade do pensamento abstrato, a habilidade motora fina etc. estão no córtex cerebral, na também chamada matéria cinzenta. Minha consciência..., bem, isso não sabemos. Os cientistas não sabem nem onde ela fica no cérebro dos adultos! Por enquanto, não tenho muita. Só meses depois que eu nascer vou começar a perceber que sou um ser isolado e diferente da minha mãe. Isso me causará certo desgosto, e o meu "ego" sofrerá um pouco. No momento, não tenho essa sensação. Eu e o mundo somos um só, eu e a minha mãe somos um só, e para mim não existem divisões, nem espaço, nem tempo. Realmente, eu acabei de ser formado. E do nada, a partir dos átomos e moléculas que há no mundo e que estão aqui desde que a Terra foi criada. Agora se transformaram e combinaram mais uma vez, como num Lego gigante, para me construir. Antes devem ter passado por inúmeras formas e corpos, plantas ou animais. Eu sou feito do mesmo material que forma o mundo. É uma pena que com o passar dos anos me esquecerei de que no início da vida eu me sentia tão integrado com o mundo.

MEUS OUVIDOS FUNCIONAM CADA VEZ MELHOR

Na semana passada, aos poucos, passei a captar sensações com o nariz. Os sabores já estão ativados faz tempo. São um tipo de memórias muito básicas, não as processo nem tenho consciência delas. Mas, nesse armazém de memórias que será meu inconsciente, o cérebro começa a guardar circuitos, que depois atuarão como memórias e conseguirão criar em mim sensações agradáveis ou desagradáveis. Essas sensações não são pensadas e, quase sem eu saber ou perceber, influirão no meu humor desde bem cedo na vida. Além de sabores e aromas, outros circuitos da minha memória mais primitiva e inconsciente começam a se modelar. Por exemplo, estou me acostumando, de modo inconsciente, automático, aos sons que chegam a mim. Os sons que atingem meus ouvidos são muito amortecidos, porque estou preso em um recipiente bastante hermético! E também não consigo captar todos. Por enquanto só posso ouvir tons graves, e certamente já ouvi toda a diversidade de sons do corpo da minha mãe. O borbulhar dos seus intestinos, o sopro dos vasos sanguíneos e, é claro, o tum-tum do seu coração, esse galope que me acompanha em todos os momentos, desde que as primeiras sensações de som começaram a estimular os neurônios dos meus ouvidos. Aos poucos, passarei a captar tons mais agudos, mas só com vários meses de vida poderei ouvir toda a gama de sons que uma criança ou um adulto escutam. E, embora de maneira bem primária, começo a reconhecer a voz da minha mãe: eu a ouço de um jeito muito particular, mas não consigo identificá-la nem memorizá-la. Aos poucos me acostumarei a esse som. Em algumas semanas vou desenvolver memórias primitivas com sons que depois, ao nascer, reconhecerei como algo familiar, que associarei à segurança. Por isso, assim que eu nascer, já me acostumarei à voz da minha mãe, o que os adultos acharão divertido e emocionante ao mesmo tempo. O fato é que, quando saio do ventre, já estou bem treinado.

JÁ POSSO PRODUZIR SALIVA

Uma coisa curiosa é que minhas glândulas salivares, que se formaram no primeiro trimestre, agora estão praticamente maduras. Já posso produzir saliva, mas não a uso muito porque ainda não como. Dentro da boca, os dentes estão prontos para sair em alguns meses. Nas gengivas já existe o esboço dos dentes de leite, os primeiros a nascer, que já se formaram. Ainda são macios, parecem cartilagens em formato de dente, prontos para apontar quando chegar a hora. Na verdade, não só os de leite estão preparados, os definitivos também. Eles já estão prontos; ficam abaixo dos outros e são bem menores, apenas esboços. Isso é mais uma prova de que, gradualmente, tudo vai se ajeitando em seu lugar. O roteiro do meu desenvolvimento foi idealizado para funcionar sem problemas por muitos anos.

Meus ossos também seguem seu caminho. Já estão completamente desenvolvidos. Embora ainda sejam bem macios, têm muito cálcio, e, se fossem submetidos a uma radiografia, pareceriam superbrancos.

Minha pele também está cada vez mais resistente e ganhou uma cor rosada. Ela continua coberta de vérnix caseoso, aquela substância esbranquiçada, de aspecto e textura gordurosos, que me envolve e me lubrifica, criando uma proteção. O cabelo já está crescendo. Numa ultrassonografia, é possível visualizá-lo como uma camada de pelos ao redor da cabeça. Se eu não for muito peludo, ela ainda será bem fina nesta fase. A maior parte dos pelos que cobrem meu corpo continua sendo a lanugem, aquela penugem que permanecerá comigo por um tempo antes de cair totalmente.

O DESCENSO TESTICULAR

Tudo vai se ajeitando em seu lugar. Se eu for menino, meus testículos, que até agora estavam no abdome, pouco a pouco começarão a descer e ir para fora. Isso acontece com a maioria das crianças, mas há exceções.

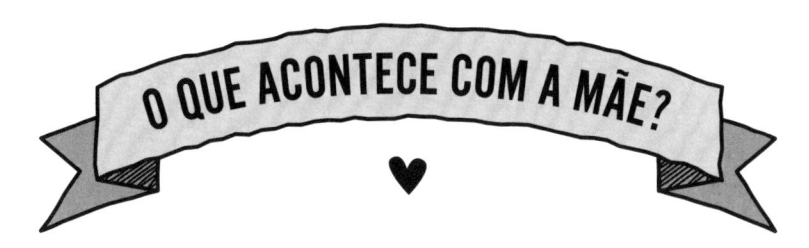

O QUE ACONTECE COM A MÃE?

A partir desta fase, a mãe passará a notar que a "lua de mel" do segundo trimestre está terminando. A gravidez é coisa séria. As mudanças são cada vez mais cruciais. Até agora ela tinha lidado muito bem com isso, mas tudo começa a ficar mais difícil.

Ela continua a ganhar peso, e daqui para a frente a tendência é aumentar. Na verdade, é o bebê que ganha os quilos a mais. A mãe pode engordar de 4 a 5 quilos no terceiro trimestre.

A pressão arterial dela não vai descer mais, a partir de agora vai subir um pouco até o final da gravidez. Mas não haverá grandes mudanças. Embora a pressão arterial esteja um pouquinho mais alta, na realidade será mais próxima da que ela tinha antes da gestação. Isso não lhe fará mal, porque para carregar tanto peso é necessário um pouco mais de pressão no sangue. Por outro lado, as tonturas devem permanecer.

Aos poucos, a mãe sentirá mais dificuldade para se movimentar. A barriga agora tem o peso de uma mochila bem grande. Ela precisa carregá-la dia e noite, e, mesmo sabendo que seu conteúdo é precioso, às vezes se cansa demais.

Nesta fase, em geral, as mulheres percebem que devem encarar as coisas de maneira muito mais relaxada. Sua capacidade para fazer exercícios agora é mínima, e, quanto a praticar esportes, nem pensar.

RETENÇÃO DE LÍQUIDO

Antes era de vez em quando, mas agora a mãe precisa tomar mais cuidado para evitar a retenção de líquido, principalmente nas pernas. Se estiver sentada há muito tempo, precisará se levantar para esticar as pernas; caso contrário, incharão muito. Mas também não será bom ficar muito tempo em pé, porque assim elas poderão inchar da mesma forma, sobretudo no verão.

A gestante vai se sentir pesada em muitos momentos do dia, mais cansada, e terá dificuldade de se movimentar muito.

DORES

A mãe passará a apresentar dor no púbis. Provavelmente já deve ter sentido algumas pontadas nas últimas semanas, mas isso é normal nessa fase. A articulação do púbis, por estar muito sobrecarregada, se ressente.

A dor na pelve é comum na gravidez. Manifesta-se de várias maneiras, tanto na parte anterior (região do púbis) como na posterior (região do sacro). Pode ser mais aguda e latejante, e surgir com um movimento de forma súbita, ou mais leve e progressiva. Geralmente, é possível encontrar uma postura que melhore a dor. Em muitos casos, ela é passageira, podendo durar minutos ou dias. Porém, há gestantes que apresentam complicações. A mais conhecida é a disfunção da sínfise púbica, que ocorre a partir do terceiro trimestre da gestação, embora em algumas mulheres surja antes.

O QUE É A DISFUNÇÃO DA SÍNFISE PÚBICA?

Dá-se este nome a um quadro de dor na parte central do púbis, a sínfise. É uma dor muito mais contínua, que dura até o parto ou por mais algum tempo. Às vezes, ela produz apenas incômodo na mãe; outras, torna-se incapacitante. Essa disfunção afeta pelo menos uma em cada trinta gestantes. Os sintomas mais comuns são dor no púbis e na virilha. Mas também pode ocorrer dor nas costas e nos quadris, irradiando-se para as partes interna e externa das coxas. Em algumas posturas, o desconforto às vezes piora, tornando-se intenso durante a noite, mesmo em repouso, dificultando o sono. Uma das características da disfunção da sínfise púbica é que a dor pode se prolongar durante vários meses após o parto, chegando, em raros casos, a um ano.

Quando tocamos o púbis, notamos um osso, mas na realidade, bem no centro dele, há uma articulação, a sínfise do púbis. Aí se juntam os dois grandes ossos que formam a pélvis. Os ligamentos que os unem são tão fortes que temos a impressão de que só existe um osso no púbis. Na gravidez, tanto a dor púbica ocasional como os quadros de disfunção da sínfise púbica ocorrem pela combinação de dois motivos. Por um lado, os ligamentos se afrouxam porque o corpo da mãe produz substâncias que literalmente os amolecem. Ou seja, os tecidos dela se relaxarão gradualmente até a hora do parto (falaremos sobre isso mais adiante). Esse relaxamento é combinado com a grande pressão exercida pelo útero e pelo feto sobre o púbis. Nessas circunstâncias, a articulação do púbis perde resistência, e essa mobilidade pode facilitar a ocorrência de dor. Assim, no caso da disfunção da sínfise, acredita-se que exista uma mobilidade especial dos ossos nesse local, o que favorece o desenvolvimento do desconforto. Em qualquer situação, há sempre um componente individual, e é difícil saber por que algumas mulheres são mais sujeitas à dor do que outras.

De maneira geral, não existem grandes soluções. Diversos estudos demonstram que a fisioterapia em mãos experientes pode reduzir bastante a dor, pois ajuda a gestante a mobilizar corretamente as articulações e reforçar a musculatura pélvica, além de ensinar posturas adequadas. Os exercícios também previnem o problema, evitando o agravamento dos sintomas iniciais. Os benefícios da fisioterapia não se limitam ao parto; portanto, ela pode ser muito oportuna nos meses posteriores, sobretudo em casos de disfunção da sínfise púbica.

CADA VEZ FALTA MENOS

Com tantos desconfortos físicos, é normal a mãe sentir certa impaciência. Essa história de gravidez está durando mais do que parecia! Um mês ou dois, ainda vá lá, mas nove! Em algumas horas, talvez pareça uma eternidade para ela. Além disso, a vontade de ver o bebê, de conhecê-lo, piora a situação. Estas últimas semanas podem ser bem longas, então é importante que a mãe relaxe e desfrute esse momento tão especial, desde que o peso da mochila e todos aqueles pontapés o permitam, é claro.

QUANDO É RECOMENDÁVEL PARAR DE TRABALHAR E SE CONCENTRAR MAIS NO REPOUSO?

Em uma gravidez normal, o momento de pedir licença no trabalho varia muito. De fato, não existe nenhuma contraindicação para continuar trabalhando, desde que não haja esforço físico. Mas isso nem sempre acontece, é claro. Tudo vai depender do tipo de atividade que a mãe realiza e dos incômodos que sente. Por exemplo, se ela precisa ficar em pé por muito tempo, o ideal é mudar de função, se possível. Caso contrário, será melhor pedir dispensa. Se a gestante for médica e realizar plantões, a partir de determinado momento da gravidez deverá deixar de fazê-los, e logicamente não poderá levantar-se às quatro da madrugada para assistir um parto. Ou seja, se o trabalho puder ser adaptado a condições de mobilidade razoáveis e não implicar esforço físico, é possível continuar sem problemas até o dia do parto. Porém, como isso não é uma regra, cada mulher deverá avaliar sua situação e comentar com o médico.

SEMANA 30

JÁ ESTAMOS BEM PERTO

Agora eu já tenho quase 40 centímetros e peso aproximadamente 1.500 gramas. Estou crescendo num ritmo considerável, de 100 a 150 gramas por semana. A partir desta fase, não me movimentarei tanto, vou mudar menos de posição e talvez já fique com a cabeça virada para baixo até o final. Se isso não acontecer ainda, não há problema, porque logo me colocarei nessa posição. E, no final da gravidez, vou curvar as costas mais para a esquerda. A maioria dos fetos costuma se inclinar assim, não se sabe bem por quê. Mas, se a inclinação for para a direita, tudo bem.

A POSIÇÃO DA MINHA CABEÇA

Se após trinta semanas de gravidez eu não estiver de cabeça para baixo, minha mãe não deverá se preocupar. Há tempo de sobra para isso. Eu ainda posso mudar muito de posição, enquanto tenho espaço. No final da gravidez, entre 3% e 4% dos fetos ainda estão com a cabeça para cima, mas, por razões que ainda são desconhecidas, a natureza faz com que a maioria dos bebês vire de ponta-cabeça antes do parto. Numa segunda ou terceira gestação, o feto às vezes se posiciona de forma totalmente transversal, voltando-se para baixo só no final. Porém, a maior parte dos bebês de primeira viagem assume a posição correta já na semana 30.

É MELHOR EU ESPERAR MAIS UM POUCO

Se eu nascesse agora, seria um bebê prematuro. Isso é muito frequente em uma gestação: quase um em cada dez fetos nasce antes de chegar à semana 37, que é quando os médicos consideram o final da gravidez. Tudo indica que eu não serei prematuro, mas, se isso acontecer, quanto mais tarde nascer, melhor. Essa viagem é projetada para eu só sair quando estiver pronto. É como se eu descesse de um edifício de 37 andares, um andar por semana. Pela programação, eu devo chegar ao andar térreo sem problemas, e a partir da semana 37 já terei conseguido. Se eu sair antes, posso me machucar e precisarei de ajuda. A partir de certa altura, mesmo que venham todos os bombeiros do mundo, sofrerei um sério risco. Agora, na semana 30, os médicos já conseguem lidar muito bem com a situação. Mas será bem melhor se for depois da semana 32 ou, se possível, no final. Se isso acontecer comigo, meus pais ficarão preocupados. No entanto, podem se tranquilizar, pois hoje em dia a medicina tem todos os recursos para garantir que tudo corra bem.

Meu espaço continua se reduzindo, embora ainda me reste bastante líquido amniótico. Neste momento, há mais ou menos meio litro, embora eu ocupe muito mais espaço do que o líquido que me envolve. Por isso não posso me mexer mais com a facilidade de antes nem dar todos aqueles pulos e piruetas; agora tenho sérios problemas para mudar de posição e já fico mais quieto. Felizmente, meu cérebro está cada vez mais maduro e meus movimentos não são tão espetaculares e bruscos.

Além de coordenar muito melhor os movimentos, também tenho mais força e por isso posso eventualmente machucar a minha mãe, se comprimir algum órgão dela. Quando ela se deita, sente mais dificuldade de se ajeitar sem pressionar alguma parte do meu corpo. Já se acostumou a evitar as posturas mais inconvenientes. Como cresci muito aqui dentro, nem ela nem eu podemos nos mexer como gostaríamos. Mas é assim mesmo, paciência!

O meu ritmo cardíaco continua a diminuir. Inicialmente, era de 160 a 170 batimentos por minuto, mas agora é de 140 a 150. A cada semana, foi reduzida uma batida por minuto. O coração ainda bombeia sangue rapidamente, sem descanso, a fim de concluir os preparativos para o meu nascimento. Eu devo estar pronto para o dia da entrega, que ainda não sabemos quando será, mas já se aproxima.

Meu sistema hormonal está mais maduro e funciona quase como o de uma criança. Tenho muitos hormônios: os da tireoide, a cortisona, a insulina etc. e, é claro, diversos hormônios do crescimento. Todos eles circulam no meu sangue e fazem o meu organismo funcionar e reagir de forma cada vez mais semelhante à de um bebê recém-nascido. Por exemplo, se eu me machucasse, os hormônios do estresse subiriam, e com eles a pressão arterial e a frequência cardíaca, de maneira totalmente reflexa, como acontece com uma criança ou um adulto. Seja como for, embora minhas glândulas funcionem cada vez melhor, ainda dependo da placenta para produzir hormônios ou para me proteger de alguns hormônios da minha mãe. O mais importante é o cortisol.

O CORTISOL

O cortisol é um hormônio de um tipo que os médicos chamam de corticosteroides. É um conjunto de hormônios com funções semelhantes, cujos níveis aumentam no sangue quando nos estressamos, mas também ajudam a regular o funcionamento de pequenas coisas no organismo. Nestes meses, a minha mãe está produzindo muito mais cortisol do que o normal. Seu sangue está mais carregado desse hormônio agora. Para ela, ele é imprescindível, diante de tantas mudanças em seu organismo durante a gravidez. No entanto, para mim o cortisol não oferece nenhum benefício, porque estou crescendo. Se eu tivesse esse hormônio demais no sangue, meu corpo e meu cérebro não se desenvolveriam adequadamente. Preciso da dose certa. Porém, a natureza, como sempre, tem tudo planejado para que a minha mãe continue produzindo o cortisol de que necessita sem me prejudicar. A placenta tem algumas enzimas – aquelas proteínas que "fazem" coisas, como se fossem pequenos robôs – que se encarregam de transformar o cortisol quando ele passa por ela. Elas o convertem em outro corticosteroide denominado cortisona, que não provoca nenhum efeito em mim. As enzimas conseguem isso fazendo uma pequena alteração de um átomo no cortisol. Com essa simples mudança, alteram totalmente o hormônio. Imagine uma chave de alta precisão: se ela sofrer uma modificação quase microscópica em sua forma, não funcionará mais na mesma fechadura. A placenta faz essa pequena mudança para me proteger. Fácil assim (e tão difícil).

A placenta é tão importante para o meu bem-estar... No entanto, quando ela sair, depois de mim, quase ninguém lhe dará atenção. Meus pais nem olharão para ela, senão podem sentir enjoo. Bom, é preciso reconhecer que seu aspecto é nojento mesmo. A única preocupação dos médicos ou da obstetriz será que ela saia inteira, para não sobrar nada dentro da minha mãe. E, se a gravidez tiver corrido bem, não haverá por que analisá-la. Então, lixo! Sua missão terminou! Mas por enquanto ela é tudo para mim. Sem ela, eu não seria nada. É o meu pulmão, meu intestino, meus rins e muitas outras coisas. Além de me permitir comer e respirar, produziu diversos hormônios e substâncias importantíssimos para mim até agora. Por exemplo, a serotonina. Essa substância é imprescindível para que meu cérebro se desenvolva e se conecte bem. No início da gravidez, o cérebro não podia fabricá-la, por isso era fundamental que a placenta o fizesse durante muitas semanas. Mas agora eu já estou apto a criar minha própria serotonina no cérebro. Ela me ajuda a conectar os neurônios, e depois, quando eu crescer, será uma substância essencial para o meu humor. Também já consigo fabricar serotonina nos neurônios intestinais, aqueles 100 milhões de neurônios que revestem meus intestinos e que alguns chamam de "segundo cérebro" (embora os cientistas não gostem desse nome). Na verdade, produz-se mais serotonina no intestino do que no cérebro, correspondendo a quase 95% da serotonina de todo o corpo. No intestino, ela trabalhará para que tudo funcione e se mova de forma adequada durante a digestão. A serotonina do intestino não chega ao cérebro diretamente, mas os neurônios do intestino estarão muito conectados ao cérebro. Todos esses cabos, que são os nervos, continuam se conectando; são milhares e milhares de novas conexões por minuto entre o intestino e o córtex cerebral. E serão muito importantes para meu humor e meu estado de espírito. O curioso é que 90% das fibras vão do intestino para o cérebro e apenas 10% vão do cérebro para o intestino. A ciência já comprovou que o modo como os intestinos funcionam, bem como seus neurônios intestinais, é muito importante para o cérebro. Além disso, esses neurônios intestinais não dependerão de mim, mas da flora intestinal. Quanta complicação! Vamos falar nisso mais tarde, quando faltar menos tempo para eu nascer e meu intestino tiver trilhões de bactérias que me acompanharão, como se fossem mais uma parte do meu organismo, da qual também precisarei para viver fora daqui.

O PARTO PREMATURO

Embora a duração média de uma gravidez seja 40 semanas, os médicos consideram que ela chega ao final quando se completam 37 semanas justas, ou seja, cerca de oito meses e meio. Se o parto ocorrer antes, o bebê será prematuro. Em países desenvolvidos, de 7% a 12% das crianças nascem prematuras. Apesar dos esforços da medicina, ainda não se conseguiu diminuir essa porcentagem. Assim como o retardo do crescimento, a prematuridade é um dos grandes desafios que ainda precisamos enfrentar, pois, além do desgaste emocional, representa um gasto altíssimo com a saúde.

POR QUE NASCEM BEBÊS PREMATUROS?

As causas são numerosas e às vezes inevitáveis, como uma predisposição ou uma infecção. Mas outros fatores também influenciam, como a idade mais adiantada das mães e o aumento de gestações múltiplas. Em algumas sociedades, os movimentos migratórios ainda geram desigualdades nesse sentido, pois o grupo migrante, em geral, tem uma saúde pior e não se preocupa muito com isso, por diferentes razões.

QUAIS SÃO AS CONSEQUÊNCIAS?

O principal problema da prematuridade é que o feto, que durante toda a gravidez é preparado para a vida extrauterina, ainda não completou totalmente seu processo de amadurecimento. Se o futuro bebê não está desenvolvido o suficiente, pode ser incapaz de realizar bem as funções básicas para sobreviver no mundo exterior, como respirar, digerir os alimentos, regular o calor corporal ou defender-se de infecções com seu sistema imunológico. O problema mais sério é o respiratório, do qual falaremos mais adiante, embora atualmente, com os avanços da medicina, o impacto tenha diminuído bastante.

COMO CUIDAR DE UM BEBÊ PREMATURO?

Todo recém-nascido prematuro deve ser sempre atendido por um médico ao nascer. Às vezes precisa ser levado a uma unidade de neonatologia. Lá, os bebês ficam em uma incubadora, com o calor que necessitam e, se for o caso, com suporte para respirar. Em geral, a taxa de sobrevivência é muito elevada em bebês nascidos com mais de 32 semanas, alta em bebês com mais de 28 semanas e mais baixa entre aqueles de 24 a 28 semanas, embora muitos consigam se recuperar. A internação em uma UTI especializada pode se prolongar por algumas semanas, e os primeiros anos de vida exigem mais cuidados.

UM CHOQUE QUE SE DEVE ASSIMILAR

Embora a grande maioria dos prematuros sobreviva, a prematuridade é um choque inesperado que às vezes representa um grande desafio para os pais. Eles tiveram um filho, mas não podem apreciá-lo como gostariam e como viram outros pais fazendo ao lado. Estão separados da criança, é uma situação estressante que os isola não só dos amigos, mas, ocasionalmente, do resto da família. É uma circunstância pouco compreendida e difícil de compartilhar. A maior parte dos prematuros terá uma vida normal, mas exigirá mais cuidados nos primeiros anos. Por essa razão, os pais de crianças prematuras podem apresentar problemas psicológicos e talvez precisem de ajuda. Existem associações que oferecem apoio a pessoas nessa situação.

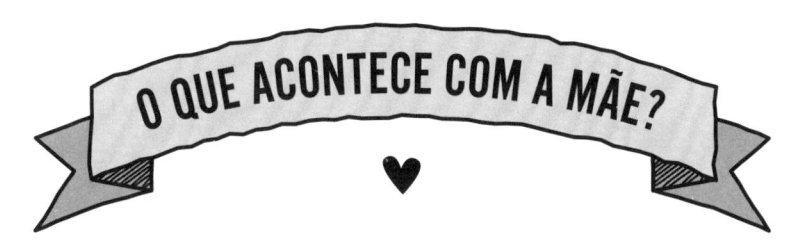

O QUE ACONTECE COM A MÃE?

O útero aumentou muito de tamanho, agora mede cerca de 30 centímetros a partir do púbis, ou seja, passa uns 10 centímetros do umbigo. Portanto, a gravidez está bem avançada.

A mãe vai se acostumando aos chutes, que são cada vez mais fortes e podem machucá-la, embora isso não costume incomodar, porque essa é a maneira mais direta de ela se comunicar com o bebê e assim garantir que está tudo bem.

Normalmente, quanto mais gestações a mulher tiver tido, mais facilidade terá de sentir os chutes, porque a barriga já está mais maleável.

DORES

Os desconfortos musculares e as pequenas dores nas costas e na virilha continuam.

Para aliviar a dor lombar, a mãe pode usar uma almofada própria para gestantes. Ela ajuda bastante na hora de dormir, promovendo um relaxamento de todo o corpo.

O útero vai crescer para cima e ficar mais encaixado nas costelas, o que pode causar dores musculares ou nas extremidades inferiores das costelas. Em alguns pontos, a dor talvez seja bem intensa.

Como o bebê já é grande e se move, se ele esticar um cotovelo ou uma perna, pressionará a costela, causando muito desconforto. A mãe já deve ter se especializado na busca de posturas.

Na parte de baixo, ela também sente a pressão no púbis, porque o útero se apoia nele, na cartilagem que existe entre os dois ossos da pelve que configuram o púbis. Isso talvez provoque algumas pontadas bem chatas.

Recomenda-se o uso de uma cinta para evitar as dores nos músculos abdominais.

Dependendo da localização da cabeça do feto, a mãe sentirá os chutes mais para cima ou mais para baixo. Em qualquer dos casos, como o útero e o bebê pressionam para baixo pelo próprio peso, é provável que ela tenha dificuldade para segurar a urina e mais urgência de ir ao banheiro.

DISTÚRBIOS GASTROINTESTINAIS

Os distúrbios gastrointestinais continuam. Por isso, a mãe deve cuidar da alimentação para evitar azia e prisão de ventre. Aliás, é importante frisar que a constipação não produz contrações uterinas. Ou seja, por mais força que a gestante faça para liberar as fezes, o bebê não sairá antes do tempo, já que, para isso, a força maior é exercida pelo útero. Ora, o colo do útero está perfeitamente fechado, e para que ele se abra deve haver contrações.

Na verdade, a prisão de ventre pode causar hemorroidas, então é preciso cuidar muito bem da dieta, incluindo suplementos de fibra, se for o caso.

CURSO PARA GESTANTES

Os cursos oferecidos às gestantes podem ser úteis nessa fase, pois os pais começam a ter muitos receios e dúvidas à medida que a hora do parto se aproxima. A mãe receberá informações sobre o tema, bem como treinamento em várias técnicas de respiração e relaxamento, que também ajudam a enfrentar melhor o último período da gestação. Além disso, há esclarecimentos sobre o pós-parto.

Essas aulas costumam tranquilizar muito as mães, que poderão compreender como será o processo, eliminar medos (às vezes baseados em mitos) e ganhar mais confiança para enfrentar um dos momentos mais importantes da sua vida.

Atualmente, os cursos também orientam a gestante a fazer a chamada massagem perineal no mês anterior à data provável do parto. Apesar de ser meio desagradável no início, ela ajuda a reduzir a necessidade de episiotomia e o trauma perineal no parto, bem como a dor no pós-parto.

Em suma, a conduta mais comum hoje em dia é preparar ao máximo a gestante (e também o pai, é claro) para escolher o tipo de parto que mais lhe agrada.

SEMANA 31

LOGO NOS CONHECEREMOS

Nesta semana, eu já meço cerca de 41 centímetros e peso mais ou menos 1.700 gramas. Meu comprimento está aumentando, mas o ganho maior é de peso. Gradualmente, vou adquirindo mais gordura subcutânea, fico mais gordinho e com o rosto mais redondo. Estou me tornando um bebê, e falta pouco para eu conhecer o mundo. Quando esse momento chegar, o vérnix caseoso – aquela gordura semelhante a manteiga que me envolve – me ajudará. Como se fosse vaselina, ele permitirá que eu saia mais facilmente, protegendo bem minha pele quando eu entrar em contato com o ar pela primeira vez. Ela será muito delicada e por isso perderá temperatura. Também poderei me desidratar. Todo o cuidado é pouco!

Meu sistema respiratório aos poucos vai ganhando mais surfactante, e a superfície de contato dos alvéolos continua crescendo. Portanto, os pulmões estão cada vez mais aptos a adquirir oxigênio. O sistema urinário funciona sem parar, e agora produz mais de meio litro de urina por dia, a qual forma o líquido amniótico. Mas minha capacidade de deglutir líquido é equivalente. Por isso, embora a quantidade de líquido amniótico seja semelhante, como eu cresço cada vez mais, parece que tem menos líquido.

O CÉREBRO E AS DIFERENÇAS SEXUAIS

Meu cérebro, que continua crescendo de forma espetacular, já apresenta profundas diferenças em relação aos hormônios sexuais. A complexidade do cérebro é enorme, mesmo agora, que está em construção. Embora de fora ele pareça um órgão único, funciona como centenas de computadores superpotentes conectados um ao outro. Há áreas do cérebro que terão uma missão muito concreta, como a linguagem ou a sensibilidade nos pés. Outras terão mais de uma função. Seja como for, com uma ou diversas funções, todas essas áreas são superconectadas. Os cientistas conseguem distinguir várias delas por meio de exames sofisticados como a ressonância magnética. Meninos e meninas apresentam diferenças no tamanho de algumas áreas. Por exemplo, a área da linguagem em geral é 20% maior nas mulheres. O cérebro dos meninos é maior por fora, mas também tem mais líquido. Nem sempre os médicos sabem o motivo ou o significado dessas diferenças, mas eles acreditam que isso explica por que os meninos e as meninas não são completamente iguais; explica também algumas distinções de comportamento ou na preferência de jogos. Muitas delas se devem aos hormônios sexuais que já tenho no sangue em grandes concentrações. Mas outras já estavam ali antes mesmo de surgirem os primeiros hormônios no sangue, ou seja, meus genes já carregam algo que tornará o cérebro diferente conforme eu tenha ou não um cromossomo Y. A lista de pequenas diferenças é vasta. E essas áreas do cérebro têm nomes estranhíssimos e difíceis de pronunciar. Na verdade, não preciso me preocupar com isso agora. Ainda nem sei ler! Além do mais, todas essas distinções são muito gerais. Nunca se aplicarão a um caso concreto, porque, embora nos pareçamos em várias coisas, todas as pessoas são únicas.

A ORIENTAÇÃO SEXUAL E A ATRIBUIÇÃO DO SEXO PSICOLÓGICO

Do ponto de vista científico, é inquestionável que meninos e meninas têm atitudes e preferências diferentes para algumas coisas. Também é verdade que o ambiente, a educação e a atmosfera familiar nos primeiros anos de vida acabam potencializando muitas dessas divergências. Muitas das diferenças entre o cérebro feminino e o masculino são produzidas muito cedo na vida intrauterina, antes mesmo de haver hormônios no sangue do feto. Mas, sem dúvida, os hormônios acabam consolidando essas mudanças, e sem eles o resultado não seria o mesmo. Por fim, a educação e as experiências dos primeiros anos também influenciarão bastante.

As pesquisas científicas ainda não determinaram exatamente quando e por que é atribuída a orientação sexual ou a identificação com um sexo. Estudos demonstram que existem áreas do cromossomo X e de outros cromossomos que determinam em grande parte a atração por um ou outro sexo. Mas não explicam tudo. Por outro lado, outras pesquisas sugerem que poderia haver influências epigenéticas, dependendo do ambiente molecular ou hormonal antes do nascimento. Portanto, conclui-se que uma parte muito importante está escrita nos genes, mas ainda não se esclareceu quais são os mecanismos envolvidos na determinação da orientação sexual. A identificação com o próprio sexo também é uma questão pouco explorada ainda. De fato, não sabemos exatamente em que momento é atribuído o gênero psicológico ou o que o determina. No entanto, estudos recentes comprovam que isso depende em grande parte das sequências de alguns genes. Estes parecem seguir uma sequência diferente nas pessoas que não se identificam com seu próprio sexo. Ainda há muito a pesquisar para compreendermos totalmente esse importante processo da vida, mas nos próximos anos, com certeza, teremos novos dados para avançar no tema.

MEUS NEUROTRANSMISSORES CEREBRAIS

Meu cérebro, todo o meu sistema nervoso, continua preparando os circuitos que me farão sentir prazer ou estresse. Em minha vida fetal, preciso ter substâncias que ponham tudo em funcionamento. São os neurotransmissores cerebrais, como a serotonina ou a dopamina. Quando eu nascer, essas substâncias farão meu cérebro funcionar e determinarão se eu vou me sentir bem ou mal..., mas agora são imprescindíveis para que os planos contidos em meus genes sejam executados fielmente. Os neurotransmissores do cérebro precisam estar nas quantidades adequadas. E para que tudo saia bem deve haver um equilíbrio muito delicado, nem a mais, nem a menos. Sua função é estimular todas as ligações e circuitos dos quais já falamos tanto e que são fundamentais para que o cérebro, quando começar a funcionar, possa aproveitar ao máximo seu potencial. A produção desses neurotransmissores no meu cérebro segue, como todo o resto, uma delicada programação estabelecida pelos genes e por essa coisa tão complicada chamada epigenética. Tudo deve se desenvolver bem para garantir minha futura saúde emocional e psicológica.

SEROTONINA E DOPAMINA

A serotonina é um neurotransmissor muito importante. Já falamos sobre ela na semana passada. O cérebro do feto a está produzindo em grande quantidade, mas também produz várias outras substâncias igualmente importantes. Uma delas é a dopamina. Assim como a serotonina, a dopamina existe em muitos lugares do corpo e tem diversas funções, mas no cérebro é fundamental.

É importantíssimo que o cérebro a produza em tal quantidade porque ele tem que ser construído de forma adequada e se conectar perfeitamente. A dopamina continuará sendo imprescindível pelo resto da vida. Sem ela, o cérebro não poderá funcionar bem. Essa substância é responsável por inúmeras coisas, mas uma das mais curiosas é a de nos fazer sentir vontade de comer, de dormir, de nos movimentar etc. O cérebro é que criará esses desejos, além de nos permitir sentir prazer. A dopamina é responsável por tudo isso.

A DOPAMINA E O DESEJO INSACIÁVEL

Como dissemos, a dopamina é um neurotransmissor indispensável para o desenvolvimento e o funcionamento do cérebro. Se o desempenho da dopamina for alterado, seja por excesso ou por defeito, poderá causar diversas enfermidades; uma das mais conhecidas é a doença de Parkinson.

Mas, como explicamos também, a função mais interessante da dopamina é a de gerar prazer associado a uma recompensa com um mecanismo peculiar. Quando imaginamos algo de que gostamos, ocorre um primeiro pico de dopamina no cérebro, que causa uma sensação de prazer. Quando realmente fazemos o que tínhamos imaginado, há um segundo pico. No entanto, o segundo pico (realidade) é inferior ao primeiro (desejo), e além disso dura menos, ou seja, o prazer se extingue muito rapidamente.

Os psicólogos evolucionistas afirmam que essa é uma das consequências da seleção natural no cérebro. É bom lembrar que o desempenho do cérebro humano foi concebido ao longo de milhões de anos, quando o homem tinha que sobreviver em um ambiente hostil. O prazer de desejar algo (por exemplo, em um macaco ou em um humano primitivo, o sabor doce de uma fruta pendurada numa árvore) age como o motivo para fazer o esforço de subir na árvore. Assim que se come a fruta, o prazer já é menor e, além disso, extingue-se rapidamente. Isso acontece para nos obrigar a procurar comida de novo. É claro que o desejo e o prazer na mente são mais complicados do que parecem, mas a variação nos níveis de dopamina é um bom exemplo de como funciona a nossa psicologia.

A imaginação sempre é superior à realidade, porque somos projetados para fazer o esforço de encontrar. Agora vamos substituir a busca da fruta na árvore e do sabor doce, que era o que proporcionava prazer ao macaco, por desejos, satisfações pessoais ou sucessos profissionais. Nosso cérebro funciona da mesma forma, apesar de ter evoluído tanto. Quer se trate de uma fruta, de um êxito profissional ou de um jantar com alguém, a dopamina é disparada para nos ativar e nos fazer conseguir o que queremos. Mas estamos programados para que o prazer não dure, para que se esgote em seguida. E quando saímos de um sistema de sobrevivência e entramos em um sistema de abundância, como aquele em que vivemos, isso cria alguns problemas para encontrar a felicidade. A natureza sempre nos lembra que o cérebro é perfeitamente projetado para permitir nossa sobrevivência, então não precisamos nos preocupar com isso. Mas outra coisa é sermos felizes. Essa tarefa cabe exclusivamente a nós. Quando começou a seleção natural, não havia espaço para tantas gentilezas.

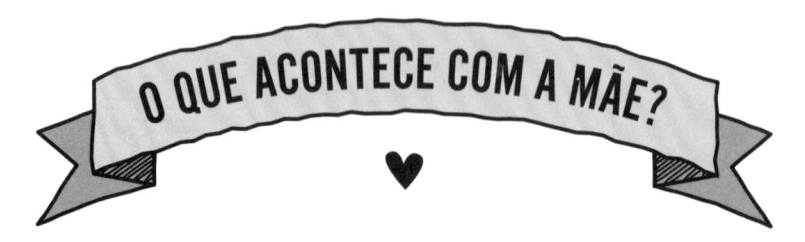

O QUE ACONTECE COM A MÃE?

As mamas da gestante se encontram mais inchadas e talvez ela tenha de aumentar de novo o número do sutiã. Este não deve ser apertado, pois, como a pele dos seios está muito sensível, pode machucá-la.

Nesta fase também começa a sair um pouco mais de leite das mamas. Como já dissemos, é o colostro, que prova apenas que o peito está se preparando para produzir leite. Os estrógenos, a progesterona e outro hormônio chamado prolactina trabalharam nos últimos meses para garantir que as mamas já estejam prontas para funcionar agora, mas só fabricarão leite depois que o bebê nascer.

MAS POR QUE NÃO SAI LEITE SE JÁ ESTÁ TUDO PRONTO?

Porque a progesterona o impede. A progesterona é como o freio num carro de corrida que está aquecendo o motor e começando a acelerar, mas não se move porque o freio não permite. Somente quando o bebê nascer e a placenta for expelida é que a progesterona cairá de repente.

Com a progesterona baixa e a prolactina alta, os peitos começarão a produzir leite de forma muito rápida: isso pode acontecer poucas horas depois do parto ou demorar um dia, até a progesterona acabar de sair do sangue.

Assim que o leite começar a verter, a mãe conseguirá produzir a quantidade necessária para alimentar o bebê, independentemente do tamanho das mamas. Sejam grandes ou pequenas, o sistema sempre funcionará.

O COLOSTRO PODE INCOMODAR

Agora ele sai com mais frequência e talvez irrite a pele. Para que isso não aconteça, a gestante pode usar protetores, que são vendidos em farmácias. São pequenas compressas que se colocam nos seios para evitar que a roupa se molhe.

AS VARIZES

Nesta fase, as varizes podem aumentar e se tornar mais incômodas. Às vezes, surgem até na vagina. Mas a mãe não deve entrar em pânico; isso ocorre porque há uma diminuição do fluxo sanguíneo nas veias, então elas incham e surgem as varizes. O sangue também transborda pelos poros que existem nas veias e fica em volta delas, onde encontra um orifício. Daí incham as pernas, a vagina e, eventualmente, até as mãos.

AS EMOÇÕES

A mãe passou por diversas mudanças de humor no início da gravidez e pode ter tido alguns descontroles emocionais. Depois, tudo começou a melhorar, e aos poucos foi se tornando mais tranquila e feliz. Neste momento, provavelmente volte a ficar mais triste do que o habitual. Porém, isso é normal no terceiro trimestre, e muitas gestantes se sentem assim. A placenta bombeia sangue com grandes quantidades de hormônios, e só alguns dias após o parto a situação começará a regularizar-se.

Além dos hormônios, é preciso levar em conta que toda gestante passa por uma série de mudanças em sua vida, e nem sempre é fácil gerenciá-las. É muito importante que ela converse com o médico e confesse suas preocupações, pois ele certamente poderá ajudá-la e tranquilizá-la, o que só lhe trará alívio.

DEPRESSÃO NA GRAVIDEZ

Uma em cada cinco mulheres pode sofrer sintomas de ansiedade ou depressão durante a gestação ou no puerpério, o período posterior ao parto.

Os sintomas são vários, entre os quais dificuldade de concentração, irritabilidade, insônia ou desânimo. Também podem surgir sentimentos mais profundos de tristeza, de vazio, de culpa ou de incapacidade de sentir prazer com as pequenas coisas. Tais sintomas ocorrem em qualquer fase da gravidez, mas costumam ser mais frequentes no segundo e no terceiro trimestres. Quando o problema é frequente e começa a afetar as atividades cotidianas da mulher, é importante consultar o médico. Em alguns casos, pode ser realmente uma depressão, diagnóstico que atinge uma em cada dez mulheres durante a gravidez ou o puerpério. O pós-parto é um período especialmente difícil. Portanto, se a mãe apresentar algum desses sintomas, deverá se aconselhar com o médico.

O processo depressivo nas gestantes surge pela combinação de diversos fatores. Em primeiro lugar, as flutuações hormonais que ocorrem na gravidez e no pós-parto podem alterar a concentração de diferentes substâncias encontradas no cérebro (neurotransmissores), que são responsáveis por controlar, entre outras coisas, as emoções. Se a mãe conviver com parentes depressivos, tiver conflitos conjugais, histórico de abortos e problemas na gravidez anterior ou apresentar complicações na gestação atual (ameaça de parto prematuro, malformações etc.), também estará sujeita aos sintomas de depressão. Outras situações que favorecem esse quadro são a mudança recente de país ou de cidade, gestações não desejadas, dificuldades na relação conjugal ou falta de um parceiro fixo. Por último, é claro, há que considerar todas as transformações que a maternidade representa na vida da mulher e do casal.

COMO ABORDAR O PROBLEMA?

Muita gente estigmatiza os problemas psicológicos, como se a "culpa" fosse da própria pessoa. É por isso que demoramos tanto para aceitá-los e procurar ajuda. É um dos reflexos da nossa educação primitiva, que frequentemente condena essa realidade. De fato, muitas pessoas passam por problemas psicológicos em algum momento. As adversidades da vida, os conflitos internos e até mesmo situações excepcionais como a gravidez podem desequilibrar o funcionamento dos neurotransmissores no cérebro. Em suma: se a gestante ficar deprimida, é normal. Não é culpa dela nem demonstra falta de interesse na gravidez. É importante frisar bem essa ideia, pois uma grande porcentagem de gestantes com sintomas não consulta nenhum profissional, como mostram vários estudos. No final, isso pode levar a um agravamento do quadro psicológico. É um problema que ninguém escolhe e que geralmente é solucionado com o apoio adequado.

QUANDO SE DEVE CONSULTAR UM ESPECIALISTA E COMO TRATAR O PROBLEMA?

Se os sintomas aparecem ocasionalmente e não afetam as atividades normais da mulher, são considerados variações de humor próprias da gravidez. Mas, se forem persistentes ou interferirem na vida cotidiana, é importante consultar um médico, pois poderá ser realmente uma depressão. A simples consulta com um profissional experiente terá efeitos bem positivos, porque ele esclarecerá o problema à gestante e a fará entender que outras pessoas também vivem essa situação. Pelos sintomas, ele pode avaliar a necessidade de tratamento, seja com medicamentos, seja com psicoterapia. Em geral, os resultados são excelentes, e em pouco tempo a gestante sentirá uma mudança radical em sua vida.

SEMANA 32

ADAPTANDO-ME À MUDANÇA

Nesta semana, tenho aproximadamente 42 centímetros e peso 1.850 gramas. Meu cabelo está mais comprido, e as unhas, que até agora eram bem pequenas, já chegam à ponta dos dedos.

AS UNHAS CRESCERAM

Minhas unhas já estão quase ultrapassando a ponta dos dedos. Ao nascer, algumas crianças arranham o rosto porque têm as unhas muito longas, então é preciso cortá-las. Mas no momento isso ainda não acontece comigo. Nesta semana cruzei um limite que os médicos consideram bastante importante: 32 semanas. Com essa idade, mais de 95% das crianças sobreviveriam quase sem apoio médico se nascessem agora. Isso não significa que seria uma situação tranquila, é claro. Nascer agora seria como dar um bom salto do edifício que estou descendo. Faltam cinco andares para eu chegar ao térreo. Mas se tivesse que fazer isso, se precisasse saltar desse prédio, a queda não seria tão grande. Além do mais, os recursos de que os bombeiros dispõem hoje para amortecer o choque são tão eficientes que dificilmente me aconteceria algo. Por exemplo, neste momento, meus pulmões já produzem muito surfactante, e sua superfície para troca de ar é cada vez maior. Em suma, como eles estão bem desenvolvidos, eu estaria mais apto a sobreviver.

MINHA PRESSÃO ARTERIAL

Outra coisa que começou a se alterar muito é minha capacidade de me adaptar às mudanças externas, modificando a pressão do sangue nas artérias. Até agora eu não precisei de nada disso, porque, nesta piscina quente e suave em que vivo, o sangue chega a todas as partes do meu corpo, em qualquer posição que eu estiver. Mas quando eu nascer será diferente. O fato de eu estar num ambiente aéreo, com movimentos bem mais bruscos, mudará tudo. A força de gravidade fará seu trabalho. Toda vez que eu me levantar de repente ou ficar de barriga para cima, o sangue pode ir todo para os pés e impedir a irrigação do cérebro. Porém, o coração e as artérias evitarão isso alterando a pressão e a frequência cardíaca. O cérebro e o coração ficarão superprotegidos graças a um sistema de alarme que será ativado em segundos para corrigir qualquer desequilíbrio. Mesmo se eu sofresse um acidente e perdesse sangue, esse sistema seria acionado em seguida para distribuí-lo corretamente. A adaptação da frequência cardíaca e da pressão arterial é um dos muitos mecanismos que farão meu corpo funcionar, quando eu for criança ou adulto, sem que eu perceba. Todos eles atuarão de modo perfeito, sempre preparados para me proteger em qualquer situação. Enquanto eu viver, serão tomadas milhões de pequenas decisões para que a maquinaria tão requintada do meu organismo trabalhe sozinha. Não precisarei fazer nada nem me preocupar, porque ela sempre funcionará às mil maravilhas. Na verdade, é melhor deixá-la quieta, para não a atrapalhar. Na maior parte da minha vida intrauterina, os sensores que detectam mudanças de pressão não estavam maduros. Agora se encontram quase prontos para funcionar. Chegamos à reta final, e os sistemas de controle necessários para que tudo corra bem estão se ajustando.

EU NUNCA SINTO TONTURA

Muitas pessoas apresentam ocasionalmente um probleminha que os médicos chamam de hipotensão ortostática. É uma tontura passageira que surge quando nos levantamos de repente, sobretudo quando estávamos bem relaxados. O corpo demora alguns segundos para perceber que nos movimentamos e o sangue vai para baixo pela força de gravidade. Quem tem pressão baixa é mais sujeito a isso, mas pode acontecer com qualquer pessoa. Em geral, a tontura passa em segundos, pois o sistema cardiovascular compensa a situação e evita que o cérebro fique sem sangue.

Esse é um pequeno exemplo do que ocorre com o cérebro quando o sangue não chega a ele. E do que aconteceria conosco se não tivéssemos um organismo perfeitamente concebido para responder às mudanças de posição.

Até o momento eu não necessitava desses sistemas. Vivo num ambiente líquido, e, por mais voltas que eu dê, isso não me afeta. No entanto, se eu nascesse agora, o simples fato de eu virar a cabeça poderia me causar uma alteração séria e até pôr em risco meu cérebro. É por isso que os bebês prematuros são tão delicados. Mas como o organismo consegue reagir tão prontamente? É porque nós temos terminações nervosas sensíveis a mudanças bruscas da pressão arterial. São como sensores e estão localizados sobretudo no pescoço, nas artérias carótidas. Chamam-se barorreceptores, porque detectam a pressão. Em milissegundos, eles captam perfeitamente as mudanças de pressão e enviam sinais para que a frequência cardíaca e a tensão arterial se ajustem de modo a permitir que chegue o sangue necessário aos órgãos fundamentais.

MEUS SISTEMAS SIMPÁTICO E PARASSIMPÁTICO

Além de ter os sensores funcionando, o corpo precisa ser capaz de responder ao que eles lhe informam. Isso depende do sistema nervoso autônomo, que a partir desta semana está cada vez mais maduro. A cada dia, os dois sistemas principais que compõem o sistema nervoso autônomo trabalham de forma mais automática. Uma de suas partes é um sistema ativador, que os médicos chamam de simpático, e outra, um sistema relaxante conhecido como parassimpático. O simpático é o que me fará ter palpitações quando sentir dor ou ficar nervoso. Sempre que eu estiver ativo ou pronto para a ação, o sistema simpático atuará em todo o meu corpo. O parassimpático é o que fará baixar a pressão, a frequência cardíaca e tudo o que acontece comigo quando estou relaxado. É ele que se desencadeará quando eu estiver mais tranquilo. Assim que amadurecerem, ambos funcionarão ao mesmo tempo, alternando-se a cada segundo para manter o corpo em sintonia. É como uma mão que abre a torneira e outra que a fecha, as duas sempre prontas, sempre atentas. Se algo acontecer, ambas estarão preparadas para abrir ou fechar, para fazer o que for necessário em segundos. Meus sistemas simpático e parassimpático já funcionam bem, e os médicos podem comprovar isso quando auscultam minha frequência cardíaca. Esta varia a cada segundo, para cima e para baixo. Isso prova que a parte do cérebro que regula meus sistemas está trabalhando bem. Além do mais, quando eu chuto e me mexo, a frequência cardíaca aumenta, por ação do sistema simpático. Esse detalhe mostra que já sou muito sensível. Estou me aprontando para sair do útero, porque os meus receptores estão cada vez mais desenvolvidos.

Embora meu corpo já esteja dando os toques finais a quase todos os órgãos e sistemas, nem tudo funcionará perfeitamente quando eu nascer. Por exemplo: não controlarei bem minha temperatura. A mudança será muito brusca. Só depois de alguns meses conseguirei tremer como uma criança ou um adulto. No início, minha capacidade de manter a temperatura será pequena. A natureza presume que a minha mãe cuide de mim e me proteja, como ocorre com diversos mamíferos. Eu sou o mamífero mais frágil, pois sou muito sofisticado, preciso de um tempo para amadurecer depois de nascer, e tudo o que não for imprescindível ou que meus pais possam fazer poderá esperar.

AÇÃO E REPOUSO, OS DOIS ESTADOS DE UM SER VIVO

Para sobreviver, os seres vivos precisam ser capazes de estar muito ativos, mas também de relaxar. O simpático é o sistema de luta e fuga. O parassimpático é o sistema para os momentos de digestão e repouso. É bom lembrar que viemos dos animais e que há instantes de caça, de fuga e de luta e outros de digestão. Em condições normais, quando não estamos fazendo nenhuma dessas coisas, o corpo está em *stand-by*, um estado de repouso ativo. É assim que todo o organismo funciona, incluindo o cérebro. A frequência cardíaca sobe e desce continuamente em torno de uma linha, e a pressão arterial também, porque ninguém tem a pressão sempre igual. Tudo oscila, e isso significa estar vivo, manter-se sempre na média, mas subindo e descendo, pois o corpo se ajusta continuamente. É como um atleta que, enquanto espera o saque ou o movimento do rival, está quieto, porém atento, fazendo pequenos movimentos contínuos que lhe permitirão reagir no momento certo. É um mecanismo da evolução que favorece a sobrevivência e possibilita que nos adaptemos rapidamente a qualquer mudança. Quando há uma ativação, aciona-se o sistema simpático, e, durante o sono, aciona-se o parassimpático. Ao nos levantarmos, a frequência cardíaca e a pressão arterial se elevam. A frequência cardíaca pode ficar em 70 batimentos se estivermos sentados e chegar a 90 se nos levantarmos, porque o corpo precisa de mais energia para realizar esse esforço e para levar mais sangue à cabeça.

O sistema parassimpático age bastante sobre o corpo através do nervo vago, que se conecta ao sistema cardiovascular. Por isso, quando alguém sente tontura devido a uma queda da pressão, seja por tensão nervosa, calor, cansaço ou tudo junto, chamamos de quadro vagal. O nervo vago também está ligado ao sistema digestivo e favorece o seu movimento e a digestão em geral.

REAÇÃO AO FRIO E AO CALOR

Quando sentimos frio, ficamos brancos porque as veias periféricas se fecham para que o sangue não entre em contato com o exterior, já que a ideia é reter o calor corporal. Em compensação, quando estamos com calor, ficamos vermelhos porque o corpo quer esfriar, e para isso se abrem as veias periféricas. Nesta semana, o feto ainda não desenvolveu esse mecanismo.

MEU CÉREBRO

Meu cérebro já está ficando bem parecido com o de um recém-nascido. Se eu fosse submetido agora a um eletroencefalograma, os médicos veriam padrões de atividade elétrica semelhantes aos de um bebê que acabou de nascer. Essa atividade ainda é um pouco primitiva, mas já tem ciclos definidos. A cada semana eles serão mais claros. Falaremos sobre isso mais adiante.

As conexões do cérebro estão mais mielinizadas e contêm circuitos de memória primitiva. Pesquisas revelam que nesta fase eu já consigo reter sons. Isso acontece de modo bem inconsciente, e eu certamente não me lembrarei deles, mas, sem que eu perceba, essas memorizações primárias serão capazes de provocar em mim certas respostas e emoções. Meu sistema de relação com o mundo é concebido para funcionar com um sistema de atração e aversão. Ele é inato, mas precisa interagir com o ambiente. Agora já estou me relacionando com o ambiente e começo a associar certos sons a situações agradáveis ou relaxantes.

OS SONS QUE EU PERCEBO

Segundo algumas pesquisas, eu posso perceber a voz da minha mãe, pois já sou capaz de reter sequências básicas. Ainda não consigo captar a linguagem materna propriamente dita, mas associo a minha mãe sequências de sílabas primárias. Quando eu nascer, essas palavras me ajudarão a relaxar. A voz da minha mãe, ou a música que ela cantar, chegará a mim de forma bastante atenuada. Dizem que é bem improvável que eu capte as palavras da mesma forma que os adultos, mas com certeza posso associar aspectos básicos da sequência que, depois que eu nascer, me despertarão lembranças inconscientemente. Agora já começo a programar tudo isso. A voz da minha mãe será um dos sons que eu associarei a tranquilidade e proteção.

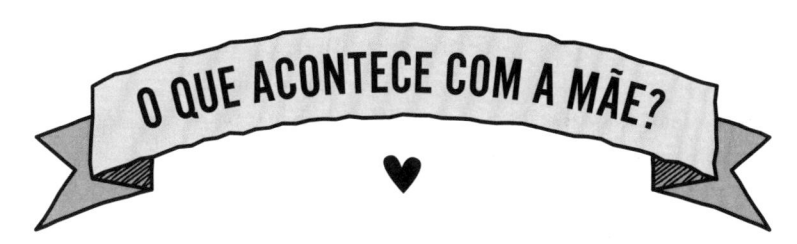

O QUE ACONTECE COM A MÃE?

Nesta fase, a gestante já deve estar pensando na licença-maternidade, nas mudanças que terá de enfrentar, além das preocupações normais com o final da gravidez. Porém, é muito importante que ela procure repousar ao máximo, embora às vezes seja difícil.

Ouvir música relaxante ajuda o cérebro a liberar serotonina, a substância química que contribui para o bem-estar e a felicidade. O relaxamento da mente e do corpo tem efeitos positivos e reduz os níveis de hormônios do estresse.

O ASSOALHO PÉLVICO E SEUS GRANDES INIMIGOS

O assoalho pélvico é um conjunto de músculos e ligamentos que ficam na pelve, a parte baixa do abdome, e fazem a sustentação da bexiga, do útero e do ânus. O enfraquecimento do assoalho pélvico causa incontinência urinária, queda dos órgãos intra-abdominais (conhecida como prolapso) e disfunções sexuais. É bastante útil trabalhar essa musculatura na gravidez para enfrentar melhor o parto e recuperar mais rápido as condições normais do corpo.

Nas sociedades modernas, o assoalho pélvico é uma parte especialmente fraca e menos elástica que a de nossos ancestrais. Em geral não exercitamos essa musculatura, e é muito comum ela enfraquecer. Algumas mulheres têm mais tendência ao desgaste dos tecidos musculares e ligamentosos, mas a falta de uso é certamente uma das principais razões. O uso do vaso sanitário para evacuar não ajuda. Pelo contrário: ele é um dos grandes inimigos do assoalho pélvico e contribui para o surgimento das hemorroidas. A isso se soma a prisão de ventre, comum em muitas pessoas, que pode favorecer esses dois problemas. Quando apoiamos as nádegas no vaso sanitário, adotamos uma postura pouco natural, não fazemos força da mesma forma que quando estamos de cócoras, e a musculatura envolvida, além de não se fortalecer, sofre uma pressão que a prejudica. A longo prazo, o tônus muscular diminui bastante, e a pressão sobre o reto, as veias hemorroidais e o assoalho pélvico é muito maior.

A gravidez e o parto tendem a enfraquecer ainda mais o assoalho pélvico, devido ao aumento da pressão intra-abdominal, à flacidez dos tecidos e, é claro, à grande dilatação que ocorre no parto. O pós-parto é igualmente um momento de risco. A mãe não deve praticar exercícios abdominais nem esportes sem acompanhá-los de práticas que também reforcem o assoalho pélvico, pois ele pode ficar mais debilitado ainda. Se o assoalho pélvico for forte e elástico, a mãe vai parir com muito mais facilidade e conseguirá recuperar completamente os tecidos depois, mas isso também repercutirá em sua qualidade de vida futura.

Existem inúmeras práticas para fortalecer e preparar o assoalho pélvico, como os exercícios de Kegel, um dos mais conhecidos. Podem ser realizados antes, durante e depois da gravidez e trabalham a tonificação dos músculos da região genital, o que, além de ajudar no parto e na recuperação posterior, contribuirá, a longo prazo, para prevenir a incontinência urinária e os prolapsos. No pós-parto, é melhor evitar os exercícios abdominais comuns; em vez disso, aconselha-se praticar abdominais hipopressivos, que não aumentam a pressão intra-abdominal. Por isso, além de fortalecerem e recuperarem a parede abdominal, eles ajudam a tonificar o assoalho pélvico e previnem a incontinência urinária. De qualquer modo, é sempre importante seguir o conselho de profissionais e adaptar os exercícios à própria necessidade. Por serem exercícios complexos, a mãe deve observar as orientações da obstetriz ou de fisioterapeutas especializados.

SEMANA 33

UMA BARRIGA GRANDE

Nesta semana eu já tenho 43 ou 44 centímetros e peso um pouco mais de 2 quilos. Cresci muito. Minha barriga é agora quase maior do que a cabeça. Isso acontece, principalmente, porque o fígado ainda ocupa quase metade dela. A lanugem, aqueles pelinhos macios que cobriam o meu corpo, já começou a cair. Eu sou o único primata que perde essa penugem. Antes de eu nascer, ela terá caído quase totalmente. Talvez ainda reste um pouco na cabeça após o parto, mas no final sumirá tudo. Meu cabelo definitivo vai surgir depois que eu nascer, mas também pode aparecer antes. Seja como for, o que acontecer será normal.

Meu sistema nervoso continua amadurecendo e as conexões do córtex com os olhos e ouvidos estão cada vez mais preparadas. Quando eu nascer, ainda terei um longo caminho até "enxergar" como meus pais. Primeiro verei manchas. Com o tempo passarei a entender que as manchas são coisas que influem na minha vida. Depois aprenderei a falar e lhes darei nomes. Finalmente, toda vez que eu vir algo que conheço lhe darei um nome, ativarei a memória e às vezes até as emoções. Quando estiver vendo algo, já terei ativado tantas áreas do cérebro que será difícil "só ver", ou seja, não interpretar. O cérebro interpretará tanto as coisas que eu frequentemente só verei aquilo que observar, que me interessar ou me preocupar. Posso ver até o que não existe! O mesmo acontecerá com o ouvido e com os sons que chegarem ao córtex cerebral.

Tudo o que eu vir ou ouvir também influirá no meu estado de espírito. Mas é claro que, com tanta complicação e tantos procedimentos para ver e ouvir, conseguirei fazer coisas que só eu, e nenhum outro animal, poderia fazer, como apreciar a arte ou a música – esses dons tão inúteis para a sobrevivência que a natureza colocou no cérebro dos seres humanos acima da seleção natural e que ninguém tem ideia de onde vêm. Enfim, agora nem imagino como será isso, mas gostaria de saber o que é. Parece que a vista e o ouvido me darão grandes momentos de prazer, um prazer diferente do dos desejos, que não será apenas por interesse. Em suma, em alguns anos, quando eu vir ou ouvir algo, se ativarão tantas áreas do cérebro ao mesmo tempo que, às vezes, o que eu estiver vendo ou ouvindo de fato será o que menos importa. E, em todo esse processo, o cérebro terá mudado muito em comparação ao que eu tenho hoje. Agora ainda estou sincronizando os fios para que os olhos e os ouvidos enviem ao cérebro os sinais do que acontece lá fora. O ouvido já funciona, e o olho precisa esperar que haja alguma luz.

A VISÃO NUNCA É PURAMENTE OBJETIVA

Quando vemos algo, nós ativamos muitas áreas do cérebro ao mesmo tempo. Em milissegundos, desmembramos a imagem em objetos, integramos nossa memória mais primitiva e subconsciente à mais racional, a nossas expectativas de visão e nosso estado de espírito ou de alerta. Tudo isso influi no que o cérebro "vê". Por outro lado, a visão quase sempre desencadeia uma resposta emocional, que pode ser mínima ou máxima, positiva ou negativa, mas raramente vemos algo sem interpretá-lo, sem dotá-lo de certa narrativa. A visão é uma verdadeira reconstrução da realidade, que dificilmente conseguimos perceber em sua totalidade. Mas sem dúvida ela é concebida de modo perfeito para que nos movimentemos bem no mundo. E sobretudo para que interpretemos os sinais importantes relacionados à sobrevivência. O processo dos sinais auditivos tem uma lógica parecida. Agora, simplesmente se montam todos os circuitos para captar sinais. Aos poucos, nos primeiros meses, o bebê começará a conectar mais áreas para integrar tudo. E esse processo vai durar muitos anos e, em alguns aspectos, quase toda a vida.

MEU FÍGADO

Quando eu nascer, meu fígado será bem grande, mas depois ficará menor. Além disso, os intestinos ainda não ocupam todo o espaço que terão no futuro. Com o tempo, o fígado se tornará menor e os intestinos maiores. Durante a gestação, meu fígado fez diversas coisas importantíssimas, como fabricar grande parte das minhas proteínas e gorduras. Como elas são fundamentais para que eu possa acabar de crescer, o fígado tem que trabalhar muito para criá-las, daí seu tamanho. Até recentemente ele também vinha produzindo parte das células do meu sangue, embora cada vez menos. Só vai parar de fazer isso quando eu nascer. Mas ele ainda tem várias funções importantes.

Falta um mês e meio para eu sair do útero. Agora já sou quase como um bebê, mas um pouco mais magro. Nesse período que me resta aqui dentro vou acumular mais gordura, a qual me ajudará a chegar ao mundo com boas reservas. Outra coisa que me diferencia de um bebê é que não tenho umbigo. Só o terei quando cortarem o cordão umbilical, a linha da vida que me uniu a minha mãe.

O CORDÃO UMBILICAL

O cordão umbilical é como uma longa mangueira. No final da gravidez medirá aproximadamente 50 centímetros, meio metro, e será tão comprido quanto eu. De fato, ele é a linha da vida para mim. Nunca mais viverei cercado por um cabo que transporta tudo de que preciso. Ele é projetado perfeitamente para conduzir o sangue à placenta pelo tempo que for necessário. Quando chega à placenta, o sangue circula por todas as suas vilosidades, suas raízes. São tão finas que meu sangue e o da minha mãe quase se tocam, mas não chegam a fazê-lo. Eles não se misturam, porém nas raízes mais finas da placenta só estão separados por uma camada de células, a qual é tão rala que deixa passar muitas moléculas: o oxigênio que meus glóbulos vermelhos roubam dos da minha mãe, o açúcar e outras moléculas pequenas. Além disso, nessas raízes, nas células da placenta, existe uma autêntica fábrica de proteínas e moléculas. Elas produzem muitas substâncias de que eu necessito a partir dos elementos encontrados no sangue da minha mãe; outras são transformadas e enviadas a mim para que eu possa continuar me desenvolvendo. A fábrica também está bem sincronizada com o organismo da minha mãe e nunca deixa faltar progesterona e outros hormônios essenciais para que a gestação siga adiante.

Tudo o que recebo da minha mãe ou elimino através dela passa pelo cordão umbilical. Ele parece delicado, mas não é, porque, mesmo que eu me mexa, dê cambalhotas e piruetas, nunca acontece nada com ele. É bem macio, flexível, como se fosse de borracha, e isso o protege. Suas características o deixam muito protegido. Ele é redondo e em seu interior há três vasos portadores de sangue: duas artérias que levam o sangue à placenta e uma veia que o devolve a mim. Envolvendo esses vasos, existe uma espessa camada gelatinosa. Os médicos a chamam de geleia de Wharton. Ela funciona como uma espuma que protege os vasos sanguíneos e faz com que o cordão seja tão elástico. Mesmo que seja comprimido, ele tolera muito bem. Além disso, como é bastante escorregadio, é difícil segurá-lo. De vez em quando o agarro e o aperto sem me dar conta. Mas logo o solto, então não há problema. Outra coisa que acontece agora é que, como tenho pouco espaço para me movimentar, o cordão pode me envolver como se fosse um cinto ou cachecol. Às vezes consigo tirá-lo com um movimento, mas outras ele permanece assim até o final, chegando a dar várias voltas. O fato de o cordão se enrolar em mim, principalmente no pescoço, pode preocupar bastante os pais e alguns médicos. Mas é bem comum isso acontecer, com tão pouco espaço e tanto movimento. Além de tudo, o cordão não poderia me sufocar, pois aqui dentro não respiro! A única coisa que deve preocupá-los é o próprio cordão, que não pode ser pressionado demais. Afinal, o sangue precisa continuar circulando por ele. Mas é bem raro isso acontecer. O cordão é flexível como borracha, e seria dificílimo ele se romper quando me enlaça. Eu mesmo poderia me apoiar nele e interromper seu fluxo sanguíneo, mas isso também é extremamente difícil de ocorrer.

VOLTAS DO CORDÃO UMBILICAL

Essa é uma das coisas que deixam os pais bem aflitos, principalmente quando a situação é detectada numa ultrassonografia. Porém, até um terço das crianças nasce com uma ou mais voltas do cordão no pescoço. Estudos comprovam que o risco de complicações no parto em fetos com uma ou até duas voltas do cordão é o mesmo que nos fetos que não apresentam esse problema. Ou seja, em qualquer gestação, embora seja raríssimo, pode haver um acidente com o cordão, em que ele é rompido de maneira grave, mas em geral isso não se dá durante o parto, pois este é um momento muito controlado. São complicações realmente raras e podem ocorrer com ou sem voltas do cordão.

O QUE ACONTECE COM A MÃE?

♥

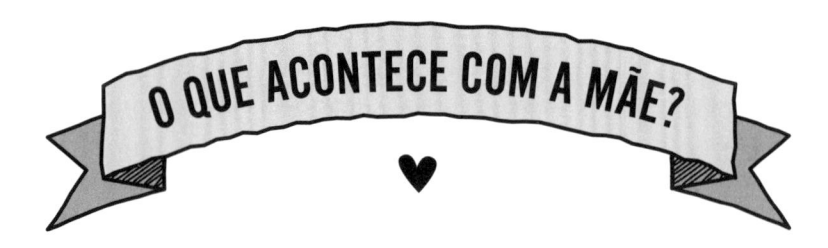

É provável que ela sinta desconfortos causados por hemorroidas e prisão de ventre, que geralmente andam de mãos dadas e acabam afetando a maioria das mulheres.

Conforme já explicamos, as hemorroidas são uma das varizes mais frequentes no corpo, que ocorrem por dilatação dos plexos hemorroidários, as veias que circulam dentro do reto. A prisão de ventre favorece sua ocorrência, porque durante o esforço de evacuar se faz muita pressão, o sangue não consegue voltar de forma adequada e se acumula, dilatando as veias. Como elas são delicadas, dilatam-se facilmente e podem até inflamar.

Na gravidez há dois fatores que determinam o surgimento das hemorroidas: o sistema venoso do corpo da gestante sofre o efeito da lentidão no transporte do sangue, e este se acumula facilmente em algumas áreas, como as pernas ou o reto.

Na semana 18, já falamos sobre as medidas que devem ser adotadas. Se a mãe seguir à risca os conselhos, poderá retardar bastante o problema, mas nem sempre conseguirá evitá-lo. Até o final da gravidez ele tende a piorar, combinado ao incômodo físico pelo fato de a barriga estar enorme.

No entanto, a mãe deve persistir no cuidado, nas medidas de higiene e na dieta, para chegar ao parto com o mínimo de desconforto possível.

OS MOVIMENTOS DENTRO DA BARRIGA

A mãe e o feto têm uma comunicação muito especial. Como já dissemos, sentir os movimentos do bebê na barriga cria um vínculo considerável entre mãe e filho. Agora o pai também pode sentir os movimentos se colocar a mão no ventre da mulher, e, embora não seja uma ligação tão direta, tão intuitiva, é importante.

Os pais estão bastante atentos aos movimentos do bebê. A partir do terceiro trimestre, é importante controlá-los, já que o movimento é um sinal de que o feto está bem lá dentro. O bebê continua se mexendo, mas, dependendo da sua posição, talvez se note mais ou não se note tanto, porque, por uma questão de espaço, os saltos e pontapés diminuíram. Antes, na semana 20, ele dava uns trinta por minuto, mas agora são quatro ou cinco por minuto, e bem mais suaves.

COMO CONTROLAR OS MOVIMENTOS?

A partir do terceiro trimestre os movimentos do feto podem ser percebidos por quase todas as mães, sendo um método excelente para controlar o bem-estar fetal. Com um pouco de atenção, poderemos observar dia a dia os sinais de movimento do bebê. Devido ao aumento dos períodos de sono do feto, ao longo do terceiro trimestre talvez pareça que o número de movimentos diminuiu, mas que eles se intensificaram em força e duração.

Não existe uma regra quanto aos movimentos, cada feto se move do seu jeito. O que importa, realmente, é que o padrão a que estamos acostumados não mude de repente. Uma posição favorável para observar melhor os movimentos é deitar-se sobre o lado esquerdo.

Se a mãe detectar uma mudança muito acentuada na forma ou na frequência habituais dos movimentos do feto, deverá consultar o médico. É aconselhável não adiar a visita por mais de 24 horas caso ela perceba uma diminuição dos movimentos ou a ausência deles. Um exemplo: se ela detectar menos de dez movimentos em cerca de oito horas ou menos de dez movimentos nas duas horas seguintes a uma refeição.

A REDUÇÃO DO MOVIMENTO FETAL

Entre 5% e 15% das mães percebem uma redução dos movimentos fetais em algum momento da gravidez. Isso é relativamente comum. Em geral, não existe nenhum problema; uma em cada quatro mulheres pode apresentar uma situação que exige cuidados, mas na maioria das vezes trata-se de um crescimento fetal restrito (ver a semana 27). Embora o médico ou a obstetriz meçam a altura do útero em cada consulta, o controle dos movimentos é um método muito eficaz para complementar os exames médicos. Graças a ele é possível detectar um bom número de casos de crescimento intrauterino restrito e tomar as providências adequadas.

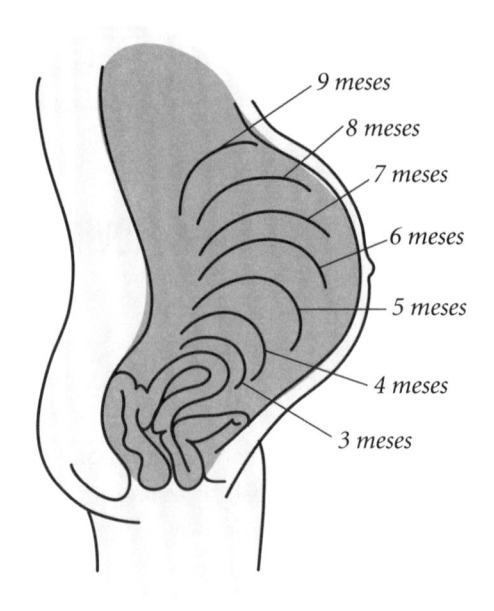

ILUSTRAÇÃO 11. A ALTURA UTERINA

O útero aumenta muito durante a gravidez. Desde sua condição inicial como um pequeno órgão escondido na pelve da mulher, ele cresce um pouco a cada mês até ocupar quase todo o abdome e tocar as costelas da mãe. Até a metade da gestação (5 meses ou 20 semanas), o útero chega à altura do umbigo.

Embora não haja uma regra matemática, o útero cresce de forma mais ou menos semelhante em quase todas as gestantes. A partir do quarto mês, aproximadamente, os médicos ou obstetrizes podem apalpar a parte superior do útero, denominada "fundo" na terminologia científica. A medida em centímetros desde o osso do púbis até o fundo do útero é a "altura uterina", que é checada em cada consulta. Quando essa altura é menor do que a considerada habitual, costuma-se realizar uma ultrassonografia para comprovar se o crescimento do feto está normal.

SEMANA 34

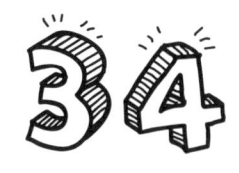

PULMÕES NA LINHA DE SAÍDA

Nesta semana, eu meço 45 centímetros da cabeça aos pés e peso por volta de 2.200 gramas. Já estou na posição cefálica, ou seja, com a cabeça para baixo. Cada vez será mais difícil eu me virar. Estou de cabeça para baixo, o que é o mais comum, mas nem todos os fetos estão sempre assim. De cada cem fetos como eu, três ou quatro permanecem pélvicos até o parto. Essa não é a posição mais natural, e quando isso acontece os médicos precisam ficar mais atentos, embora sempre haja soluções.

O PROGRESSO DOS MEUS INTESTINOS

Até o momento, meus intestinos mal produziam excrementos. Bem, desde a semana 20, os cientistas observaram que posso eliminar uma pequena quantidade de líquido, embora só de vez em quando. É claro que ainda não tenho muito o que comer, pois o líquido amniótico não oferece grande variedade. Mas agora há mais coisas flutuando, e eu engulo tudo. Neste momento, estou eliminando a lanugem em grandes quantidades, então o líquido amniótico está cada vez mais turvo, pois contém toda essa penugem. Além disso, muitas células se desprendem da minha pele, e, como eu estou maior e tenho a pele mais grossa, também há mais células flutuando a minha volta. Por isso, a partir de agora esse líquido que engulo diariamente em grandes quantidades já tem uma parte bem pequena de sólidos. Mas essa dieta de pelos e células descamadas também não é uma grande combinação nem chega a alimentar muito. O importante é que resulta em uma massa sólida que se acumula em meu intestino. Em pouco tempo ele terá algo que não é mais líquido; poderíamos dizer que são os primeiros excrementos. Isso é chamado de mecônio. Não tem nada a ver com as evacuações que terei alguns dias após o parto, assim que começar a tomar leite. Em primeiro lugar, o mecônio não é feito de comida verdadeira, mas de células soltas e lanugem. Em segundo lugar, o mecônio é estéril. Raramente ele é expelido do meu corpo ainda no útero, mas às vezes pode acontecer; nesses casos, o líquido amniótico tende a escurecer e ficar marrom. Porém, o normal é que eu o expulse após o nascimento, entre o primeiro e o segundo dias. Meus pais verão uma espécie de borra escura na fralda. Não é muito agradável de olhar, mas pelo menos não cheirará mal, porque é estéril. Bem, não totalmente estéril, mas quase. É claro que o mecônio não conterá milhões de bactérias, como quando eu começar a comer e a ter flora intestinal. E é por isso que não terá aquela gama de cheiros que em breve darei de presente aos meus pais a qualquer hora do dia e da noite desde o início da minha vida lá fora.

A MICROBIOTA

A microbiota é a população de bactérias (e também uma pequena proporção de fungos) que vive em nosso corpo. Não se sabe o número exato delas, mas estima-se que corresponda à quantidade de células que temos, ou seja, milhões e milhões. Também é chamada de microbioma, embora, estritamente para a ciência, não seja o mesmo, já que o microbioma se refere ao genoma dessas mesmas bactérias. Na microbiota há algumas bactérias patogênicas, ou seja, que podem nos causar infecção, mas existem muitas outras que são inofensivas, denominadas comensais ou saprófitas.

O corpo tem cerca de 2 mil espécies bacterianas comensais para apenas 100 patogênicas. A flora comensal possui muitas funções, mas uma delas, bem simples, é competir com a flora patogênica pelo alimento (a glicose de nossas secreções) e evitar que ela aumente e cause infecções.

Existe microbiota na pele, na boca, nas orelhas, no nariz, na vagina e nos intestinos. As bactérias intestinais, também chamadas de flora ou microbioma intestinal, têm funções essenciais para o intestino. Muitas delas ainda estão sendo investigadas, mas entre as mais conhecidas estão o treinamento das células do sistema imunológico, a digestão de substâncias que não absorvemos e a saúde das células do cólon. A flora intestinal é necessária para o bom funcionamento dos intestinos. Por isso, os antibióticos fortes, que destroem grande parte dela, podem causar desconforto digestivo ou diarreia até que a flora se recupere novamente. A flora também é essencial na vagina, onde há grande quantidade de lactobacilos. Estes produzem ácido láctico, que reduz o pH da vagina e a defende da maioria das infecções.

É também por isso que os antibióticos podem causar infecções fúngicas nas mulheres. Ao matar as bactérias usuais, os fungos que estão sempre na vagina em pequenas quantidades dispõem de muito mais alimento e crescem desproporcionalmente.

||||||||||||||||||||||||||||||||||||||||||||||||||||||||||||||||||||||||||||||||

CRIANDO MINHA MICROBIOTA INTESTINAL

Meus intestinos não são completamente estéreis. Por muito tempo, acreditou-se que o mecônio e o conteúdo intestinal não continham uma única bactéria. Parece lógico, considerando que estou dentro da barriga da minha mãe, protegido por várias barreiras para crescer em um ambiente estéril. Mas agora os cientistas sabem que dentro de mim existem bactérias. Elas passam do intestino para o sangue da minha mãe e, através da placenta, para o meu sangue e para o meu intestino. Parece incrível, mas, seguindo esse caminho complicado, elas conseguem chegar até mim e povoar meu intestino. Já estou começando a ter bactérias, minha microbiota intestinal está sendo formada. São bactérias inofensivas, que os médicos chamam de comensais, ou seja, não são do tipo que me causaria infecção. No momento é uma parte bem inicial, mas os cientistas acreditam que esse contato é fundamental para que meu corpo e meu sistema imunológico se acostumem a todas essas bactérias que, mais tarde, em quantidades muito maiores, sempre viverão comigo, pois vou precisar delas para fazer bem a digestão.

Embora agora eu tenha uma quantidade simbólica de bactérias, quando eu nascer começarei a comer, e logo terei milhões e milhões delas. Assim se formará minha flora intestinal, que é uma das partes mais importantes do microbioma. Além disso, em alguns dias terei bactérias na pele, no nariz, nas orelhas e na boca. Nos intestinos, as bactérias quase sempre chegaram a mim por meio dos alimentos, embora algumas também pelo ambiente ao meu redor. Minha mãe pode me ajudar nesse processo e me ceder microbiota. No momento do parto, quando eu passar pela vagina da minha mãe, minha boca se encherá de bactérias da vagina, que colonizarão meu intestino e formarão parte da flora intestinal que no futuro me protegerá e me ajudará a viver. Assim, embora a microbiota comece a ser gerada na vida intrauterina, ela dependerá de outros fatores mais tarde. Em parte também da minha genética, porém mais ainda dos alimentos que eu comer e das coisas que fizer depois de nascer. O leite da minha mãe também me ajudará bastante a construir minha microbiota intestinal.

Eu viverei em verdadeira sinergia com as bactérias: elas vivem em nós e necessitamos delas, temos milhões e milhões. Da mesma forma que precisamos de oxigênio e sem ele morreríamos, não poderíamos viver sem bactérias. Além de serem muito importantes para o funcionamento do intestino, também influirão no cérebro a partir do tubo digestivo. Sim, o cérebro, quem diria! A ciência descobriu recentemente que todas as bactérias dos intestinos são importantes para o cérebro, pois influem tanto em seu desenvolvimento quanto em seu desempenho.

SOU FEITO DE ÁTOMOS ANCESTRAIS

É o interessante ciclo da vida: bactérias que protegem e ajudam a nascer e se convertem em resíduos que, novamente, voltarão a entrar em contato com as pessoas e com fetos, para protegê-los e ajudá-los a nascer e crescer. E tudo isso é resultado da nossa interação com o mundo. De alguma forma, já estou em contato com o mundo desde o momento em que fui gerado. Eu não sou nem um pouco independente. Estou sendo construído com peças que vêm de fora; e, o que é mais impressionante, peças que estão na Terra há milhões de anos. Sim, eu sou um novo ser, mas sou feito de átomos que estão aqui praticamente desde a criação da Terra, há 4,5 bilhões de anos. Átomos que faziam parte de um romano, de um egípcio, de um esterco de vaca de 4 mil anos ou de um dinossauro jurássico agora podem ser parte de mim. Porque os átomos não desaparecem, eles apenas vão se movendo e se combinando de maneiras diferentes. A semente de uma árvore cai sobre uma alface que um dia comerei e então devolverei, ao dar descarga, algo que acabará no mar e um peixe vai ingerir, para depois chegar ao estômago de um japonês. Antes de chegarem a mim, meus átomos devem ter passado por muitas pessoas e por milhares de plantas. Na minha hemoglobina tenho pedaços de pedra e de ferro que um animal pode ter lambido de uma rocha e chegaram a minha mãe em forma de carne, e do sangue dela passaram para o meu. É assim que começa minha interação com o mundo que, depois que eu nascer, nunca mais vai parar.

MICROBIOTA, CÉREBRO E ESTADO DE ESPÍRITO

Cada vez existem mais estudos que apoiam a ideia de que a flora intestinal que se desenvolve nos primeiros meses após o nascimento é essencial para o desenvolvimento cerebral da criança.

Pelo menos em animais, tem-se demonstrado que a flora intestinal que é criada no início da vida influi na produção de neurotransmissores, tanto no sistema neuroentérico (aquele "segundo cérebro" de que falamos anteriormente) quanto no cérebro. Estudos em ratos de laboratório que ingerem lactobacilos ou bifidobactérias mostram como seus níveis de ansiedade melhoram, promovendo até uma mudança nos níveis de neurotransmissores associados à ansiedade em seu cérebro.

Existem dados preliminares em humanos, ainda não confirmados, sobre a conexão entre a flora intestinal e os neurotransmissores cerebrais. Sabe-se que uma parte importante dessa conexão ocorre através do nervo vago, que conecta o cérebro aos intestinos. Na verdade, é muito interessante que haja muito mais conexões nervosas indo para cima do que para baixo. Já sabemos – por experiência própria – que o cérebro influi no funcionamento do intestino, mas será que a saúde intestinal influi em nosso estado de espírito? Será que poderíamos influir no tipo de flora intestinal para influir no cérebro, melhorar nosso humor e reduzir a ansiedade? É possível que sim, e existem produtos comerciais que se baseiam nessa hipótese, embora ainda haja muitas dúvidas sobre como agem e para que servem de fato. Pesquisas futuras certamente esclarecerão isso.

MEUS PULMÕES ESTÃO MADUROS

Meus pulmões praticamente completaram seu processo de amadurecimento. Já estão com uma forma muito parecida com a que terão quando eu nascer, apesar de que continuarão mudando, sobretudo nos dois primeiros anos de vida. Nesses primeiros 24 meses, eles ainda vão produzir muitos alvéolos e a partir de agora serão mais ocos por dentro para que entre cada vez mais ar. Embora, é claro, com os que tenho agora, já terei mais do que o suficiente para respirar. E para mais coisas. Na verdade, quando nascer, vou usá-los bastante, como meus pais logo perceberão. Falta muito pouco para que, como tantos outros pais, eles não deixem de se surpreender constantemente com os decibéis que serei capaz de alcançar com os meus choros. E a qualquer hora do dia! Mas, embora precise de bons pulmões para chorar, ainda vou necessitar mais deles quando começar a correr e pular. E isso vai acontecer mais tarde, não nos meus primeiros meses de vida.

Muitos fetos na minha idade gestacional já têm surfactante suficiente no pulmão, aquela substância semelhante a sabão que fica nos alvéolos e da qual vou precisar para respirar bem. Mesmo assim, um em cada sete fetos pode ter um problema e precisar de ajuda caso nasça antes do tempo. Não seria tão grave quanto se ocorresse dois meses atrás, é claro, mas ele teria que ficar alguns dias em observação e receber suporte para respirar. Por isso, os médicos consideram que até a semana 37 somos prematuros. Neste momento, uma ultrassonografia pode mostrar se os pulmões estão prontos. Se não estiverem e houver suspeita de que vou nascer antes da semana 37, minha mãe terá que tomar corticoides, que chegarão até mim pela placenta e estimularão a produção de surfactante para acelerar a maturação. No entanto, é aconselhável só usar medicamentos se for inevitável.

PULMÕES ÓTIMOS, MAS EM REPOUSO

Embora agora os pulmões já estejam prontos, continuam em repouso, não funcionam. É por isso que a circulação do meu coração é diferente da que terei depois de nascer. No momento, meu coração quase não passa sangue para os pulmões, ou seja, dez vezes menos do que passará quando eu for bebê. Depois que eu nascer e respirar, todo o sangue que sair do coração terá que passar primeiro pelos pulmões, porque precisarei introduzir oxigênio nas artérias a toda velocidade. Mas, como estou recebendo oxigênio da minha mãe agora, preciso fazer com que todo o meu sangue passe pela placenta. Meu sistema circulatório, aquele conjunto de tubos da circulação do sangue, é bem semelhante ao de uma criança, mas não é igual. Existem alguns atalhos abertos que desviam o sangue que sai do coração, para que não passe pelos pulmões. E eles vão continuar assim até eu nascer.

A MATURIDADE PULMONAR E OS CORTICOIDES

Quando falamos em maturidade pulmonar, referimo-nos ao grau de preparação dos pulmões que permite ao bebê respirar sem ajuda ao nascer. Com 40 semanas de gravidez, a maturidade pulmonar está praticamente garantida. Antes desse período, o momento ideal de maturação pulmonar varia muito em cada caso, podendo ser de 32 a 38 semanas. Em geral, considera-se que todos os bebês nascidos com menos de 37 semanas terão algum risco, e esse limite sobe para 39 para os nascidos por cesariana eletiva, ou seja, aquela que é feita sem contrações prévias (o motivo será explicado posteriormente). Portanto, quando se suspeita que um bebê pode nascer prematuro, uma das coisas que mais preocupam é o seu grau de maturidade pulmonar. Às vezes, não é possível evitar o trabalho de parto prematuro, seja porque ele ocorre espontaneamente, seja por determinação médica.

A administração de corticoides (betametasona) à gestante por dois dias reduz o risco de problemas respiratórios em quase 50% nos fetos nascidos antes de 37 semanas. Por isso, quando se suspeita ou se sabe que haverá um parto prematuro, pode-se recomendar à mãe esse medicamento, que passa para o feto e estimula a produção de surfactante pulmonar. Os corticoides não são totalmente inofensivos, pois às vezes podem atrasar um pouco o crescimento geral e, especialmente, o crescimento do cérebro do feto, sobretudo se a gestação estiver mais avançada. Por isso, é preferível administrá-los somente se o bebê for muito prematuro, com menos de 34 semanas, quando os benefícios são indiscutivelmente superiores aos riscos.

Se a situação de parto prematuro ocorrer depois de completadas as 34 semanas, é possível verificar primeiro a maturidade pulmonar do feto e só administrar corticoides se houver risco de ele precisar de suporte respiratório ao nascer. A maturidade pulmonar pode ser avaliada por amniocentese ou de forma não invasiva, através da ultrassonografia, com um *software* especial que analisa o pulmão fetal.

O QUE ACONTECE COM A MÃE?

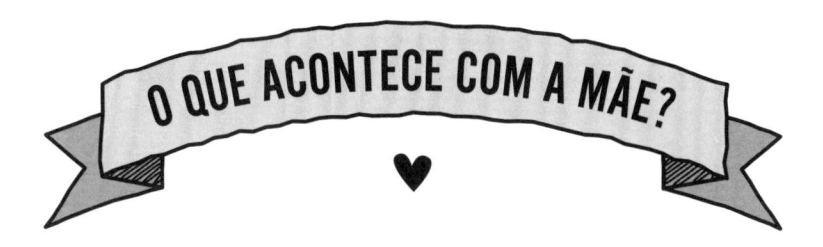

O útero já cresceu muito e está quase 35 centímetros acima do púbis, cerca de 15 centímetros acima do umbigo, quase tocando as costelas. Neste momento, a mãe tem a sensação de que o útero ocupa toda a sua barriga. O espaço para os seus órgãos dentro do abdome é reduzido; não que haja problemas, mas ela pode sentir que tudo está mais pressionado. Isso dificulta sua respiração. Abaixar o diafragma, que é o que se faz ao respirar, já não é tão fácil.

Ela também pode se cansar mais ao caminhar, muito mais do que há algumas semanas, e isso se deve a fatores como peso, retenção de líquido e, como já dissemos, à dificuldade para respirar profundamente.

O desconforto lombar se intensifica, podem aparecer dores ciáticas e formigamento nas mãos e pernas. Além disso, se respirar profundamente, a mãe sentirá como se o útero se cravasse nas costelas ou na pelve. A dor no púbis é cada vez mais acentuada, o que pode atrapalhar seu sono. Como o nível de estrogênio no corpo continua alto, talvez o corrimento vaginal aumente. A vontade de urinar é mais frequente, porque o útero também pressiona a bexiga.

EXAMES

Este é o momento de realizar os exames do terceiro trimestre para verificar os níveis de glóbulos vermelhos e de ferro e controlar a anemia. Também se avalia a coagulação no sangue para descartar a presença de infecções.

A ANEMIA

Nesta fase, é muito comum que a mãe tenha um pouco de anemia, em parte porque uma grande quantidade de ferro é consumida durante a gravidez para produzir glóbulos vermelhos, e em parte porque o sangue está um pouco mais diluído do que o normal.

Se for detectada anemia, é necessário tomar ferro via oral como medicamento único. Isso ocorre porque o ferro geralmente não é bem absorvido com outros compostos, nem com as refeições. Por esse motivo, recomenda-se ingeri-lo em jejum. O problema é que o ferro tradicional, que vem na forma de sulfato ferroso, nem sempre faz bem ao estômago, escurece as fezes e piora a prisão de ventre. Hoje existem algumas fórmulas manipuladas que reduzem bastante esses desconfortos caso o ferro tradicional não seja bem tolerado. Tratar a anemia é extremamente importante porque no parto ocorre perda de sangue, como um processo natural. Mesmo que seja pouca, se a mãe tiver anemia, poderá até necessitar de uma transfusão.

AS INFECÇÕES

No mesmo exame do terceiro trimestre verifica-se novamente a existência de infecções, como a toxoplasmose (da qual já falamos anteriormente), caso a mãe não seja imune. Também é normal nesse período fazer o teste de HIV e de hepatite. São infecções excepcionais, ainda mais se no primeiro exame já tiverem sido descartadas. Mas podem ser assintomáticas. Hoje em dia, os tratamentos para evitar a transmissão ao feto são bastante eficazes, e seria uma desgraça se houvesse uma infecção por desconhecimento dessa informação. Por esse motivo, os especialistas decidiram que é melhor realizar os testes de novo, principalmente o de HIV.

SEMANA 35

EU ME PREPARO PARA SAIR

Nesta semana eu já estou com 46 centímetros e peso quase 2.400 gramas. Minha pele vai se alisando aos poucos, porque tenho cada vez mais gordura, e a lanugem, aquela penugem que me cobria, continua caindo rapidamente. Portanto, eu serei um bebê mais bonito quando meus pais me virem. Os detalhes do processo de fabricação já estão se finalizando, e agora falta menos para o grande dia. Por exemplo, a íris – o círculo localizado no centro dos olhos que determinará sua cor – já está completamente formada. Agora ela é de um tom azul-acinzentado, porque eu ainda não tive contato com a luz. Depois que eu ficar lá fora por algum tempo, ela começará a produzir melanina, que a tingirá com a cor definitiva. É por isso que meus pais vão demorar um bom período para saber a cor real dos meus olhos. Bem no centro da íris estão as pupilas, que se abrirão ou fecharão com a luz, embora ainda não a tenham visto. Mas já estão bem maduras e, mesmo não tendo treinado muito aqui, na escuridão, conseguirão se contrair quando houver bastante luz e se dilatar quando houver pouca. Assim o olho receberá sempre a quantidade ideal desde o início.

Meus pulmões estão cada vez mais maduros; desde a semana passada já estão preparados para respirar, mas ainda não perfeitamente. Se eu tivesse que nascer agora, em 10% dos casos precisaria de ajuda para respirar e talvez necessitasse ser internado por uns dias. Por isso é melhor eu ficar aqui mais um pouco; enquanto isso, vou terminar de ajustar alguns sistemas, como o sistema imunológico, o sistema digestório ou a minha capacidade de me conectar com os outros e me preparar para o mundo lá fora.

Além disso, já estou posicionado de cabeça para baixo para facilitar a saída no momento certo. Vou tentar me comportar e não me virar mais, embora, se eu ficasse sentado, também não seria tão estranho, porque entre 3% e 4% dos outros fetos ficam assim. Em geral, a partir da semana 34, dificilmente nos viramos. Mas, se eu estivesse sentado, minha mãe poderia fazer algo para me ajeitar... A obstetriz lhe explicou que, se eu estiver na posição contrária, há alguns exercícios que ela pode fazer, como deitar-se um pouco de lado com a pelve mais elevada, fazer massagens circulares suaves na barriga ou se curvar. Na verdade, não se sabe ao certo se esses recursos são eficazes. Outra coisa que a obstetriz disse é que, se minha mãe quiser, os médicos podem tentar me virar pelo lado de fora no final da gravidez. Esse procedimento chama-se versão cefálica externa. Deve ser realizado no hospital, funciona em 50% dos casos e pode evitar muitas cesarianas. Eu, por precaução, já me coloquei de cabeça, para não dar trabalho a minha mãe e ao médico.

UM PARTO PÉLVICO SEMPRE DEVE SER FEITO POR CESARIANA?

Se o bebê estiver em posição pélvica, certamente será um parto mais complicado do que se ele estiver em posição cefálica. O parto não foi projetado para ocorrer na posição pélvica, e, embora alguns casos sejam bem-sucedidos, o risco de complicações é maior, pois o fato de o corpo passar primeiro e a cabeça depois pode estender a fase expulsiva, como veremos adiante.

Alguns estudos apontam que, se o bebê estiver em posição pélvica, é melhor realizar uma cesariana para evitar o risco de tentar um parto natural que possa terminar em cesariana. No entanto, esses estudos representam médias estatísticas. Atualmente, considera-se que, na realidade, pode haver mais risco, mas depende muito de cada caso e também de a equipe médica ter ou não experiência nesse tipo de parto. Por esse motivo, muitos especialistas acreditam que, se as circunstâncias forem favoráveis, vale a pena tentar o parto pélvico, com a anuência dos pais, é claro, com assistência rigorosa e em um ambiente que permita uma cesariana, se for necessário.

Por exemplo, são circunstâncias favoráveis que o bebê seja relativamente pequeno, a mãe já tenha tido um parto normal bem-sucedido e que o parto ocorra de forma espontânea.

Na hipótese de gestações gemelares, se o primeiro bebê vier de cabeça e o segundo, em posição pélvica, o parto normal também é uma possibilidade. Mas sempre tendo em mente que cada caso é diferente, e é extremamente importante que todas as premissas sejam cumpridas. Finalmente, é bom lembrar que, nessas situações, os pais também participam da decisão final. Ou seja, embora todas as circunstâncias sejam favoráveis, se eles não quiserem tentar um parto pélvico normal, os médicos realizarão uma cesariana.

MINHA IMUNIDADE AUMENTA

Um dos pontos-chave para eu enfrentar o mundo exterior é o sistema imunológico, que ainda está imaturo nesta fase. O ideal é nascer com um exército bem preparado para que, uma vez do lado de fora, eu possa me proteger e me defender das agressões externas.

Nesta fase da gravidez, meu sistema imunológico, que são os meus soldados, já está treinado para reconhecer o que é próprio do meu organismo porque passou grande parte desses meses aprendendo isso. Ele colocou todas essas informações de milhares e milhares de células em seus bancos de dados e as usará para distinguir aquilo que é meu daquilo que é estranho durante toda a minha vida. As células do sistema imunológico são principalmente glóbulos brancos, que podem agir de diversas maneiras, alguns como radares, outros como memorizadores, fabricantes de anticorpos ou soldados. Trabalhando juntos, eles se encarregarão de examinar tudo o que entra no meu corpo, reconhecendo se é meu ou desconhecido e eliminando tudo o que possa me prejudicar. Como já dissemos, existem inúmeros tipos de glóbulos brancos, todos com nomes estranhos (leucócitos, linfócitos, macrófagos e assim por diante). Uma das partes mais importantes é a sua memória, que é essencial, pois existem milhares de registros para lembrar e classificar como meus ou como estranhos. Às vezes, são os próprios glóbulos brancos que reconhecem o estranho quando atuam como células-radares, e às vezes são os anticorpos, as proteínas que o sistema imunológico fabrica para que se encaixem em registros estranhos. Cada célula estranha que já entrou em meu corpo ficou registrada e há anticorpos em meu sangue que conhecem seu registro, seu código de barras. Assim, se ela voltar a entrar, poucos minutos depois de estar no meu sangue vai se deparar com um anticorpo que a reconhecerá, se unirá a ela como um ímã e disparará um sinal biológico, como uma sirene, para que venham outros glóbulos brancos, as células-soldado, e a eliminem.

Tudo isso acontecerá quando meu sistema estiver totalmente preparado. Mas ele ainda precisa completar seus bancos de dados, especialmente o dos anticorpos. Agora já sabe o que é meu, mas ainda não interagiu com o mundo e, portanto, quase não tem memória dos germes que podem me atacar. No entanto, meu sangue está cheio de anticorpos. De onde eles vieram? Foi minha mãe que me emprestou, como tantas outras coisas. Eles passaram pela placenta e me ajudarão a me defender de infecções quando eu nascer.

Depois, com o passar dos meses, vão desaparecer. Então terei que fabricar meus próprios anticorpos. Por enquanto, nascerei carregado dos anticorpos da minha mãe e, graças a eles, ficarei bem protegido nos primeiros meses. Essa é mais uma forma de minha mãe me proteger.

Em suma, no final da gestação terei anticorpos que me ajudarão a reconhecer algo mau quando entrar, mas é um sistema emprestado, como um casaco que, mesmo não sendo meu, me protege bem. É o sobretudo que minha mãe me empresta, e aos poucos, em algumas semanas ou meses, quando eu já estiver suficientemente em contato com o mundo, começarei a produzir meus próprios anticorpos, a partir das células estranhas com as quais for me encontrando. No entanto, para produzir os anticorpos, o sistema imunológico precisa ter entrado em contato com a infecção. Em outras palavras, para ficarmos protegidos temos que passar pela infecção uma vez. O pior é que algumas dessas infecções são tão graves que não nos dão uma segunda oportunidade. Felizmente, hoje existem as vacinas, que tomarei depois que nascer. Elas treinarão meu sistema imunológico sem que eu precise passar pela infecção. Os glóbulos brancos, minha guarda protetora, estarão em contato com os registros dos vírus e das bactérias mais graves que poderiam me atacar. As vacinas são fragmentos do registro dos vírus e das bactérias; mas, como eles foram desativados previamente, não têm capacidade de nos prejudicar. Quando somos vacinados, as células de memória detectam e memorizam esses registros e fabricam anticorpos contra eles. A vantagem é que não sofremos a infecção. Assim, se futuramente esse micróbio entrar realmente no meu corpo, meus anticorpos e minhas células-radares serão capazes de reconhecê-lo como estranho, na hora, e enviarão o sinal para minhas células-soldado, que se encarregarão de destruí-lo antes que ele produza a doença.

Portanto, com a memória das infecções que eu venha a ter (sim, certamente passarei por muitos resfriados e gastroenterites) e as vacinas, minhas células fabricarão anticorpos, à medida que eu vá entrando em contato com as células estranhas, e assim, aos poucos, substituirei o sistema de anticorpos que minha mãe me empresta agora.

LEMBRANDO DA COQUELUCHE

Existem algumas infecções que talvez minha mãe não tenha sofrido, e por isso é importante que ela se vacine contra a coqueluche, caso ainda não o tenha feito (ver a semana 16). Depois que ela tomar a vacina, levará pelo menos duas semanas para produzir os anticorpos e os emprestar a mim para que eu tenha defesas contra essa infecção. Ela é comum em crianças pequenas e, se não estivermos protegidos, pode causar diversas complicações.

A minha imunidade também dependerá da minha microbiota, da qual já falamos na semana passada. O fato de eu passar primeiro pelo canal do parto e depois me alimentar com leite materno permitirá que a minha microbiota se alie ao meu exército na luta contra os agentes externos. Quando eu passar pela vagina da minha mãe, também terei contato com bactérias boas, denominadas lactobacilos, e elas me ajudarão a iniciar a colonização do intestino. Isso aperfeiçoará suas defesas e pode evitar que eu tenha tantas cólicas, que dificultarão o sono dos meus pais. Também me fará aceitar melhor a introdução de novos alimentos, como peixe ou glúten. A amamentação contribui igualmente para que meu intestino receba as bactérias que estão na pele e no corpo da minha mãe, o que ajudará meu exército a funcionar no ambiente em que vou viver, que é o mesmo em que minha mãe vive e que ela também me empresta.

MICROBIOTA, PARTO NATURAL, AMAMENTAÇÃO E ANTIBIÓTICOS

Algumas pesquisas sugerem que as crianças nascidas por cesariana podem ter mais facilidade para desenvolver certas alergias digestivas. Acredita-se que o motivo seja a falta de exposição à flora vaginal da mãe no momento do parto. As bactérias vaginais cumprem uma função básica: atuar como barreira contra infecções. Os lactobacilos são as espécies mais abundantes da flora vaginal e se assemelham bastante aos lactobacilos digestivos. As bactérias vaginais da mãe atuam como um primeiro inóculo bacteriano que o bebê recebe ao passar pelo canal do parto, que é muito importante para que o sistema imunológico se desenvolva adequadamente. De qualquer forma, vale lembrar que são apenas diferenças estatísticas e que a maioria das crianças nascidas por cesariana não apresenta nenhum tipo de problema, enquanto as nascidas por parto normal também apresentam risco de intolerância digestiva.

Em relação ao aleitamento materno, outro benefício é que ele ajuda a estabelecer uma flora microbiana que certamente prepara melhor o intestino do bebê para receber alimentos sólidos quando chegar o momento.

Os antibióticos também têm efeitos evidentes na flora intestinal, e os bebês prematuros que receberam antibióticos antes do nascimento (por meio da mãe), ou logo depois, podem ter alterações em sua flora em comparação a outros bebês.

De qualquer forma, vale lembrar que a cesariana ou os antibióticos salvam muitas vidas, e, repito, a grande maioria dessas crianças é completamente normal. Portanto, o mais importante é que a mãe mantenha uma dieta saudável e ingira suplementos, se necessário, para garantir ao bebê uma flora intestinal normal. Como já mencionamos várias vezes, quase sempre é possível neutralizar qualquer efeito desfavorável que tenha ocorrido na vida perinatal durante os primeiros anos de vida.

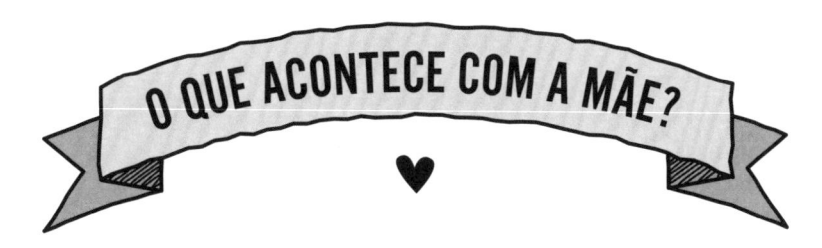

O QUE ACONTECE COM A MÃE?

Paralelamente à sensação de peso em toda a barriga, agora a mãe começa a sentir algo bem encaixado no seu assoalho pélvico: a cabeça do bebê já está posicionada ali, o que pode causar pressão no púbis. A pressão da cabeça e, com ela, de todo o peso do bebê sobre a pelve da mãe é substancial. A partir de agora ela poderá sentir pontadas na vagina e no períneo e certo desconforto ao urinar. Em algumas posições, ela talvez perceba que aquelas pequenas contrações preparatórias aumentam cada dia mais.

Em geral, as atividades que a gestante pode realizar são cada vez mais restritas. Ela terá dificuldade de sentar-se com as pernas cruzadas, não conseguirá ajoelhar-se e será mais difícil se abaixar para pegar algo que caia no chão.

Embora não possa levantar pesos ou fazer trabalhos extenuantes, se ela se sentir bem, ainda pode trabalhar, dirigir ou realizar exercícios leves como caminhar, nadar ou praticar ioga até o final da gravidez.

A mãe deverá ter cuidado com a tontura ao deitar-se de costas, e é aconselhável não fazer isso porque o útero pesa tanto que comprime os vasos que passam atrás das costas, e a veia cava, que retorna o sangue da parte inferior do corpo para o coração, pode ser comprimida pelo peso, diminuir o suprimento de sangue ao coração e causar tontura e aumento da frequência cardíaca. Neste momento da gestação, é melhor ela deitar-se sobre o lado esquerdo, que é a posição mais indicada se estiver com tontura.

Desde o início da gravidez, deve ter sido realizado um controle da pressão e do nível de proteínas na urina.

QUANDO UM FETO ESTÁ "ENCAIXADO"?

Nas últimas semanas de gravidez, a mãe sente a grande pressão da cabeça do bebê sobre o púbis, e a sensação é de que ela está fixa, que não se mexe nunca. Na terminologia popular, costuma-se dizer que o bebê "já está encaixado". Mas na realidade, do ponto de vista médico, não é bem assim. Mesmo que a cabeça do feto esteja bem apoiada sobre a pelve e pareça impossível para a mãe, a cabeça ainda poderia se mover se fosse empurrada para cima em um exame de toque vaginal. Portanto, para os médicos e as obstetrizes, o encaixe ainda não ocorreu; segundo eles, a cabeça está "livre". No entanto, quando as contrações começarem, a cabeça do feto entrará fisicamente na pelve da mãe, como uma gaveta que desliza em seu trilho. A partir desse momento, a cabeça do feto não poderá mais se levantar, e isso é percebido pelos médicos e obstetrizes ao fazerem um exame de toque vaginal; nesse momento, o feto está "encaixado". Portanto, ele só se encaixa no início do parto, quando não tem mais volta e já está passando pelo conduto final de saída.

HIPERTENSÃO GESTACIONAL E PRÉ-ECLÂMPSIA

Monitorar a pressão arterial é a melhor maneira de detectar uma das complicações mais comuns da gravidez: a pré-eclâmpsia. Quando a pressão arterial da mãe está muito alta, a causa pode ser hipertensão gestacional (veja a página 357) ou uma pré-eclâmpsia.

Quatro em cada cinco casos revelam hipertensão gestacional, que nem sempre é um grande problema. É um aumento da pressão gerado pelo organismo e que não oferece risco, desde que seja monitorado.

Um em cada cinco casos apresenta uma pré-eclâmpsia. A diferença entre ela e a hipertensão gestacional é que na pré-eclâmpsia existem proteínas na urina, ou seja, é um problema maior. Ela acontece porque a relação entre a placenta e o organismo materno não é perfeita, e isso produz uma reação anormal no organismo da mãe, principalmente nos sistemas que regulam o controle dos vasos sanguíneos e a coagulação materna. Embora possa parecer hipertensão, a pré-eclâmpsia afeta todo o organismo e, em casos graves, pode causar danos aos rins, ao fígado e até ao cérebro da mãe.

Na grande maioria dos casos, a pré-eclâmpsia é detectada precocemente, evitando complicações graves. Porém, isso força a finalização da gravidez. Hoje, a pré-eclâmpsia quase sempre termina bem, mas em algumas regiões do mundo ainda causa problemas sérios à mãe e ao feto.

As pré-eclâmpsias mais graves e, felizmente, menos frequentes aparecem no segundo trimestre e são consequência de a placenta não ter se implantado bem na mãe. Por esse motivo, geralmente vêm acompanhadas de retardo do crescimento fetal. Mas a maioria das pré-eclâmpsias é tardia, ou seja, aparece no final da gravidez. Elas ocorrem porque, por algum motivo, a comunicação entre a placenta e o organismo materno deixa de funcionar bem.

Seja precoce ou tardia, a pré-eclâmpsia é um descarrilhamento daquela aceleração que o organismo da mãe produz, aquela embriaguez fisiológica necessária para que a gravidez funcione. Tudo se desvia e, como numa festa em que a diversão termina em briga, o corpo já não faz o esperado, mas às vezes até o contrário. As artérias não são mais capazes de diminuir a pressão, que agora aumenta cada vez mais e, em um determinado momento, podem danificar alguns órgãos.

Felizmente, esse processo não acontece de repente, mas tem uma trajetória, e a maioria dos casos de pré-eclâmpsia é diagnosticada a tempo e termina bem para todos. Além disso, hoje existem recursos para detectar se a mãe tem maior risco de desenvolver pré-eclâmpsia já a partir da semana 12. Nesses casos, o tratamento com baixas doses de aspirina reduz muito o risco. Os médicos também estão cada vez mais eficazes ao detectar as grávidas que terão complicações mais graves assim que desenvolvam sintomas, evitando assim os perigos decorrentes da doença.

EXAMES

- **Estreptococo do grupo B e o preço da segurança**

Antes de esse exame passar a ser feito de forma sistemática, até 1% dos partos apresentava esta complicação: os recém-nascidos podiam desenvolver sepse, uma infecção muito séria, às vezes fatal, causada por esse microrganismo. A detecção de mães portadoras e seu tratamento durante o parto reduz muito as infecções em recém-nascidos, e as que ocorrem são menos graves. Portanto, essa é uma informação muito importante, que precisa ser observada.

AS VACINAS E SEUS "EFEITOS SECUNDÁRIOS"

De vez em quando, as vacinas também podem ter algum efeito indesejável. No entanto, elas são um dos avanços mais importantes da história da humanidade. Pela lógica, dificilmente se pode negar o benefício de eliminarem quase totalmente infecções que até poucas décadas atrás matavam ou incapacitavam milhares de crianças todo ano (isso ainda acontece nas regiões que não têm acesso a vacinas). Isso não significa que não se deva analisar bem qualquer medida sanitária. Ou que devam se incorporar algumas medidas que, com o tempo, se mostrem inadequadas. No entanto, a medicina é a luta contra a natureza. A natureza é muito sábia com a espécie, mas pode ser bastante cruel com o indivíduo. E todos nós queremos segurança. Frequentemente, a realidade nos mostra que a busca por mais segurança sempre tem um preço. Se formos bem-sucedidos, esse preço será muito menor do que o mal que evitamos, pois teremos trocado um risco enorme por outro muito pequeno. Mas nada é perfeito, como a própria vida, e precisamos escolher.

SEMANA 36

JÁ TENHO POUCO ESPAÇO AQUI

Esta é a última semana considerada de prematuridade. Se eu nascer a partir da semana 37 já não serei um bebê prematuro, embora o ideal é que eu nasça entre as semanas 38 e 40.

Agora eu meço cerca de 47,5 centímetros e peso quase 2.600 gramas. Continuo engordando muito, entre 250 e 300 gramas por semana. Eu me sinto bem apertado dentro da minha mãe e me movo pouco porque estou começando a me posicionar na direção por onde sairei. As minhas costas já se colocaram para um lado e, a partir de agora, não vou mudar muito de posição. Meus movimentos serão cada vez menos amplos, tenho pouco espaço e, além disso, meu cérebro amadureceu muito. Mas eu me movo todos os dias, e minha mãe percebe isso perfeitamente. Em um ano ou dois, aprenderei a andar, o que é algo dificílimo. Até agora tenho vivido confortavelmente em uma piscina, sem ter que fazer nenhum esforço porque é impossível cair. Mas me restam apenas algumas semanas e, aí fora, terei de enfrentar a gravidade. Se alguém me soltar, eu cairei. Não poderei mais dar cambalhotas no líquido como fazia antes. E, quando começar a andar, cairei muitas vezes. É assim que vou aprender quase tudo, enchendo minha atividade cerebral de conteúdos significativos, com o auxílio de muitas repetições.

DESCIDA DOS TESTÍCULOS

No caso de eu ser menino, nesta semana meus testículos terão começado a descer, mas nem sempre acontece assim. Em alguns casos eles ainda ficarão dentro por um tempo e, em outras ocasiões, embora extremas, será necessário ajudá-los a descer porque, se ficarem no abdome, serão estéreis, já que os espermatozoides não poderão se desenvolver bem. Os testículos precisam ficar em temperatura um pouco mais baixa do que a do corpo porque, por uma razão biológica, os espermatozoides necessitam disso para se formar.

Como curiosidade, nós, os fetos do sexo masculino, temos ereções desde muito cedo na gravidez, exatamente como quando recém-nascidos. Elas não são frequentes e obviamente não têm um motivo definido, mas às vezes podem estar relacionadas com a bexiga cheia.

MEU CÉREBRO

Já existem muitas conexões entre os neurônios do meu cérebro, as conexões sinápticas. Mas isso por enquanto não me adianta muito para fazê-lo funcionar, porque no futuro, quando realmente entrar em funcionamento, ele precisará desconectar muitas dessas conexões para cumprir bem sua função. Agora, o cérebro tem bilhões e bilhões de neurônios, e estão ocorrendo muito mais conexões do que as de que vou precisar para pensar e raciocinar. Essa superconexão, longe de ser o mecanismo que vai permitir um funcionamento complexo do cérebro, é justamente o oposto. Neste momento, o cérebro funciona de uma forma bastante caótica.

Por enquanto, pode-se dizer que meu cérebro é comparável a um gigantesco conjunto de computadores diferentes, todos conectados uns aos outros. Como se muitas pessoas estivessem falando umas com as outras ao mesmo tempo. É uma situação em que não se entende nada, totalmente ineficiente: existe conexão, mas não há comunicação. Logo mais, com a aproximação do meu nascimento e nos próximos dois anos, o cérebro terá uma perda significativa de parte de todas essas conexões e de muitos neurônios. Ele fará uma poda, da qual restarão ativadas apenas as conexões úteis. Ou seja, quando chegar um estímulo, o sinal recebido passará por três, quatro ou mais áreas do cérebro, mas seguindo uma ordem. Para funcionar bem, a comunicação organizada é necessária, sem interferências nem interrupções.

É claro que já existem muitos sistemas que funcionam dentro de mim, mas eles ainda são muito primitivos em comparação aos que terei no futuro, que me permitirão raciocinar e salvar memórias complexas.

MINHA MEMÓRIA E O HIPOCAMPO

A memória ainda é automatizada, espelhada, muito básica e condicionada. Posso reconhecer algumas sequências de sons e associá-las ao prazer ou à dor, mas num grau ainda inconsciente, como ocorreria no cérebro de um animal muito primitivo. A memória consciente, a que me definirá como ser humano no futuro, é fabricada em uma área do cérebro chamada hipocampo. Está bem no centro do meu cérebro porque é uma das mais delicadas e, embora eu não a use no momento, seu desenvolvimento é muito importante durante a minha vida aqui. Quando meus sentidos começarem a funcionar e o cérebro passar a reconhecer o que enxerga, ouve ou sente em um plano consciente, todos os fragmentos de pequenas memórias se reunirão lá. Todas as coisas registradas em cada área do cérebro serão associadas umas às outras, e o hipocampo reconstruirá todos esses dados de forma organizada para criar a memória, a recordação. Como se estivesse construindo um quebra-cabeça, o hipocampo reúne as memórias visuais, auditivas e olfativas e com todas elas compõe uma recordação, uma lembrança. Todos esses fragmentos de memória são registrados em diferentes áreas do cérebro, como arquivos em um computador gigante. Além disso, frequentemente associarei uma emoção, boa ou má. Ou seja, minhas memórias serão reconstruções de muitas sensações que terei separadamente, e só será uma memória quando suas partes forem reunidas em uma unidade. Então, fará sentido e eu estarei consciente dela. Mas, por enquanto, ainda falta bastante, e primeiro os circuitos da percepção consciente devem ser aperfeiçoados nos meses iniciais. A memória virá muito mais tarde.

POR QUE NÃO ME LEMBRAREI DOS MEUS PRIMEIROS ANOS DE VIDA?

Meus pais nunca esquecerão aqueles momentos únicos dos meus primeiros meses e anos. Porém, eu não me lembrarei de nada, o que é uma pena.

Em geral, aceita-se na comunidade científica que não há memórias até os dois ou três anos de idade. Até então, irei desenvolver uma memória automatizada. A memória episódica, a que lembra um episódio vivido, requer um grau de processamento muito superior, que é realizado no hipocampo. Antes, há um longo caminho a percorrer. Por exemplo, o córtex, a área superior do cérebro, ainda precisa aprender o que meu olho vê e o que os meus sentidos sentem. Como já mencionamos, quando eu nascer verei sombras, não saberei o que é um objeto, e ouvirei sons, mas terei que aprender a associar que os sons têm formas. Meu córtex aprenderá aos poucos: quando meu corpo colidir com os objetos ou os tocar, meu tato se unirá à imagem visual que meus olhos terão captado.

Primeiro, meu cérebro deve desenvolver o conhecimento semântico, saber o significado das coisas e, no final, acabará realizando um verdadeiro processo de interpretação cada vez que eu utilizar meus sentidos. E isso requer a conexão de muitas das áreas cerebrais, que nem sequer têm a ver diretamente com os sentidos, mas que, ao final, no funcionamento do meu cérebro, serão tão ou mais importantes do que o que chegar pelos meus olhos ou ouvidos.

A memória é algo ainda mais complexo, que requer reconstruir dados soltos para formar uma lembrança que seja coerente. Aparentemente, a não existência de memórias tão precoces se deve a uma razão evolutiva – certamente não é fundamental para a sobrevivência – e é o resultado de uma combinação de fatores. Por um lado, o rápido crescimento do meu cérebro concentra-se em outras áreas e o hipocampo não funciona como o fará mais para a frente. Por outro lado, os processos complexos que o meu cérebro requer para construir as percepções necessitam de muitos meses e um desenvolvimento mais elaborado da linguagem, e tudo isso faz com que, depois do meu nascimento, não existam lembranças dos primeiros anos de minha vida.

MEUS ESTADOS COMPORTAMENTAIS

No momento, o que eu já desenvolvi de forma bem organizada são meus estados comportamentais. Tenho fases de sono e atividade, sim, mas posso ter um sono calmo ou mais turbulento, e posso estar acordado e calmo, ou acordado e muito agitado. Essas quatro fases já se parecem muito com as que terei quando for um bebê. Bem, como bebê terei mais uma, que é a fase de choros. Essa não tenho aqui dentro. Graças à ultrassonografia, os cientistas conseguem observar como me movo dentro do útero. Eles sabem que desde o terceiro trimestre venho definindo meus estados comportamentais cada vez melhor. No início se misturavam e era mais difícil distingui-los. Mas agora o cérebro está um pouco mais maduro e se parece com o que terei assim que nascer. Precisamente agora, a partir da semana 36, esses estados comportamentais podem ser muito bem distinguidos, desde que sejam vistos em uma ultrassonografia, é claro, porque, embora minha mãe possa notar sensações diferentes em sua barriga, não conseguirá diferenciá-los.

EU DURMO 80% DO TEMPO

O primeiro estado é o do sono tranquilo, e passo quase um terço do meu tempo nele. Quando estou nesse sono, é difícil sair dele, mesmo que minha mãe se mova ou alguém me toque por fora. No segundo estado, também durmo, mas de vez em quando faço movimentos rápidos com os olhos, como os da fase REM do sono, e me mexo muito mais, geralmente de forma lenta. Acima de tudo, eu me alongo. Fico ainda mais no segundo estado, quase metade do tempo. É como um sono um pouco mais agitado que o anterior. Ou seja, embora minha mãe perceba que estou me mexendo, pode ser que eu esteja dormindo.

No terceiro estado, estou acordado, mas muito quieto, quase não me mexo e também não movo os olhos. Fico assim apenas 5% do tempo. E no quarto estado estou acordado, mas me movo muito mais, movimento olhos, cabeça e membros. Eu fico assim de 10% a 15% do tempo, ou seja, fico 20% "acordado" e quase 80% dormindo.

Minha mãe pode achar difícil saber se estou acordado ou dormindo, mas em geral, se eu me mover muito lentamente, me alongando ou contorcendo, provavelmente estarei em sono ativo. Se o movimento for mais brusco, como esticar uma perna ou lhe dar um chute, embora já não dê muitos, o mais provável é que eu esteja acordado e ativo.

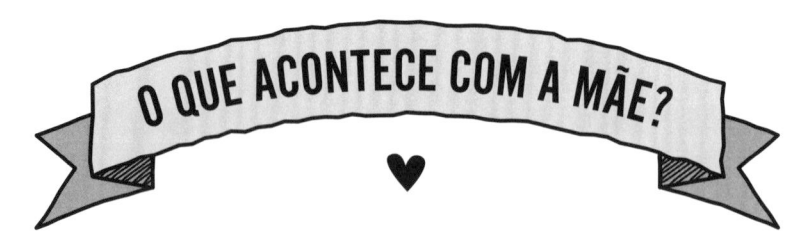

O QUE ACONTECE COM A MÃE?

É possível que a mãe já tenha engordado de 9 a 11 quilos em relação ao peso que tinha ao engravidar. Esse aumento se deve ao peso do bebê, à placenta (cerca de 550 gramas), ao líquido amniótico (entre 500 gramas e um quilo) e ao útero, o que soma praticamente 2 ou 2,5 quilos. O restante do peso é líquido retido nas pernas, principalmente, e gordura.

Nesta semana a mãe certamente já terá começado a planejar a chegada do bebê. As tarefas que deverá realizar incluem reunir as coisas de que precisa para o hospital e terminar de preparar o espaço para o bebê dormir quando chegar em casa.

É provável que o bebê seja o principal tópico de conversa dos pais, principalmente os novatos, já que sua chegada dá uma configuração diferente à família.

É normal que o casal sinta insegurança em relação a como tudo isso afetará sua vida pessoal ou profissional, mas insistimos que essas dúvidas surgem, principalmente, quando se trata do primeiro filho.

EXAMES

Nesta semana, realiza-se a ultrassonografia do terceiro trimestre. Deve-se levar em conta que ela pode ser feita a qualquer momento após a semana 34, mas em geral os médicos preferem esperar até chegar mais perto da semana 36.

Nessa ultrassonografia se observa se o crescimento do bebê está correto, se a quantidade de líquido amniótico que o envolve é a necessária e se a placenta não está obstruindo o caminho que ele deverá percorrer a fim de sair para o mundo.

QUAL É O MELHOR MOMENTO PARA ESSA ULTRASSONOGRAFIA?

A ultrassonografia do terceiro trimestre não é regra geral em todos os países. No norte da Europa, por exemplo, é muito raro que se faça esse exame no último estágio da gravidez, enquanto em outros países, incluindo a Espanha, é comum. Essas diferenças se devem ao fato de que estudos realizados há vinte anos não mostravam que a ultrassonografia do terceiro trimestre melhorava os resultados perinatais e, por isso, alguns sistemas de saúde decidiram eliminá-la dos exames de rotina. Curiosamente, esse conceito está agora em revisão, em razão da demonstrada importância da restrição do crescimento e da sua detecção (que não é feita exclusivamente pela ultrassonografia, mas para a qual ela contribui em grande parte). O que está comprovado é que, quanto mais tarde a ultrassonografia for realizada, mais casos de restrição de crescimento serão detectados. Assim, embora a ultrassonografia do terceiro trimestre fosse tradicionalmente feita entre as semanas 32 e 34, cada vez mais sistemas estão atrasando sua data para a semana 36 ou mesmo 37.

A PLACENTA FUNCIONANDO 100%

Agora o bebê precisa de mais alimento e a placenta deve funcionar bem. Se tudo estiver normal, ela é projetada para funcionar corretamente até a semana 43 ou mais, ou seja, mais do que o tempo que dura uma gestação. Mas as coisas nem sempre serão perfeitas. Pode acontecer que, com o avanço da gravidez, a placenta comece a desacelerar sua função mais cedo do que o normal; assim, a ultrassonografia do terceiro trimestre é muito importante para descartar um problema de retardo do crescimento do feto, que poderia significar uma placenta não tão preparada para o parto como deveria. Se houver um problema, é importante que seja detectado. A placenta deve estar funcionando 100% para fornecer alimento, energia e oxigênio ao bebê e para que ele possa enfrentar bem o parto.

A PLACENTA PRÉVIA

A placenta posiciona-se normalmente de forma a não obstruir a saída do bebê, mas esse nem sempre é o caso. Em cerca de uma em cada duzentas gestações, a placenta está na parte inferior do útero e cobre sua saída, ou seja, o colo do útero. Isso é clinicamente conhecido como "placenta prévia" e pode obstruir parcial ou totalmente a abertura do canal do parto, o que pode levar a dois problemas. Por um lado, é mais comum que essas mulheres apresentem sangramento, principalmente no início das contrações, embora às vezes ele possa ocorrer durante a gestação. A placenta prévia pode causar sangramentos intensos que assustam muito a gestante e seu parceiro, embora na maioria dos casos diminuam com o repouso e uma curta internação. O segundo problema é que, se a obstrução for completa, não há escolha a não ser fazer uma cesariana eletiva. Na grande maioria dos casos, a placenta prévia não representará um grande problema, permitindo um parto a termo com resultados muito bons.

SEMANA 37

JÁ ESTOU PRONTO

Neste momento eu meço cerca de 47-48 centímetros e peso aproximadamente 2.800 gramas. Até a minha saída, continuarei ganhando peso aos poucos, entre 150 e 200 gramas a cada semana, e crescerei bastante ainda por alguns dias.

Esta semana é muito importante para mim, pois agora sou um feto a termo. Cheguei ao térreo deste edifício que venho descendo há várias semanas e, finalmente, estou preparado para sair. Em geral, os médicos esperam que eu nasça entre as semanas 38 e 40, mas a partir de agora não sou mais prematuro.

Assim, a maioria dos meus sistemas já está pronta para funcionar por conta própria. O sistema respiratório está cheio de surfactante e meus alvéolos estão preparados. O sistema digestório também está pronto para realizar suas funções desde o primeiro instante em que eu estiver fora da minha mãe. O sistema cardiovascular está igualmente bem maduro, permitindo que, quando me mudem de posição, a pressão e a frequência cardíaca se adaptem muito bem. Estarei um pouco frágil em termos de temperatura, mas isso não influi tanto se eu nascer em uma semana ou na outra. Claro, passei todos esses meses flutuando nesta piscina de temperatura tão agradável e estável e, quando sair dela – ao nascer –, terei que me acostumar a outras sensações, ao ar, ao frio e a outras temperaturas de água quando me derem banho... Um novo mundo me espera aí fora, ao qual devo me acostumar. Tenho tudo de que preciso para sobreviver nele, mas precisarei ir me habituando com a nova temperatura, principalmente nos primeiros dias, embora tenha muito mais gordura agora do que semanas atrás.

AGORA JÁ ESTOU PRONTO

Diz-se que com 37 semanas a gravidez chegou ao fim porque a probabilidade de que eu precise de qualquer tipo de ajuda caso nasça agora é muito baixa. Mas, como tudo em medicina, nada é cem por cento preciso – do mesmo modo que se determina o início ou o término da adolescência, ou o início da vida adulta, mas tudo varia de uma pessoa para outra. Pelo mesmo motivo, ficou estabelecido que 37 semanas são o limite para se considerar que não sou mais prematuro, e a partir daí, caso o parto se inicie, ele será considerado um parto a termo. Embora a maioria das mulheres entrem em trabalho de parto entre as semanas 38 e 40, pelo menos 10% dos partos ocorrerão na semana 37.

MEUS PULMÕES: DE ZERO A CEM EM POUCOS SEGUNDOS

Meus pulmões estão em repouso, ao contrário de muitos outros órgãos do meu corpo, e ainda não fizeram nada do que se supõe ser a sua função: respirar. Nada, nem um treino mínimo. No entanto, eles precisarão funcionar de repente, de uma vez, sem preâmbulos e sem possibilidade de falha. E não poderão mais parar de trabalhar. Assim como meu coração, minha vida dependerá dos pulmões o tempo todo. E, neste momento, eles estão cheios de água até o topo. Mas, como já descobrimos a esta altura da minha curta vida, a natureza tem tudo planejado. Na hora em que eu nascer, assim que sair da minha mãe, eles se abrirão. Praticamente do nada, tudo mudará. Os atalhos do meu coração que desviam sangue se fecharão e os pulmões receberão dez vezes mais sangue. Além disso, com um ou dois movimentos sutis, que dificilmente serão percebidos pelo lado de fora, eles expulsarão toda a água que está dentro de seus alvéolos. Em segundos, o ar invadirá todos aqueles circuitos e saquinhos que ficaram cheios de líquido por meses. Os alvéolos se encherão de oxigênio, e meus pulmões, de sangue, que transportará o oxigênio ao corpo todo. E assim começarei a respirar. Os bilhões de células que me constituem, que precisam de combustível para funcionar a cada segundo e que só podem prescindir de oxigênio por breves instantes, não terão notado nada. Em menos de um minuto terão mudado completamente de fornecedor de oxigênio: a linha da vida, a empresa que lhes dava energia, será nova e ninguém terá percebido; tudo continuará funcionando, consumindo oxigênio sem parar para que a fábrica quase infinita do meu organismo e o programa do meu crescimento continuem a segunda parte de sua missão, já fora do útero, até que eu me torne adulto.

AS RAMIFICAÇÕES DOS MEUS PULMÕES

O pulmão é como uma árvore em que o ar entra e tem a sua volta alguns tubos pelos quais o sangue passa coletando o oxigênio. Mas o ar deve entrar, e isso ainda não está acontecendo. No momento do nascimento, duas coisas importantíssimas ocorrerão: muito sangue entrará de uma vez só e toda a água que estiver em meus pulmões terá que sair em alguns segundos. Tudo está preparado para que isso aconteça. O sangue todo entrará nos pulmões, haverá uma descarga enorme de adrenalina – semelhante a duas tosses bem curtas – e toda a água sairá dos pulmões, que permanecerão ativados assim pelo resto da minha vida.

As contrações do parto são um mecanismo que, em parte, me ajudará nesse processo. Por um lado, podem comprimir discretamente meu tórax, e acredita-se que essa compressão ajude a expulsar um pouco do líquido dos pulmões. Por outro lado, ocorre uma secreção de adrenalina no momento do parto, que é fundamental para que se produzam as alterações circulatórias que, em segundos, inundarão meus pulmões de sangue e expulsarão o ar dos alvéolos. Se eu nascesse por cesariana sem que minha mãe tivesse tido contrações anteriores, não haveria esses mecanismos de suporte, e acredita-se que por isso os recém-nascidos por cesariana eletiva têm um discreto aumento do risco de dificuldade respiratória. Esse risco desaparece se a cesariana for realizada a partir da semana 39, por isso as cesarianas eletivas só são feitas antes desse período quando houver uma estrita indicação médica que as justifique.

MEU CÉREBRO, À ESPERA DE ESTÍMULOS

O cérebro também está pronto e preparado para o nascimento, mas ele precisará interagir com meus sentidos e meu corpo para funcionar corretamente. O cérebro é a parte mais central de um sistema nervoso que circula por todo o corpo. Não há separação entre os nervos que percorrem o corpo e o cérebro. Tudo é formado por neurônios interconectados. Se o cérebro fosse isolado, o que faria?; o que moveria?; que ordens ou impulsos receberia?; para onde a área da fala conduziria as palavras? O meu cérebro interage com tudo, com os intestinos, com o coração... Por isso, agora, antes de eu nascer, meu cérebro tem pouquíssimas funções, em comparação com as que terá depois que eu estiver fora. Assim que eu sair, isso vai mudar aos poucos. Durante os primeiros meses, os olhos começarão a enxergar, os ouvidos a escutar, depois combinarei o tato com a visão, a audição, o olfato e assim por diante. Eu comecei a experimentar aqui dentro algumas percepções muito básicas, e todo esse treinamento fará parte da minha memória mais primitiva. Com certeza será importante para eu me acalmar ao ouvir a voz da minha mãe. Quando nascer, levarei alguns dias para enxergar e, quando o fizer, ainda demorarei um pouco para reconhecer formas. Meu cérebro terá que ir configurando as imagens. Temperatura, sensações e tato se juntarão em uma mesma ideia. No começo, ao ter a primeira conexão com o mundo, não entenderei nada, a vida será como um desenho sem formas, mas aos poucos começarei a compreender as coisas. O cérebro deve passar a receber informações sobre o espaço, a luz, os sons... Até então, esse grande computador composto de outros computadores menores não começará a funcionar.

A partir do momento em que eu estiver no mundo exterior, após o parto, iniciarei uma nova etapa, que durará cerca de dois anos, e terei que compreender que os sons têm significado e que o espaço existe, pois esbarrarei nas coisas. Mas, apesar de ainda não ter usado o cérebro, todos esses meses de construção foram fundamentais. Os hormônios que recebi, o ambiente em que me desenvolvi, tudo isso influiu na maneira como foram projetados os milhões de cabos que agora começarão a interagir com o mundo; influiu também nas minhas capacidades e no meu caráter, na maneira como reagirei ao estresse e aos problemas. Quanto melhor for o ambiente intrauterino, melhor será minha vida posterior.

Tudo o que foi preparado em mim durante a gestação ocorreu para que eu possa me adaptar à vida no mundo exterior. É claro que precisarei treinar todos os meus sentidos. Mas muitas de minhas reações também serão "de série". Elas são determinadas por milhões de anos de evolução do cérebro, não apenas do nosso, como humanos, mas de todos os animais que nos precederam na evolução. Se eu contar apenas a partir dos primeiros hominídeos, meu cérebro carrega um modelo de um milhão e meio de anos. Felizmente, nascerei em um mundo bastante seguro. Mas carregarei um cérebro que foi projetado para sobreviver em um mundo mais inseguro, porque sua configuração começou muito antes. Terei que aprender a administrar muitas emoções, e espero que meus pais me ensinem bem.

Certamente guardarei por toda a vida uma memória primitiva do enorme bem-estar de ficar em silêncio nesta água quentinha. O líquido amniótico é bem denso, como a água do mar; nele tenho flutuado muito confortavelmente e sentido meu coração e minha própria respiração. No futuro, sempre que eu passar por uma situação semelhante de novo, será como um reencontro com esse início de pessoa que fui, e poderei voltar a me sentir bem assim outra vez.

A IMPORTÂNCIA DA EXPERIÊNCIA PARA O DESENVOLVIMENTO DOS MEUS SENTIDOS

O uso dos meus sentidos deve ser integrado a muitas outras funções do cérebro. Experimentos científicos mostram que, se um animal recém-nascido for criado dentro de uma cesta, mesmo que tenha luz e desenvolva a capacidade de captar sinais, ao sair da cesta pela primeira vez colidirá com tudo e não enxergará nada. Para ele, o espaço não existe. O experimento confirma que nosso cérebro só pode obter essas informações por meio da experiência.

Nada é intuitivo. Sem experiência anterior, não há nada. O tato, a visão, o olfato e o paladar precisam interagir com a realidade para arquivar conteúdos na memória e conectá-los às percepções dos sentidos, até construir alguns processos muito complexos que nos permitam interagir com o mundo.

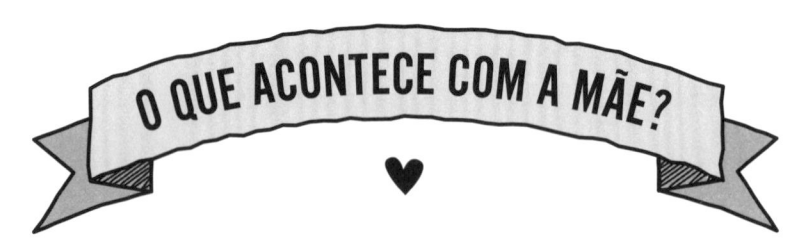

O QUE ACONTECE COM A MÃE?

A gestante ficará muito alerta, já que falta bem pouco para o parto. Os desconfortos físicos são significativos, mas também parecem maiores porque ela sente que está chegando ao final da gravidez, e há momentos em que a ansiedade aumenta. Ela já sente algumas contrações quase toda noite, ao se alongar na cama, mas ainda são curtas e não doem. Além disso, passam em poucos minutos.

TRABALHO DE PARTO

O momento do início do parto é um dos grandes mistérios para os médicos e os cientistas, e não há praticamente nada que ajude os médicos e as obstetrizes a saber que o parto vai começar. Só podem ter certeza quando já começou. Para que o trabalho de parto se inicie, muitas coisas precisam acontecer ao mesmo tempo, e as mulheres não podem fazer nada para provocá-lo, só chegará quando for o momento.

Mais importante do que a dilatação, do que as contrações preliminares, é o sinal inicial do trabalho de parto. Assim que essa ordem for ativada, será posto em marcha um conjunto de coisas que, todas de uma só vez, farão com que o bebê possa sair, mas ainda não se sabe ao certo de onde vem a ordem para que se inicie.

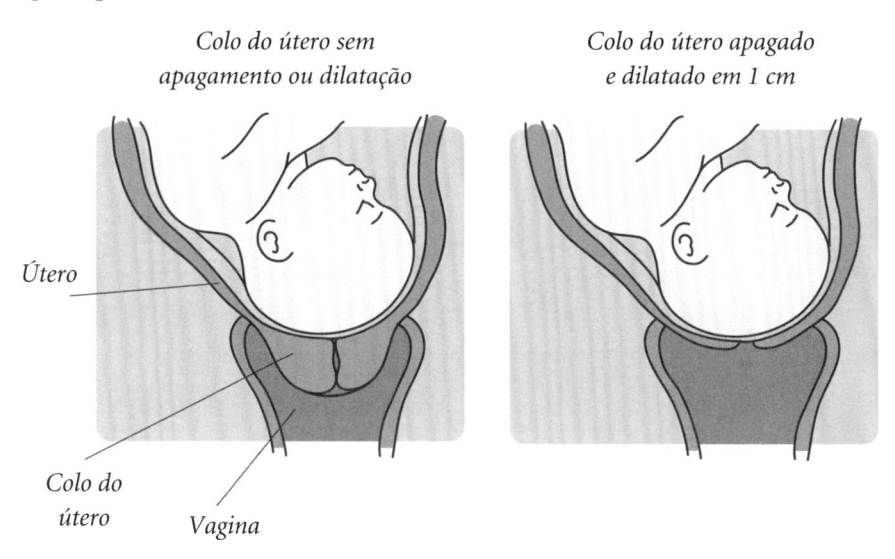

Colo do útero sem apagamento ou dilatação

Colo do útero apagado e dilatado em 1 cm

Útero

Colo do útero

Vagina

ILUSTRAÇÃO 12. O COLO DO ÚTERO

Também é chamado de cérvix em termos médicos. É o orifício que comunica o útero com o exterior, por onde sai o sangramento menstrual todos os meses. Na gravidez, constitui a porta de saída do útero, por onde o feto deve passar para nascer. Em condições normais, o colo do útero forma um túnel de cerca de 4 centímetros de comprimento e é de consistência cartilaginosa, como o nariz ou a orelha. Embora haja fortes contrações, se o colo do útero não mudar sua consistência, a cabeça do bebê não poderá sair. Um fenômeno único ocorre durante o parto: o corpo da mãe produzirá algumas substâncias que mudarão a dureza do colo do útero de maneira bem rápida. Em poucas horas, ele deixará de ser semelhante ao nariz ou à orelha e ficará amolecido como uma borracha muito elástica.

Dessa maneira, quando as contrações do útero empurrarem a cabeça do bebê para baixo, o túnel que forma o colo do útero vai desaparecendo progressivamente, o que os médicos chamam de "apagamento" do colo. Uma vez apagado, ele começará a se dilatar, até 10 centímetros, permitindo a passagem da cabeça e do corpo do bebê. Para se ter uma ideia da magnitude da mudança pela qual passa o colo do útero, é como se fizéssemos uma maçã passar pelo orifício da orelha. Apesar de ser uma mudança radical, em poucas horas, depois que o bebê nasce, inicia-se uma rápida recuperação.

Após um mês, sua forma e consistência serão quase as mesmas de antes do parto.

Por um lado, sabe-se que é uma combinação de muitas coisas que acontecem no útero e, por outro, que a ordem de saída é dada diretamente pelo bebê. Embora esse sinal seja difícil de entender, o que se sabe é que, poucos dias antes do parto, o cérebro do feto começará a enviar sinais para a placenta e o útero.

Todas essas circunstâncias combinadas fazem com que o processo se desencadeie.

O COLO DO ÚTERO

O colo do útero, também chamado de cérvix, é a porta de saída do útero. Essa porta, no primeiro parto de qualquer mãe, está completamente fechada e custará mais para ser aberta. Mas, se já for a segunda ou a terceira gravidez, geralmente a dilatação será mais fácil, e, portanto, o segundo parto e os subsequentes geralmente são mais curtos. Em qualquer caso, para que o colo se dilate, muitos fatores precisam ser combinados. Por um lado, o útero deve dar início ao processo e realmente começar a se contrair. Com isso, o bebê começará a empurrar para baixo. Por outro lado, o corpo da mãe produzirá muitas substâncias que amolecerão o colo do útero e contribuirão para a sua dilatação. Sem esses fenômenos naturais, a porta não se abrirá facilmente.

AS CONTRAÇÕES E QUANDO IR PARA O HOSPITAL

Uma das dúvidas mais comuns, principalmente entre as mães de primeira viagem, é quanto ao momento em que o parto se desencadeia. Para evitar ir para o hospital muito antes ou tarde demais, devem-se levar em conta as dicas e ferramentas para controlar o início do trabalho de parto que são transmitidas nas aulas de preparação. Mas, é claro, em caso de dúvida, a mãe deve ir ao hospital ou ligar para a obstetriz, se possível. Em geral, há três situações em que se deve ir ao hospital: quando se acreditar que há contrações de parto, quando a bolsa estourar ou se ocorrer sangramento vaginal. É importante saber que o sangramento vaginal, sobretudo se estiver misturado com muco, dificilmente é sinal de que há um problema.

COMO DISTINGUIR AS CONTRAÇÕES DE PARTO DAS PRELIMINARES?

As contrações de parto são as que são regulares e dolorosas, quando ocorrem a cada três a dez minutos por duas horas consecutivas. A dor passa a ser muito mais intensa do que a de uma cólica menstrual.

Um início de parto pode ser longo, sobretudo se for a primeira gestação. É possível passar dias com contrações irregulares, às vezes muito incômodas, até que comece o parto propriamente dito. Muitas vezes, algumas mulheres acreditam que estão tendo contrações de início de parto, mas quando chegam ao hospital são informadas de que o processo ainda não começou. Isso pode ser estressante, especialmente se os pais forem novatos.

Mas, se as contrações não forem regulares, nem de grande intensidade, e, claro, se não houver dilatação do colo do útero, é muito importante postergar a entrada no hospital, para não alongar muito o processo e trazer ainda mais angústia aos pais.

Se o trabalho de parto ainda não tiver começado, é melhor ter calma e esperar.

EXPULSÃO DO TAMPÃO MUCOSO

O tampão mucoso é, como o próprio nome sugere, um muco espesso marrom-avermelhado que pode sair todo de uma só vez ou pouco a pouco. Ele está localizado no canal endocervical, a porta de saída do bebê, e atua como uma barreira entre a vagina e o interior do útero para evitar que microrganismos subam por ele. Nos últimos dias de gravidez, o tampão pode sair em razão da modificação do colo uterino, tanto no comprimento quanto pela dilatação, mas também pode sair até uma semana antes do início do parto. Portanto, a expulsão do tampão mucoso não significa que o trabalho de parto seja iminente, mas indica que está próximo.

A BOLSA ESTOUROU!

A expressão popular "a bolsa estourou" nada mais é do que o rompimento do saco amniótico. Quando a mãe perceber certa quantidade de líquido amarelo, esverdeado ou muito escuro descendo pela vagina, sem que ela tenha feito nada, com certeza sua bolsa estará estourando. Quando o saco amniótico se rompe, aí sim é o momento de ir ao hospital, anotando a hora em que isso tiver ocorrido.

O saco amniótico é um revestimento feito de duas camadas ou membranas: córion e âmnio. Eles são como dois balões inflados, um dentro do outro. O córion é a membrana externa que envolve o âmnio – que contém o feto flutuando no líquido amniótico – e faz parte da placenta. O saco amniótico se forma entre o oitavo e o nono dia após a fecundação.

A ruptura da bolsa pode ocorrer com uma grande quantidade de líquido expelido (ruptura franca), ou com o líquido saindo gradativamente (ruptura alta) – há mulheres que o confundem com corrimento. Pode-se usar uma compressa para coletar o líquido e controlar sua cor e volume. Mas, em caso de dúvida, deve-se ir ao hospital para confirmar ou descartar o rompimento da bolsa.

Após a expulsão do tampão mucoso ou a ruptura do saco amniótico, pode ocorrer um leve sangramento, geralmente na forma de fios de sangue ou pequenas manchas. Se houver um sangramento maior, na maioria dos casos não terá importância, mas, por precaução, é melhor ir ao hospital imediatamente.

Entre 12 e 24 horas após o rompimento da bolsa, que pode ocorrer sem ter havido contrações, o médico verificará se o trabalho de parto se desencadeará sozinho ou se precisará ser induzido. Porque, no momento em que a bolsa amniótica se rompe, a área entre a vagina e a cavidade uterina fica desprotegida contra infecções. Por esse motivo, em alguns casos também é aconselhável iniciar uma cobertura antibiótica após 12 horas do rompimento da bolsa.

SEMANA 38

ESTICAR AS PERNAS

Neste momento eu meço cerca de 49 centímetros e já peso mais de 2.900 gramas. Estou bem flexionado e com muito pouca mobilidade há alguns dias. Mas eu aguento bem, também não conheço muitas outras opções, portanto não posso comparar. É verdade que, do enorme espaço que eu tinha, passei a ter pouquíssimo, mas tudo tem sido bastante progressivo. Além disso, fico muito tempo dormindo. No entanto, embora eu me mova tão pouco, todos os meus músculos estão preparados para o nascimento. Assim que eu sair, esticarei os braços e começarei a me movimentar. Para o meu tamanho pequeno, já tenho tônus muscular e força suficiente, embora no início eu vá sentir muito a mudança. No pescoço e nas costas terei pouca força; nas pernas terei força, mas só para esticá-las e encolhê-las. É claro que ainda não faço a menor ideia de como posicioná-las para ficar de pé. Para aprender isso, precisarei de pelo menos um ano.

Meu sistema hormonal também já está preparado para começar a funcionar de repente, para me ajudar, por exemplo, a manter o nível de açúcar no sangue. Até agora, tenho me alimentado continuamente, mas, depois que nascer, farei isso em determinados momentos, poucos ou muitos, mas não de maneira contínua como tem sido. Por isso, preciso que meus hormônios mantenham o nível de açúcar estável, que a insulina funcione perfeitamente. E com certeza o fará.

A lanugem que me envolvia praticamente já desapareceu, mas ainda tenho bastante daquela camada oleosa de vérnix caseoso. Vou nascer como se tivesse sido untado com manteiga. Meu cabelo ainda é escasso, mas já tenho um pouco na cabeça. Aos sete meses, as unhas das mãos já alcançaram a ponta dos dedos, e, há cerca de duas semanas, as dos pés também. Elas terão que ser cortadas logo após o nascimento, porque, do contrário, posso arranhar o rosto.

Não sei exatamente quando vou nascer. Cada mãe e seu bebê são diferentes. Mas a maioria nasce em torno das semanas 39 ou 40. É algo que faz parte da evolução natural. Com certeza, se fosse possível, a gestação duraria mais, para permitir que a maturação continuasse, principalmente a do cérebro, que ainda precisa de muitos meses para se completar. Mas, mesmo que lhe falte tanto, já é gigantesco em comparação com os de todos os outros animais. Nenhum primata tem a cabeça tão grande, e nós humanos temos estendido o tempo de gestação até o limite máximo para que a cabeça consiga sair pela pelve da mãe. Muitos dos nossos parentes do reino animal têm a cabeça bem menor em relação ao tamanho da sua mãe.

O INÍCIO DO PARTO: UM DIÁLOGO ENTRE VÁRIAS PARTES

Em cada animal, tudo acontece de maneira um pouco diferente, mas sempre é necessário que todos entrem em acordo, ou seja, minha mãe, a placenta e eu. A placenta começa a produzir menos progesterona a partir de determinado momento e, ao mesmo tempo, tanto ela quanto eu passamos a ativar os hormônios do cortisol. Por bastante tempo, a placenta me protegeu do cortisol da minha mãe, mas agora nos interessa ter muito. O cortisol me ajuda na preparação para o parto, ainda amadurece um pouco os pulmões e outros órgãos. E favorece a produção de outros hormônios, especialmente os estrogênios, que agora estão aumentando bem mais do que a progesterona.

Quando os estrogênios ficam acima da progesterona, o gigante começa a acordar. Ele estava dormindo havia meses, mas agora aos poucos está recebendo sinais que o fazem produzir prostaglandinas. São substâncias que agem em muitos lugares do corpo, principalmente quando há inflamação, mas no útero da minha mãe funcionam de outra maneira: elas fazem com que ele se ative pouco a pouco e comece a se preparar para se contrair cada vez mais e com mais força. Ao mesmo tempo, elas dão início ao amolecimento do colo do útero, aquela porta de saída, resistente até então, que tem estado selada durante toda a gravidez. Essa porta vai se amolecer e estar pronta para ceder, assim que houver pressão vinda de cima, para me deixar sair. A certa altura, todas essas mudanças são captadas de alguma forma pelo cérebro da minha mãe, que, aí então, começará a produzir ocitocina.

A OCITOCINA

A ocitocina é o hormônio definitivo para que o parto se inicie, de uma vez por todas. Ela será a mensageira que acabará de despertar completamente o útero, que então começará a fazer muita força. A placenta, minha mãe e eu, por meio de uma troca de hormônios e mensageiros biológicos, trabalharemos em equipe para que o parto se inicie e corra bem. Mas os cientistas ainda não sabem exatamente a ordem em que as coisas acontecem. O certo é que todos – a placenta, minha mãe e eu – precisamos colaborar e estar preparados para que o ato final da gestação se desencadeie.

A ATIVAÇÃO DAS CONTRAÇÕES E A OCITOCINA

Sabe-se com certeza que o início do parto requer que a placenta e eu estejamos suficientemente maduros, que comecemos a nos comunicar e que acionemos uma série de sinais que desencadeiam um ciclo que acabará produzindo as alterações necessárias para que o parto ocorra. Essas alterações são essencialmente duas: que as contrações uterinas se iniciem e que os tecidos da minha mãe se tornem muito mais elásticos, a fim de que se dilatem sem problemas e me permitam passar bem pelo canal. Ao final do processo, não se sabe bem como, ativa-se a produção de ocitocina entre mim e a placenta. É graças a esse hormônio que o útero começará a se contrair vigorosamente, o que é essencial para eu nascer.

A ocitocina é um hormônio fabricado pelo cérebro, especificamente pela hipófise, onde quase todos os hormônios cerebrais são produzidos. É encontrada tanto em homens quanto em mulheres; portanto, existe fora da gravidez também. Ela tem funções basicamente psicológicas. Por exemplo, quando se está apaixonado, a taxa desse hormônio se eleva muito e contribui para proporcionar sensações de prazer, em geral. No que se refere à gravidez, sua função mais importante é estimular o útero – é o estímulo principal – a se contrair de maneira forte e regular. Além disso, quando sua produção aumenta, as glândulas mamárias começam a se preparar para a lactação.

> Quando se está apaixonado, a taxa de ocitocina se eleva muito e contribui para proporcionar sensações de prazer, em geral.

Depois do parto, é normal que a minha mãe tenha pequenas contrações uterinas, enquanto eu estiver mamando, semelhantes às cólicas menstruais, porque nesse momento o útero estará se contraindo, mesmo que eu já não esteja lá dentro. O processo de recolhimento do útero até seu estado normal, como era antes da gravidez, dura quarenta dias. Daí a quarentena que se associa à recuperação do parto.

O PARTO NO SER HUMANO

O parto humano é mais longo e complexo que o dos outros animais. Por exemplo: o parto dos primatas, que se parecem muito conosco, dura entre duas e três horas. O trabalho de parto nos seres humanos é mais longo, basicamente devido a dois fatores, duas características que se contrapõem: a bipedestação e o grande tamanho da cabeça.

A bipedestação, que é o ato de andar e correr sobre duas pernas, condicionou a anatomia humana. Para poder andar e correr, mover-nos rapidamente, precisamos de uma pelve estreita e curva, o que complica ainda mais a saída do feto no final da gravidez.

E a cabeça dos seres humanos é, de longe, a maior do reino animal. Por dentro, o cérebro humano é tão complexo que, ao nascer, ainda estará bem imaturo e precisará de muito tempo para continuar amadurecendo, um ou dois anos.

A evolução nos levou a um limite de desenvolvimento do cérebro no interior do útero. Esse limite é estabelecido pela nossa cabeça, que não pode mais crescer dentro do útero porque, do contrário, não nasceríamos. Mas, se fosse pela formação do cérebro, ele poderia continuar por mais algum tempo até estar totalmente pronto. Outros animais, como as cabras, por exemplo, assim que saem do interior da mãe e se livram da placenta, já se levantam e começam a caminhar.

A DURAÇÃO NORMAL DA GESTAÇÃO

Embora a maioria das gestações termine entre as semanas 37 e 40, uma proporção pequena se encerra mais tarde. A gravidez pode durar 44 semanas em casos extremos, mas estatisticamente se considera que, a partir da semana 41, o risco de complicações aumenta.

O principal motivo é que a placenta, em determinado momento, começa a falhar. Embora na maior parte das gestações tudo esteja muito bem sincronizado, às vezes, por algum motivo, os mecanismos de início do parto não se ativam todos ao mesmo tempo. Por isso, é possível que o parto não se inicie e que a placenta comece a falhar. Em gestações normais, o limite razoável de espera é de 41 semanas. A partir daí, segundo pesquisas científicas, é mais seguro induzir o parto.

Em certas circunstâncias, esse limite é menor. Por exemplo, em mães com mais de 40 anos ou com uma obesidade significativa, é recomendável que a duração máxima da gravidez seja de 40 semanas.

É obrigação do médico e da equipe de saúde orientar os pacientes sobre a melhor conduta a seguir, sempre com o objetivo de melhorar os resultados e limitar ao máximo os eventuais efeitos adversos. Mas a decisão de optar ou não pela conduta proposta é sempre dos pais. Se eles não quiserem finalizar a gravidez na data sugerida, os médicos poderão propor que se realize um minucioso acompanhamento do feto nos dias seguintes à data recomendada para descartar qualquer sinal de perda do bem-estar do bebê.

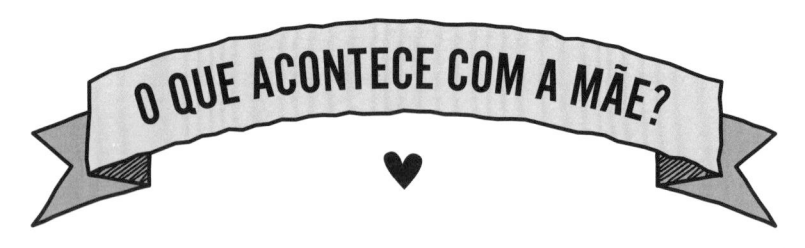

O QUE ACONTECE COM A MÃE?

Neste momento, toda a atenção está voltada para a mãe. Ela, por sua vez, está muito atenta a todas as sensações. Provavelmente deve ter trabalhado bastante no curso pré-natal e já conhece as fases do parto. Por isso sabe que durante o procedimento vão monitorar a frequência cardíaca do bebê, no início de vez em quando e, no final, o tempo todo. Esse controle é muito importante para a tranquilidade dela, dos médicos e das obstetrizes. Os exames de toque vaginal também são essenciais para verificar se o colo do útero está se dilatando e se o bebê está descendo pela pelve.

É provável que a mãe já tenha decidido que tipo de anestesia e de parto deseja. E nos últimos dias, ao se deitar, deve ter tido mais contrações do que o normal.

UM PARTO SÓ COMEÇA QUANDO OCORREM TRÊS CIRCUNSTÂNCIAS

Só é possível saber se um parto começou por meio de um exame de toque vaginal. Do ponto de vista médico, três fatos devem ser verificados:

1. Encurtamento de 50% do colo do útero (o que habitualmente é chamado de colo do útero "apagado"). O colo do útero é como um pequeno canal, como um túnel que normalmente está fechado. Em geral, esse túnel tem um comprimento de 3 a 5 centímetros. Quando a mãe tem contrações, o médico lhe faz um toque vaginal para verificar se o colo do útero já começou a se alterar. Uma das alterações mais importantes é que esse canal que ele formava se encurta; é como se aquele túnel que existia durante a gravidez começasse a desaparecer, a se "apagar".

2. Dilatação de 2 centímetros do colo do útero.* A dilatação do colo do útero é essencial para que o feto possa sair. Ela também é verificada pelo médico durante o toque.

3. Pelo menos duas contrações a cada 10 minutos. Embora possa ter havido contrações por algumas horas, ou às vezes de forma irregular por dias, o parto é caracterizado por contrações frequentes, regulares e contínuas. A partir desse momento, pode-se considerar que o parto começou, e então se passa a controlar a sua duração.

O PARTO: MELHOR COM OU SEM ANESTESIA?

Hoje, um parto de baixo risco pode ocorrer com diferentes graus de anestesia, ou até com nenhuma. Cada opção tem suas vantagens e desvantagens, mas todas são seguras em condições controladas. Cabe à mãe avaliá-las e tomar a decisão mais adequada a suas preferências e às circunstâncias.

O parto é dolorido. É claro que, na história da humanidade, bilhões de mulheres deram à luz sem nenhuma anestesia. Mas muitas outras pessoas também suportaram doenças e ferimentos de todos os tipos sem poder ter alívio para a dor. Graças aos avanços da medicina, hoje em dia é possível eliminar a dor em quase todas as situações. Consequentemente, a tolerância à dor dos

---

* No Brasil, a medição utilizada é de 4 centímetros. (N.T.R.)

seres humanos é bem inferior à de gerações anteriores. Embora o parto sem anestesia ainda seja normal em certas culturas e regiões do mundo, as mulheres ocidentais sempre tiveram uma exposição à dor muito baixa na vida, por isso é normal que precisem de ajuda. Isso não se limita a uma simples decisão de "tomar peridural ou não", pode variar muito em cada caso.

Um parto pode ser feito sem anestesia. Isso exige um treinamento materno prévio: se ela se preparar e souber o que vai acontecer, conseguirá reduzir a ansiedade e a dor, o que favorecerá o desenvolvimento do parto. Um ambiente adequado, relaxante e com intervenção mínima, além do acompanhamento profissional, é fundamental. Por exemplo, foi demonstrado que a dilatação na banheira contribui para o relaxamento da mãe e para a melhor progressão do parto. Também é ideal que ela tenha tomado medidas prévias, como, por exemplo, a massagem perineal.

Se, apesar de tudo, o parto se tornar muito doloroso, ou se a mãe quiser reduzir a dor sem eliminá-la por completo, pode-se recorrer à analgesia com medicação injetável que ajude a suportar a dor das contrações. Uma alternativa também intermediária muito satisfatória é o óxido nitroso, historicamente conhecido como "gás hilariante". Ele reduz a dor do parto e melhora bastante a experiência da mãe.

Mas algumas mães preferem, antes ou ao longo do parto, eliminar completamente a dor. A anestesia peridural ou epidural é realizada com a injeção de anestésicos no espaço peridural da medula espinhal e cria um bloqueio anestésico na parte inferior do corpo. É uma técnica muito segura, quase imediata e eficaz. Se for bem aplicada, possibilita os movimentos maternos; existe também a chamada *walking epidural*, que permite à mãe caminhar, apesar da sedação. Por outro lado, a epidural pode aumentar a duração do período expulsivo, a parte final do parto. O relaxamento total dos músculos da pelve pode fazer com que os empurrões maternos (as contrações violentas que a mãe realiza para expulsar o feto) não sejam tão eficazes. Em de 3% a 5% dos casos, os partos com peridural requerem mais frequentemente o uso de um vácuo-extrator ou fórceps para facilitar a saída do bebê.

Em suma, se não houver situação de risco, a mãe poderá escolher sua anestesia. Cada vez existem mais gestantes que querem tentar um parto sem anestesia ou com medidas intermediárias, embora isso seja bem mais frequente a partir da segunda gravidez. Em qualquer decisão, é imprescindível ter todas as informações disponíveis. Hoje em dia, os cursos para gestantes já incluem essas orientações. Porém, cada situação é única e diz respeito exclusivamente à mãe e ao pai, que não têm que provar nada a ninguém e que vão amar o filho da mesma forma, aconteça o que acontecer. Não há base científica em atribuir benefícios ao parto com ou sem dor. Portanto, a melhor opção é aquela com a qual os pais se sintam mais à vontade. É tão respeitável a decisão de vivenciar o parto com as dores naturais quanto a de aproveitar os recursos da medicina atual para reduzi-las ou eliminá-las.

PARIR EM CASA É POSSÍVEL, MAS SERÁ SEGURO?

O parto domiciliar é uma demanda crescente nas sociedades desenvolvidas (curiosamente, em regiões mais pobres e com alta mortalidade, a preferência é por parto hospitalar). Mesmo assim, a demanda é pequena. Na maioria dos países desenvolvidos, o parto ocorre em casa por escolha dos pais em menos de 1% dos casos, e é um motivo frequente de controvérsia. As opiniões sobre o assunto muitas vezes carecem de rigor e se baseiam em casos individuais.

Os partos com baixo risco de complicações podem ser assistidos com segurança por obstetrizes. Diversos hospitais oferecem condições para um parto altamente personalizado. A mãe, é claro, tem a liberdade de abrir mão de qualquer intervenção com o intuito de respeitar integralmente o processo natural. Mas sempre garantindo um acesso rápido ao atendimento especializado, já que qualquer parto pode se complicar em minutos. Um parto em casa pode proporcionar um ambiente íntimo, com um profissional de confiança. De qualquer forma, o mais conveniente é sempre respeitar as escolhas da mãe. E é possível ter um parto natural com bons resultados. Mas será seguro?

O parto é um processo natural que geralmente termina bem, mas nem sempre. Em todo o mundo, até meados do século XX, em ao menos um em cada 10 partos o feto morria, e em um em cada 100 partos a mãe falecia. A partir da década de 1950, com os avanços da medicina e a transferência dos partos para o ambiente hospitalar, esses números despencaram. Hoje, nos países desenvolvidos, a mortalidade fetal é inferior a 5 em cada 1.000 partos, e a materna caiu para 5 a 10 em cada 100.000 partos. Porém, em algumas regiões da África, as cifras históricas, infelizmente, são atuais.

RISCOS QUE É PRECISO CONSIDERAR

O que preocupa em um parto é que haja uma complicação grave no feto ou na mãe. Os dados científicos disponíveis sobre o parto domiciliar não são suficientes para uma avaliação completa, mas permitem saber alguns números. Pesquisas feitas na Holanda, no Reino Unido e nos Estados Unidos mostram que, em gestações de baixo risco, dar à luz em casa aumenta de três a seis vezes a probabilidade de complicações graves no feto, e de 10% a 45% dos partos iniciados em casa exigem transferência para o hospital.

Os riscos foram maiores no primeiro parto ou diante de fatores como idade, excesso de peso ou a distância do hospital. As complicações maternas graves não podem ser comparadas porque são contadas em números de ocorrências por 10.000 partos, e seriam necessários estudos com milhões de partos em casa, que não existem.

Em geral, acredita-se que, em uma gravidez de baixo risco e com uma equipe qualificada, o risco de complicações maternas graves deveria ser extremamente baixo, mas nunca será o mesmo que em um hospital.

O parto é uma situação estressante, há um sangramento significativo e uma sobrecarga também relevante do sistema cardiovascular. A maioria das mulheres jovens o tolera bem. Mas, em exames de rotina, não é possível saber com segurança se a gestante tem algum problema de coagulação não detectado ou uma arritmia cardíaca, que não tinham se manifestado ainda, mas poderão fazê-lo na hora do parto. É verdade que são casos excepcionais, mas em um hospital se resolveriam e em casa talvez acabem em tragédia.

Em suma, estamos falando de problemas muito raros. Para algumas pessoas, essa baixa frequência justifica seu desejo de viver uma experiência única. Para concluir, o parto geralmente corre bem, mas é sempre uma situação de risco. Em muitas sociedades modernas, mais de 75% das gestações se enquadram em algum critério que torna o parto em casa simplesmente uma imprudência. Tirando esses casos, o risco de um parto domiciliar não é tão alto, embora seja importante garantir que os critérios mínimos de segurança sejam cumpridos e que haja acesso rápido ao hospital, o que será necessário em 10% dos casos.

Nesses casos bem específicos, o aumento de complicações graves em relação ao parto hospitalar será estatisticamente muito baixo, mas sempre existirá. A partir de agora, trata-se de uma decisão pessoal, embora, idealmente, a mulher devesse ser bem informada, o que nem sempre acontece.

No parto, uma medida imprescindível é poder ter acesso a um atendimento especializado em minutos. Uma vez garantida a segurança, é fundamental poder contar com a melhor experiência e conforto, mas nunca o contrário. Os hospitais são desconfortáveis e, embora haja bastante empenho para melhorá-los, ainda há muito a fazer em vários aspectos. Mas não se deve renunciar à segurança, principalmente diante de argumentos como o de que um parto não acarreta riscos. Essas afirmações, além de errôneas, são irresponsáveis. Devemos ver o hospital como um cinto de segurança ou um capacete: adoraríamos nunca precisar deles, mas preferimos que estejam lá por precaução. Respeitando sempre as decisões pessoais, o objetivo dos sistemas de saúde deveria ser oferecer hospitais que se assemelhem cada vez mais a uma casa, porque é impossível conseguir que uma casa seja um hospital.

A DOAÇÃO DE SANGUE DO CORDÃO UMBILICAL

O sangue do cordão umbilical é muito rico em células-tronco. As células-tronco do cordão umbilical são pluripotentes e podem ser especialmente úteis no tratamento de cânceres hematológicos (leucemias, linfomas etc.). Graças aos bancos de sangue de cordão, muitas crianças com doenças hematológicas são salvas, por isso eles têm um papel importante no que se refere aos avanços da medicina.

Depois de pinçar o cordão umbilical, o sangue é coletado por meio de punção. Essa punção é feita na parte do cordão que fica separada do bebê e, portanto, todo o sangue é retirado da placenta (é uma amostra de sangue que de outra forma se perderia). Para que a doação seja válida, o volume de sangue umbilical deve ser de aproximadamente 100 mililitros, e isso nem sempre é possível. Se a mãe tiver apresentado febre durante o parto ou algum outro problema, o sangue também é inválido. Portanto, a coleta do sangue do cordão umbilical não representa nenhum risco para a mãe nem para o bebê. Se não for realizada, o tecido será simplesmente descartado.

SEMANAS 39 a 41

CHEGOU A HORA!

Entre a semana 39 e a 40, ocorre a maioria dos partos. Portanto, estou chegando ao final da gestação. No momento, tenho 50 centímetros de comprimento e peso cerca de 3.200 gramas. A partir de agora, seja qual for o tempo que me resta antes de nascer, ainda crescerei cerca de um centímetro e ganharei entre 150 e 200 gramas a cada semana.

À medida que o meu nascimento se aproxima, minha mãe está cada vez mais inquieta pensando em como ele se dará. Ela já sabe que, embora os partos sejam diferentes, do ponto de vista médico todos eles passam por etapas que lhe foram explicadas nas aulas de pré-natal. Saber como se desenvolve o trabalho de parto a ajuda a enfrentá-lo com mais serenidade. Minha mãe já ouviu falar de nascimentos que "duraram dias". Na realidade, existe uma fase anterior ao processo de parto tecnicamente conhecida como "pródromos do parto", em que, a rigor, o parto ainda não começou, mas que pode ser muito longa e bastante incômoda.

JÁ ESTOU PRONTO PARA SAIR

Meu processo de formação e amadurecimento acabou. Até agora me acomodei na casa que o útero tem sido para mim e que vai se transformar no veículo que me levará à vida. Em algumas horas, ele se converterá no músculo mais poderoso que minha mãe já teve em toda a sua vida. E vou participar ativando o botão de saída. Minha casa, macia e acolhedora durante todos esses meses, será agora minha principal força motriz: o útero me entregará ao mundo. Lá conhecerei meus pais e passarei a ser mais uma pessoa no mundo que me espera.

A primeira parte da minha vida, a que passei dentro da minha mãe, sem respirar e imerso em líquido, está prestes a acabar. Todos os meus sistemas já estão aquecendo os motores. Uma vez fora do útero, não me lembrarei de nada do que vivi aqui, mas tudo isso fará parte de mim para sempre. Em cada semana de gestação, os alicerces sobre os quais minha vida se erguerá foram sendo lançados. Portanto, o que vivi nesses meses sempre estará, de alguma forma, comigo, mesmo que eu não tenha consciência disso. Estou a ponto de iniciar minha saída para a vida, vou ao encontro da pessoa que serei.

O curioso é que todos me reconhecerão como uma pessoa nova e diferente, mas sou feito de átomos que existem há milhares e milhares de anos, desde antes do início da humanidade. Partículas que certamente já estiveram em inúmeras pessoas, e também em qualquer ser vivo, árvores, plantas e até mesmo na terra, no mar ou nos rios. Átomos que de alguma forma fizeram parte da minha mãe e que chegaram até mim como alimento, que mais tarde constituíram a matéria para me construir e que, na minha partida, também deixarei aqui.

É hora de começar a segunda parte da minha vida, agora no mundo exterior. Tenho certeza de que será uma aventura incrível. Despeço-me daquela que tem sido minha casinha nesses meses, da minha vida de feto e do interior de minha mãe, a quem continuarei ligado fisicamente por muito tempo e, emocionalmente, por toda a vida.

Pela primeira vez verei a luz, vou respirar, vou sugar para engolir de verdade, e todos aqueles circuitos que se desenvolveram dentro de mim durante as muitas semanas que formaram este diário entrarão em funcionamento.

Agora é minha vez de viver minha primeira autonomia, saindo da minha mãe e a caminho de todas as outras que deverão vir. Meu aprendizado, meus relacionamentos e todo o meu futuro sempre serão influenciados por aquilo que recebi antes de nascer e moldados pelos primeiros meses e anos de vida fora da minha mãe.

Meu cérebro ainda precisará de muitos meses para maturar o mínimo suficiente para eu me mover e interagir com o mundo. Carrego comigo um sistema nervoso que ainda não terminou de amadurecer. Ele foi projetado há um milhão e meio de anos e vou usá-lo em um mundo muito mais seguro do que o de meus ancestrais, mas mais complexo para o cérebro administrar. Ainda levarei muitos meses para perceber que sou um ser individual, separado de minha mãe. Meus pais começarão a me educar em breve, farão o melhor que puderem. Espero que não coloquem muitas regras na minha cabeça e me ajudem a ser livre. Que tarefa difícil! Acho que serei melhor do que eles, da mesma forma que aprimoraram sua geração anterior, mas me parece que ainda há um longo caminho a percorrer antes que os humanos aprendam a dominar sua mente. Não é fácil, eles têm um cérebro projetado para zelar pela sobrevivência e por sua imagem entre os demais.

De qualquer forma, agora tenho problemas mais imediatos. No momento, tenho que nascer. Um parto me espera, o que não é uma coisa fácil, e só passo por isso uma vez na vida. Depois, tenho toda a minha infância e juventude pela frente. Quando essas partes da minha vida acabarem, talvez comece a me preocupar um pouco com os outros aspectos da psicologia e da felicidade que preocupam os adultos. Agora tenho tanto pela frente...!

Estou com um pouco de preguiça de sair. Tenho estado tão bem aqui, tão quentinho, tão confortável, tudo tão macio, sem precisar me preocupar em comer ou respirar... Vou depender muito do mundo que me aguarda. Ainda nem sei o que é medo. Muito melhor, assim não me preocupo. Mas, se eu tivesse emoções, me sentiria como minha mãe: com muita vontade, mas com muito respeito.

Tudo está pronto para a minha saída. Os sistemas que enviavam sinais ao útero para que ficasse relaxado estão mudando rapidamente. Estou ajudando no processo. Meu cérebro começou a produzir hormônios relacionados ao cortisol, o que vai me ajudar a deixar tudo pronto para funcionar, principalmente os pulmões, mas também o cérebro, os intestinos e todos os hormônios. Esses mesmos hormônios já estão atuando na placenta e no útero. Milhões de moléculas de prostaglandina começam a ser produzidas, o que aos poucos fará com que essa casa que tem me acolhido tão ternamente se converta no poderoso motor que vai me expulsar do corpo da minha mãe para a luz, para o mundo.

MINHA JORNADA DE FETO A RECÉM-NASCIDO

Em muito pouco tempo, experimentarei uma das mudanças mais importantes da minha vida. Em segundos deixarei de ser um feto para virar um recém-nascido. Passarei a respirar ar, em vez de viver imerso em líquido, e agora precisarei comer, em vez de receber constantemente açúcar. Saberei o que é sentir fome ou frio. Meus pais me verão nascer e, embora saibam há meses que eu existo, serei como algo novo para eles. Mudarei tanto que vou precisar até de outro médico: para eles serei um paciente diferente, mesmo que seja a mesma pessoa. Até agora era um obstetra que me monitorava, mas logo será um pediatra. Apesar de tantas mudanças, de passar do conforto ao desconforto, da continuidade à mudança incessante, da segurança à incerteza... Apesar de tudo isso, carrego a vida dentro da minha natureza, e ela me empurra para fora, para o mundo, e eu quero vivê-la.

Preciso me despedir da minha casa. E de vocês. Expliquei como fui me construindo até agora, todo o caminho que me trouxe até aqui. Desde o momento em que o óvulo da minha mãe e o espermatozoide do meu pai se encontraram, milhares de pequenas coisas aconteceram. De uma célula a um ser humano, pronto para começar a respirar assim que sua cabeça apontar.

Em poucas horas, começará a minha viagem para o mundo exterior, então já farei parte do mundo. Em bem pouco tempo, conhecerei meus pais. Vou conhecer o início da segunda parte da minha vida.

Tenho certeza de que valerá a pena…

"Estou indo, mamãe! Já chego, papai!"

CHEGOU O MOMENTO DO PARTO

O BEBÊ SOFRE DURANTE A SAÍDA?

Às vezes, leem-se teorias sobre o trauma ou o sofrimento que o parto representa para o bebê. Na realidade, não há como saber. A verdade é que, desde o nascimento, a vida é cheia de pequenos traumas. Eles começam durante nossos primeiros anos e continuam ao longo da existência. Tudo isso vai configurando o desenvolvimento da nossa personalidade e psicologia. O parto é um deles? Sem dúvida, é uma mudança fisiológica radical. Já comentamos em detalhes como se deixa de estar na água morna e alimentado e se passa a sentir frio, sofrer a gravidade, ter fome e assim por diante.

Não há evidências de que o processo do parto cause dor ao bebê; em princípio e até onde se sabe, a dor requer a percepção consciente que ele ainda não tem. É certo que existe um aumento acentuado de todos os hormônios ligados ao estresse. Nascer é uma experiência bastante estressante. Principalmente na fase final do parto e na cesariana, a saída para o mundo exterior aumenta muito o cortisol e a adrenalina. Mas todas essas mudanças são fundamentais para que ocorram as transformações extraordinárias que nos permitem passar, sem nenhum problema e em segundos, de uma vida submersa em líquido e sem respirar para um ambiente dominado pelo ar. A descarga colossal de hormônios é necessária para que o pulmão inundado de líquido possa expulsá-lo em menos de um segundo, comece a respirar e não deixe de fazer isso pelo resto da vida. Além disso, serve para que o bebê adapte sua frequência cardíaca, pressão arterial e produção de calor a todas as mudanças de temperatura e de postura que, de repente, ele começa a experimentar.

Na verdade, não se sabe se o processo de parto e saída para o mundo exterior constitui mais um dos traumas de nossa vida. É possível, quem sabe, há tantas coisas que ainda não sabemos...

O PARTO E SUAS FASES

Do ponto de vista clínico, o parto tem três fases: a dilatação, a expulsão e a dequitação. A dilatação corresponde ao que é comumente chamado de trabalho de parto: o processo de contrações, dilatação do colo do útero e descida do feto pelo canal do parto. A expulsão é a parte final do trabalho de parto, e a dequitação corresponde à saída da placenta. Apesar de o parto ser todo o processo desde o início até a expulsão da placenta, às vezes se usa a expressão "trabalho de parto" para definir o que é tecnicamente conhecido como dilatação, e o termo "parto" para definir a saída do bebê propriamente dita.

- **Primeira fase: dilatação**

A primeira fase do parto vai desde o início até a dilatação completa do colo do útero. É chamada de completa porque nesse momento o colo do útero terá se dilatado tanto que formará um único canal com a vagina, por onde o bebê sairá. Corresponde a aproximadamente 10 centímetros, que é a amplitude que permitirá que ele saia. Ao longo da fase de dilatação, as contrações do útero são cada vez mais frequentes e duram mais tempo. Esta é a fase mais longa do parto. Em um primeiro parto pode durar de 8 a 12 horas, ou até mais. Em geral, a duração da fase de dilatação é mais curta no segundo parto e nos subsequentes, embora sempre possa haver exceções.

Ao mesmo tempo em que o colo do útero se dilata, a cabeça do feto desce pela pelve até a saída pela vulva. O colo é um canal um tanto irregular e de poucos centímetros de comprimento, mas a "descida", como é tecnicamente chamada, demora várias horas porque o canal é estreito e a cabeça do feto passa de forma muito justa, embora se adapte bem à pelve, podendo aproveitar o melhor ângulo. Os profissionais que monitoram o parto utilizam alguns planos imaginários em diferentes alturas da pelve materna. Eles são chamados de planos de Hodge e servem para saber a que altura o feto se encontra. São quatro: no primeiro plano, o bebê está entrando na parte superior da pelve e, no quarto, a cabeça já ultrapassa a parte inferior da pelve, entre o púbis e o cóccix, ou seja, está pronta para sair.

- **Segunda fase: expulsão**

A fase de expulsão começa quando se atinge a dilatação completa e termina quando o bebê sai completamente. Durante essa fase é normal que a mãe comece a notar uma necessidade de fazer força, muito semelhante à de uma prisão de ventre. Os empurrões são uma ajuda muito importante para que o feto saia. Em um parto normal, ele sairá voltado para as costas da mãe. Isso se deve ao formato oval da última parte estreita que ele deve passar na pelve, entre o púbis e o cóccix. Quase todos os partos acontecem assim, porque é a maneira mais eficiente de sair. De forma natural, o bebê adapta a cabeça, como se fosse um projétil cilíndrico, para poder sair ocupando o menor espaço possível.

A fase expulsiva geralmente dura de uma a duas horas, mas, se a anestesia peridural tiver sido administrada, pode ser mais longa. Tal como acontece com a dilatação, costuma ser mais rápida quando a mulher já tiver tido mais filhos.

Na fase de expulsão, obviamente o momento mais importante para os pais é a saída da cabeça do bebê. Também é o momento mais importante para o médico, que deverá estar atento para que tudo aconteça o mais naturalmente possível e, ao mesmo tempo, de forma controlada.

É importante que a cabeça saia lentamente para evitar uma descompressão repentina e para proteger o períneo (o espaço entre o ânus e a vagina da mãe). Então, os ombros sairão, sem que o períneo da mãe seja descuidado. Uma vez que a cabeça e os ombros estejam para fora, o resto do corpo sairá sem nenhuma dificuldade. Assim que o bebê estiver finalmente fora, ele será colocado no peito da mãe para manter contato com ela, pele com pele.

• **Terceira fase: dequitação**

Embora seja comum usar esse termo como sinônimo de parto, em medicina essa terceira fase se refere, na verdade, à saída da placenta. O parto não termina tecnicamente até que a placenta e as membranas ovulares saiam. Assim que o útero estiver esvaziado, desencadeiam-se alguns sinais que fazem com que a placenta se desprenda e seja expulsa. É um processo muito delicado porque a placenta recebe uma enorme quantidade de sangue. Por isso, imediatamente após o desprendimento da placenta, a mãe apresenta uma grande contração uterina contínua. O útero se fecha com muita força, como um punho, o que evita o sangramento que surgiria após o desprendimento da placenta. Às vezes a placenta demora a sair, e a melhor decisão é agir, pois esta é uma das causas da hemorragia pós-parto.

É uma das complicações mais frequentes em ambientes que não contam com profissionais. Historicamente foi uma das causas mais comuns de morte materna no parto e, infelizmente, continua a ser em algumas partes do mundo. Em meios com recursos, é uma complicação que requer atenção urgente e especializada, mas hoje existem muitas armas terapêuticas disponíveis e a hemorragia pós-parto é controlada em praticamente todos os casos, reduzindo a quase zero a mortalidade materna por essa causa.

Seguindo a recomendação da OMS, a realização da dequitação "direcionada" com fornecimento de ocitocina é comum, visto que tem sido demonstrado em estudos científicos que, com essa medida, se reduz o risco de hemorragia pós-parto.

A EPISIOTOMIA

A episiotomia é uma pequena incisão, um corte que é feito no períneo para minimizar o risco de ruptura no momento da saída da cabeça. É uma decisão que o obstetra ou a obstetriz tomam no momento em que veem que a cabeça está para sair.

Com a episiotomia, obtém-se até 3 centímetros a mais de abertura vaginal. Bem utilizada, reduz a incidência de lacerações descontroladas. A episiotomia envolve uma pequena sutura com pontos absorvíveis (não precisam ser retirados), que pode ser dolorosa para a mãe nos primeiros dias do pós-parto.

Em qualquer caso, é muito difícil prever se uma episiotomia será necessária e, por outro lado, seu uso não deve ser considerado uma "falha" do parto natural. Se utilizada corretamente, é uma incisão muito pequena que não afetará a estética nem a função do assoalho pélvico no futuro.

A frequência das episiotomias varia muito entre países, mas em geral considera-se que a ocorrência no primeiro parto é muito maior do que nos seguintes, nos quais em geral não será necessária. Seu uso hoje é bem menos frequente, mas ainda depende muito das clínicas de saúde e dos profissionais. É importante, como no caso da cesariana, não fazer comparações diretas entre diferentes ambientes. Alguns fatores podem aumentar a frequência de episiotomias; sabe-se que, em países com taxas menores de natalidade, a proporção de primeiros partos é muito maior. De qualquer forma, em clínicas com protocolos que promovem e respeitam o parto natural, sua incidência deveria ser inferior a 20-35%.

COMO SE PODE EVITAR A EPISIOTOMIA?

Antes do parto, durante as últimas seis semanas, as massagens perineais (com óleo de rosa-mosqueta, por exemplo) e outros exercícios de vários tipos ajudam a melhorar a mobilidade e flexibilidade do períneo, o que ajudará na sua distensão durante o parto.

Atualmente, os centros com políticas que favorecem a utilização mínima de instrumentação durante o parto empregam uma série de medidas para reduzir o uso da episiotomia. Assim, são permitidas fases expulsivas mais longas, colocando compressas quentes e protegendo o períneo, o que permite que ele se adapte aos poucos à saída da cabeça. Também se utilizam contrações com empurrões mais suaves.

O PARTO INSTRUMENTAL

O parto ideal é aquele que conhecemos como "natural" (tecnicamente denominado parto eutócico), que corresponde a um parto vaginal que ocorre no final da gravidez. Embora a maioria das gestações termine de forma natural, em uma pequena proporção sua evolução pode não ser a esperada, sendo necessária a utilização de uma série de técnicas e soluções para evitar problemas para o bebê ou para a mãe.

O parto instrumental é aquele que requer o uso de um instrumento no momento da expulsão, seja vácuo-extrator, espátula ou fórceps. Na maioria dos partos de baixo risco, um parto instrumental não será necessário, mas, no seu conjunto, aceita-se que, para atingir os níveis atuais de segurança, de 5% a 10% dos partos possam exigir esse tipo de atenção.

A utilização desses instrumentos no parto acontece geralmente em casos com fases expulsivas muito prolongadas, para evitar riscos ao feto, ou nos casos em que ele não desce na posição ideal – por exemplo, deveria sair com o nariz apontando para o sacro da mãe, mas aponta para um lado. Nesses casos, é necessário ajudar a girar a cabeça para que possa sair. Um parto instrumental também pode ser necessário em casos de patologia materna ou qualquer situação que contraindique os empurrões maternos.

Em geral, o parto instrumental é um procedimento muito seguro. Utilizado por mãos experientes, não aumenta a pressão na cabeça do feto, como muitas vezes se costuma pensar; em vez disso, previne complicações graves para o feto e a mãe. É muito importante notar que, atualmente, as indicações são muito restritivas. Hoje em dia não se usa instrumentação para retirar um feto "que não sai". É sempre utilizado quando a cabeça do feto tiver superado os obstáculos ósseos da pelve da mãe, ou seja, para ajudá-lo na fase final, quando não tem que passar por nenhum canal ósseo. Caso exista dúvida sobre a possibilidade de o feto "passar ou não" pela parte final do canal, certamente se realiza uma cesariana.

INSTRUMENTOS QUE AUXILIAM NO PARTO

• **Vácuo-extrator.** É uma peça de metal, silicone ou plástico em forma de taça que é introduzida na vagina e colocada na cabeça do feto. Conecta-se a uma bomba de vácuo e é tracionada suavemente em cada contração para ajudar o bebê a descer. Não serve para girar a cabeça, diferentemente do fórceps.

• **Espátulas.*** São dois ramos semelhantes aos dos fórceps, mas sem orifícios, não articulados, que desempenham a função de calçadeira e ajudam na descida da cabeça do bebê.

• **Fórceps.** São dois ramos articulados com orifícios no centro, que se fixam na cabeça do bebê e ajudam na descida e na rotação, se necessário, da cabeça do bebê.

Independentemente do instrumento utilizado, em geral é aconselhável realizar o parto instrumental sob anestesia peridural.

CESARIANA: MITOS E REALIDADE

O nascimento por cesariana sempre carrega desconfianças baseadas em várias crenças e mitos, alguns deles parte da cultura popular.

A cesariana é o procedimento cirúrgico de extração do feto através do abdome, mediante a realização de um pequeno corte acima do púbis da mãe. Trata-se, portanto, de uma cirurgia, um procedimento agressivo por definição. É preciso lembrar que uma cirurgia deve ser realizada apenas para evitar um mal maior; neste caso, um problema grave para o feto e potencialmente para a mãe, ou só para ela. Sem entrar em uma relação exaustiva, poderíamos resumir de forma muito simples as indicações médicas para uma cesariana:

1. Se o canal de parto não permitir a passagem do feto, ou caso ele não se encaixe bem na pelve por ser muito grande, ou se a pelve for muito estreita. Essa situação é chamada de desproporção cefalopélvica. Em outras situações mais raras, a placenta (placenta prévia) ou o cordão (cordão velamentoso) se encontram logo acima do colo do útero e a passagem do feto é impossível ou causaria uma grave hemorragia.

2. Se o bebê não tolerar o parto. Se antes ou durante o parto se considerar que o feto corre risco de sofrimento, a cesariana é a alternativa para protegê-lo. Comparemos o feto no parto a uma pessoa que precisa atravessar várias vezes

---

* Relativamente pouco usadas no Brasil. (N.R.T.)

uma piscina grande prendendo a respiração por um minuto. Se não estiver em boas condições físicas antes de começar (algum problema fetal ou placentário), ou se a travessia for muito demorada (um parto muito longo), ela chegará com problemas graves ou não chegará ao final e, neste caso, é melhor retirá-la mais cedo.

3. Se o parto colocar a mãe em risco porque ela sofre de algum problema ou doença. Esta é a indicação menos frequente.

ASPECTOS A SEREM CONSIDERADOS SOBRE A CESARIANA

1. **A cesariana apresenta riscos para a mãe e para o bebê.** Os riscos de uma cesariana são muito baixos, embora seja verdade que, estatisticamente, a taxa de morbidade – as complicações – é claramente mais alta, e (somente quando analisadas dezenas de milhares de casos) a taxa de mortalidade materna é mais elevada do que nos partos naturais. Mesmo assim, estamos falando em números de ocorrências por 100 mil, o que não deveria ser motivo de alarme, mas deve-se ter em mente que quando se realizam cesarianas sempre há mais fatores de risco.

2. **Quem nasce de cesariana não tem saúde pior.** Crianças nascidas por cesarianas apresentam desenvolvimento totalmente normal. Alguns estudos sugerem apenas um risco maior de alergias e problemas digestivos. Por não cruzar o canal de parto, essas crianças não ficam expostas aos germes presentes na vagina da mãe. Paradoxalmente, a flora bacteriana vaginal, ao colonizar o sistema digestivo do feto, poderia melhorar sua flora intestinal e sua imunidade (que está relacionada a alergias). Mas esses dados devem ser confirmados e, qualquer que seja o caso, não constituem razão significativa para se decidir fazer ou não uma cesariana que seja indicada. Além disso, estão sendo estudadas formas de compensar esse possível déficit com suplementos ou exposição a uma flora semelhante à da mãe.

3. **Uma vez realizada uma cesariana, os partos seguintes da mulher não deverão ser necessariamente cesarianas.** Embora seja mais provável que aconteça outra cesariana, em geral mais de 50% das gestações subsequentes a uma cesariana serão concluídas por parto normal.

4. **A lactação não é pior em crianças nascidas por cesariana.** O leite demora mais para descer, mas a lactação é igual, independentemente do tipo de parto.

5. **O vínculo mãe-bebê não é menor após uma cesariana.** Vários estudos mostram que não há diferença. Além disso, pode-se favorecer o contato para

que o bebê esteja com a mãe quase tão prontamente quanto em um parto natural.

HÁ CADA VEZ MAIS CESARIANAS?

As estatísticas confirmam: em muitos países europeus e americanos, tem havido um aumento constante na porcentagem de cesarianas. A questão é se esse aumento é justificado por razões médicas ou não. As explicações são várias, e as conclusões não são fáceis. Compreender algumas considerações permite que se analise melhor o assunto. A OMS recomenda manter a taxa de cesarianas abaixo de 15%. No entanto, deve-se lembrar que essa é uma recomendação ideal, que não leva em consideração a heterogeneidade étnica, o aumento da idade das mães, as técnicas de reprodução assistida e o aumento de gestações múltiplas que ocorre em muitas sociedades modernas. Portanto, seria mais lógico considerar um quadro mais amplo, que, dependendo do tipo de população, atingiria até 20%.*

A verdade é que, como muitos avanços médicos, fazer uma cesariana também implica pagar um preço. Trata-se de uma intervenção cirúrgica, com riscos muito baixos para a mãe, mas superiores aos de um parto normal. Portanto, a lógica da boa prática de saúde diz que a cesariana só deveria ser realizada quando for imprescindível.

OS 15% DA OMS, UMA REFERÊNCIA COM NUANCES

A estimativa da OMS é verdadeira para uma população "ideal", com idade média de 25 anos, gestação espontânea, 1% de gestações gemelares e sem grandes misturas étnicas, entre outras características. No entanto, em grande parte do mundo desenvolvido, isso mudou. Também entre outros, a idade média ultrapassa os 35 anos, existe alta utilização de reprodução assistida e até 4% ou 5% das gestações são gemelares. Tudo isso, por definição, aumenta a probabilidade de uma gravidez e um parto mais difíceis e, portanto, de cesariana. Além disso, nas áreas do mundo com taxas muito elevadas de cesariana, fatores subjetivos influem em doses variadas em cada local, mas sempre caracterizados pela tolerância social e pela crença mais ou menos generalizada

---

* No Brasil, a proporção de cesarianas é de 55% (dados de 2020), sendo o segundo país no mundo que mais recorre ao parto cirúrgico. (N.E.)

de que a cesariana é confortável, programável e, acima tudo, "mais segura" para o bebê (o que não é estritamente verdade). É uma análise complexa, mas devem-se evitar opiniões simplistas. Tal como acontece com a política, as práticas médicas em muitos ambientes desenvolvidos tendem a refletir a própria sociedade.

GESTAÇÕES DE RISCO MÍNIMO

Pelas razões expostas acima, a melhor maneira de descobrir se são feitas mais ou menos cesarianas do que o ideal é comparar as gestações de risco "mínimo", porque são muito semelhantes em todos os lugares. Isso inclui gestações espontâneas, únicas, a termo, com idade materna inferior a 35 anos e, é claro, sem complicações. Nesses casos, a taxa desejável de cesarianas certamente estaria entre 10% e 15%. Claro, muitas leitoras não terão se encontrado nessa definição. Não se assustem, em muitas sociedades modernas, entre 35% e 50% das gestações não atendem a todas as condições de risco "mínimo", mas é claro que isso não impede que a grande maioria termine positivamente. Mas implica, sim, em uma probabilidade maior de cesariana, entre 20% e 40%, dependendo das circunstâncias.

APENAS CESARIANAS IMPRESCINDÍVEIS

Portanto, o objetivo da boa obstetrícia deve ser realizar apenas cesarianas imprescindíveis. O número ideal depende do tipo de população. Mesmo assim, em alguns ambientes ainda pode haver grandes diferenças entre as taxas de cesariana. Essa variação ocorre em razão de um conjunto de causas que incluem profissionais de saúde e a sociedade. Há uma tendência de simplificar e atribuir toda a responsabilidade aos profissionais, esquecendo-se de que as decisões médicas são muito influenciadas pelas demandas da sociedade. Nos países de língua espanhola em geral, existe o paradoxo de algumas pessoas que costumam criticar o uso excessivo da cesariana, quando se trata do seu caso em particular, exercerem uma pressão considerável sobre médicos e obstetrizes, exigindo a intervenção diante da circunstância mais irrelevante. Essa situação é menos frequente nas sociedades do centro e do norte da Europa. Muitas vezes, as grandes mudanças nas tendências requerem maior educação de todos, dos profissionais aos usuários do sistema de saúde.

PARTO POR INDUÇÃO. O USO DA OCITOCINA SINTÉTICA

Às vezes é necessário induzir o parto, seja porque a gravidez tenha chegado ao limite sem que o parto tenha começado, ou porque haja indicação médica para interromper a gravidez mais cedo por prudência.

Isso é feito para ajudar o colo do útero a se dilatar e o útero a iniciar as contrações. Para isso, utilizam-se prostaglandinas ou uma sonda no colo do útero, que ajudam a dilatá-lo, e ocitocina sintética. Às vezes, também é necessário usar ocitocina durante o parto, porque há diminuição das contrações uterinas, o que poderia tornar o parto muito longo para a mãe ou para o feto. O uso desse hormônio já foi bastante criticado e é verdade que, no passado, sua utilização talvez fosse excessiva. Atualmente, deve-se empregá-lo sob estritos protocolos médicos e quando houver indicação que justifique seu uso. Se as indicações forem respeitadas, é um medicamento benéfico que evita complicações do parto.

EU NASCI!

Mamãe, papai, aqui estou eu. Não sei se sou exatamente como imaginavam ou talvez tenham sonhado. Agora vocês ficarão observando meus olhos, nariz, boca, cabelo, minhas mãozinhas e meus pés, para ver com quem me pareço mais.

Mas sabem que o mais importante é que finalmente podem me segurar em seus braços. E que agora sou uma pessoa a mais entre vocês, com DNA próprio e único. Levei apenas alguns segundos para esvaziar a água dos pulmões e começar a respirar ar. Tudo em mim está programado para levar uma vida fora do útero. Viram como eu já sei sugar?

Lembrem-se de que tudo o que eu viver nos meus primeiros anos será tão ou mais importante do que o que vivi até agora no útero da mamãe; sem tudo aquilo que aconteceu lá dentro eu não seria quem sou nem poderia ser quem serei. A partir de agora, dependem de vocês os primeiros aprendizados que terei e que me abrirão caminho na vida que agora já é minha.

DÚVIDAS COMUNS

POSSO FUMAR E BEBER?

A exposição a tóxicos durante a gravidez produz mudanças na programação fetal. E o cérebro acaba sendo muito afetado, porque é um órgão delicado, que está se formando, e qualquer alteração pode prejudicá-lo. Um bom conselho para toda mulher é aproveitar a gravidez para levar uma vida saudável, escutar o próprio corpo e mimá-lo, porque há uma vida nova crescendo dentro dele. O álcool e o tabaco têm efeitos terríveis no desenvolvimento. Está mais do que demonstrado que ficar exposto à fumaça do tabaco durante a gestação é prejudicial ao feto. Mesmo o tabagismo passivo aumenta o risco de aborto espontâneo, favorece o atraso do crescimento e produz um desenvolvimento cognitivo menor.

As estimativas de vários países são alarmantes. Embora o número de fumantes tenha diminuído, na Espanha calcula-se que em alguns lugares quase metade das mulheres grávidas podem ser fumantes passivas. Além disso, embora inúmeras mulheres parem de fumar, cerca de 15% a 25% continuam fumando. Muitas delas reduzem substancialmente o número de cigarros, mas não param completamente. É importante ressaltar que muitas vezes o pai não acompanha a mãe nesse esforço, o que é uma decisão pouco solidária que não ajuda nem a mãe nem o seu futuro filho.

Mas será que dar algumas tragadas por dia realmente pode fazer mal a um feto? Façamos a pergunta de outra forma: o que aconteceria se se tratasse de uma criança?

Qualquer exposição ao tabaco ou ao álcool durante a gravidez deve ser considerada prejudicial. É claro que será menos pior fumar três cigarros do que vinte. Mas há um fato incontestável: tudo o que acontece com o sangue da mãe é transmitido ao feto quase em segundos. Ou seja, quando os pais estão dando uma tragada durante a gravidez, é como se o bebê estivesse fazendo isso. É como se oferecessem o cigarro ao filho ou à filha com poucos anos de idade. O mesmo raciocínio serve para o álcool. Jamais compartilharíamos com nossos filhos pequenos um gole daquela cerveja tão gostosa que bebemos. Aconteceria algo sério com eles? Por causa de um golinho de nada? Algo sério certamente não, mas nós ofereceríamos a eles? Se não faríamos isso com uma criança, menos ainda devemos fazê-lo durante a gravidez. O fato de o feto não poder ser visto não significa que ele não exista.

É possível que muitas mães não saibam desse fato. Não se trata de culpar ninguém, e realmente parar de fumar pode ser um esforço absurdo para muitas pessoas, mas talvez essa informação as ajude. É importante saber que não existe uma dose "segura" de nada que chegue ao feto, assim como não existe para uma criança. Tudo o que a mãe absorve – seja sólido, líquido ou gasoso – o feto absorve, imediatamente. Quem decide é a mãe.

O QUE DEVO COMER DURANTE A GRAVIDEZ?

A alimentação da mãe é um dos aspectos que mais influem no desenvolvimento correto do feto durante toda a gestação. Ela precisa se lembrar de alguns pontos básicos:

- A alimentação deve ser saudável e variada ao longo da gravidez; o mais recomendado, sem dúvida, é a dieta mediterrânea.
- Comer frutas, vegetais, cereais e laticínios diariamente e evitar o excesso de gorduras animais.
- Consumir legumes, ovos, carnes e peixes, semanalmente.
- A dieta deve incluir alimentos ricos em ferro, como carne vermelha ou frutos do mar.
- Evitar comer fígado e alimentos industrializados.
- Não consumir nenhum tipo de bebida alcoólica e reduzir o consumo de refrigerantes açucarados.
- Consumir açúcar com moderação.
- Consumir sal iodado.

COMO POSSO CONTROLAR O PESO?

Normalmente, em cada consulta ginecológica é feito um controle de peso, mas isso é muito relativo, pois, em alguns países, quase não se observa o peso, por ser muito variável. Há gestantes que ganham 8 quilos e outras, 15, e ambos os casos são considerados normais. O importante é que a nutrição seja equilibrada; se a dieta for bem controlada, o peso não aumentará tanto. Ele pode ser verificado com calma a cada quatro a cinco semanas, durante as consultas com o médico ou a obstetriz. Existe uma tendência para maior tolerância com o ganho de peso, e é correto não ficar obcecada. Mas é preciso saber também que o ganho excessivo em geral faz mal, pois aumenta o risco de sofrer hipertensão, diabetes, prematuridade e, também, as probabilidades de que o parto precise ocorrer por cesariana. Além disso, é bom lembrar a importância e a influência da alimentação da mãe na programação do metabolismo do feto como futuro bebê. Na verdade, a obesidade não é boa para a saúde, e a gravidez faz parte da saúde e da vida. Portanto, não é necessário ficar obcecado com o peso, mas é preciso lembrar que a moderação e algum planejamento na dieta levarão a uma gestação muito mais agradável e tranquila.

POSSO FAZER DIETA?

Durante a gestação não é o momento de iniciar dieta para perder peso. Isso significaria, de certa forma, ir contra a natureza. O que se deve tentar é não engordar muito, seguindo uma dieta bem balanceada. O ideal é comer, pelo menos uma vez ao dia, proteínas (carne, frango ou peixe), alimentos ricos em fibra, frutas e vegetais. É necessário consumir carboidratos, gorduras e proteínas nas proporções habituais, nem mais, nem menos. Se tiver dúvidas a esse respeito, peça conselho a profissionais sobre a melhor forma de seguir uma dieta equilibrada.

QUE EXERCÍCIOS POSSO FAZER DURANTE A GRAVIDEZ?

A ioga ou o pilates, para citar dois exemplos bem atuais, são dois tipos de práticas compatíveis com a gestação, desde que realizadas com orientação de um profissional que, preferencialmente, tenha experiência com gestantes. Desde que se adapte à gravidez, qualquer tipo de exercício leve é muito positivo, física e psicologicamente. Se a mãe já praticava algum esporte, continuar sua prática durante a gravidez com certeza a ajudará, mas ele deverá ser realizado de maneira muito suave e sempre sob a supervisão de pessoas com experiência.

POSSO VIAJAR?

A gravidez propicia uma sensibilidade às mudanças. Em circunstâncias normais, uma viagem implica alterações, tanto intestinais, provocadas pela comida, quanto na temperatura ou no clima. Esses são fatores que devem ser levados em consideração caso se pretenda viajar durante a gravidez.

Em geral, as gestantes podem viajar sem problema até a gestação estar bem avançada, incluindo viagens aéreas. Os percursos longos de carro serão mais cansativos, e é essencial parar com frequência e esticar as pernas. Viajar de avião não é perigoso e, apesar de alguns boatos populares, não há nenhum risco para o útero em razão de mudanças de pressão durante o voo.

Basta ter em mente que, em uma gravidez, uma emergência médica pode ocorrer mais facilmente. Embora em geral sejam situações sem tanta importância – um pequeno sangramento ou desmaio –, que em um ambiente confiável seriam solucionadas com facilidade, talvez sejam problemáticas em determinados lugares. Por isso, é aconselhável evitar viagens muito ousadas. E também viagens que envolvam grandes mudanças de altitude, áreas com risco de mal de altura, já que todos esses problemas podem ser muito mais acentuados em gestantes.

POSSO CONTINUAR MANTENDO RELAÇÕES SEXUAIS?

Fazer sexo durante a gravidez não é um problema para o bebê. O desejo sexual (libido) aumenta em algumas mulheres, enquanto para outras diminui, mas os casais podem continuar a ter relações sexuais durante a maior parte da gravidez, desde que não haja nenhum problema.

Tudo o que gere prazer, relaxamento e amor será benéfico. Pode ser que a partir de um determinado momento as relações sejam incômodas para a mulher e, nesse caso, talvez ela prefira evitá-las. As relações sexuais devem ser satisfatórias e confortáveis para os dois.

Quando não é bom manter relações sexuais

Algumas mulheres podem sentir desconforto ao ter relações sexuais no início e durante toda a gestação, mas o comum é não senti-lo, pelo menos até o terceiro trimestre.

Às vezes, os desconfortos podem incomodar na área da barriga. Pode ocorrer também uma sensibilidade diferente ou até mesmo desconforto vaginal.

Obviamente, a partir da segunda metade da gravidez, recomenda-se evitar posições sexuais em que a mulher fique de costas e o homem por cima, pelo mesmo motivo que não se recomenda dormir de barriga para baixo.

Mas às vezes o médico pode recomendar não ter relações sexuais ou até mesmo contraindicá-las. Isso geralmente acontece nos casos em que há um risco maior de parto prematuro, em que o colo do útero encurta mais do que o esperado.

Estimulação dos mamilos

A estimulação dos mamilos deve ser evitada no final da gravidez, pois essa é uma das formas de promover contrações. Os mamilos possuem receptores nervosos que se conectam ao cérebro e estimulam a secreção de ocitocina. A ocitocina tem muitas funções fora da gravidez, mas já vimos que, durante a gravidez, tem uma que é fundamental: produzir contrações uterinas. Embora seja um evento raro, a estimulação repetida do mamilo pode produzir contrações mais intensas do que o normal e gerar um alarme, normalmente um alarme falso, que termine em uma visita ao hospital.

A libido diminui, aumenta ou continua igual?

O fato de saber da gravidez pode ter influência no desejo sexual do casal. Pode disparar ou acalmar a libido, tanto do pai quanto da mãe. A excitação pode aumentar o desejo de ficar juntos, mas o casal também pode ter medo de machucar o bebê.

Os especialistas não sabem muito bem se a perda ou o aumento da libido do casal durante a gravidez se devem a um fator psicológico ou hormonal. Embora existam certos mitos sobre o aumento do desejo sexual em gestantes, a realidade das pesquisas em estudos científicos revela que existe uma grande variedade individual e que a tendência é mais para a redução da libido. Enquanto em algumas mulheres e seus parceiros a libido aumenta, em outros ela quase desaparece por completo. Se nos concentrarmos na média de casais grávidos, há uma redução progressiva do desejo e da satisfação com as relações à medida que a gestação avança. Assim, um exemplo típico seria um casal que continua a funcionar muito bem no início da gravidez, mas do segundo trimestre para o final vai reduzindo gradativamente as relações, até abandoná-las em algum momento da gravidez. Como em muitos aspectos relacionados à vida sexual, combinam-se possivelmente fatores hormonais e físicos, que tornam mais incômodas as relações, além, é claro, dos fatores culturais.

No caso dos homens, é bastante comum que, desde a primeira semana em que descobrem que a esposa está grávida, não consigam mais manter relações com ela. Em outros casos pode acontecer o contrário. Portanto, cada caso é único, e nenhuma reação ou sentimento deve ser considerado "normal" ou "anormal", basta aceitar a variedade da biologia. Ou seja, no final das contas, quase sempre o normal para cada pessoa ou para cada casal é aquilo que acontece com eles.

DOENÇAS PREEXISTENTES À GESTAÇÃO

É muito importante que algumas doenças preexistentes sejam controladas antes que a mulher engravide, para evitar problemas durante a gestação e após o nascimento do bebê. Algumas dessas doenças são diabetes, hipertensão arterial, epilepsia, câncer e transtornos psiquiátricos.

O fato de ter alguma dessas enfermidades não impede que a mulher engravide e desfrute a gravidez, mas exige maior cuidado e um controle mais exaustivo por parte da mãe e dos médicos.

Diabetes e gravidez

As mulheres que têm diabetes devem controlar os níveis de açúcar no sangue antes e durante a gravidez, para evitar ao máximo os problemas que possam se originar dele. Os níveis elevados de glicose no sangue podem ter repercussões muito negativas não só na mãe, mas também no feto: aumentam o risco de perder o bebê por aborto espontâneo, as chances de o bebê nascer prematuro ou de ter problemas respiratórios, excesso de peso etc.

Manter esses níveis o mais próximo possível dos valores normais é essencial para alcançar um estado de saúde que possibilite trazer um bebê saudável ao mundo. Para isso, é muito importante que toda mulher com diabetes consulte a equipe de saúde que a está tratando antes de tomar a decisão de engravidar. Os médicos irão ajudá-la a controlar os níveis de açúcar no sangue com muita precisão e assim atingir o nível de glicose necessário para que a gestação seja a mais segura possível. Juntos, eles criarão um plano personalizado que será revisado de tempos em tempos para manter o diabetes sob controle. A gravidez envolve uma série de transformações e mudanças no corpo, por isso talvez os médicos precisem ir adaptando o regime alimentar, a rotina de atividades físicas e os medicamentos a cada momento da gestação.

Hipertensão arterial e gravidez

Podem ocorrer dois tipos de hipertensão durante a gravidez:
- Hipertensão crônica: é a pressão arterial alta que a mulher já tem antes de engravidar. Nesse caso, a hipertensão se manifesta antes da semana 20 e não desaparecerá após o nascimento do bebê. Requer um controle médico muito preciso. Se ela já estava tomando medicamentos para manter a hipertensão sob controle, o médico se certificará de que eles não representem risco para o feto. Caso contrário, o medicamento será alterado. Graças ao efeito dos hormônios da gravidez, é comum que os valores da pressão arterial se normalizem na primeira metade da gestação e, às vezes, o médico pode chegar a suspender a medicação. O monitoramento e a troca de medicamentos só devem ser realizados por profissionais de saúde. A hipertensão crônica não é perigosa por si só, nem para a mãe nem para o feto, mas é importante ter cuidado para que não ocorra uma pré-eclâmpsia adicional, pois nesse caso, sim, existe risco, embora seja uma complicação que só aconteça raramente.
- Hipertensão gestacional (ver a página 302): é um tipo de pressão alta que ocorre apenas em mulheres grávidas. Esse tipo de hipertensão aparece sempre após a semana 20 e desaparece assim que o bebê nasce. A hipertensão gestacional não é perigosa, mas é importante descartar sempre a possibilidade de se tratar de pré-eclâmpsia, porque podem ser semelhantes. Essa verificação é feita com exames de sangue e urina.

Epilepsia e gravidez

A maioria das mulheres que recebem tratamento para epilepsia pode engravidar. É muito importante planejar bem a gravidez e ajustar a medicação alguns meses antes da concepção. O monitoramento médico é sempre necessário, mas nos casos de epilepsia é ainda maior, pois os medicamentos anticonvulsivos para controlar essa doença podem interferir nos níveis de ácido fólico do organismo, e, como já mencionamos, baixos níveis de ácido fólico podem causar problemas no tubo neural do feto.

Tomar medicação sempre aumenta os riscos de que o feto venha a sofrer algum tipo de malformação, que pode variar de leve a grave, mas as mulheres com epilepsia não podem prescindir dela. No entanto, atualmente existe muita experiência no tratamento dessa doença e sabe-se que, se forem utilizados os medicamentos e as doses adequadas, os resultados serão excelentes.

Transtornos psiquiátricos e gravidez

No caso de mulheres em tratamento psiquiátrico, com medicação, deve-se levar em consideração que praticamente todos os medicamentos apresentam alto risco de malformação fetal, problemas perinatais ou retardo de crescimento, razão pela qual a ingestão das medicações deve ser realizada sob estrita supervisão médica. No entanto, também é importante entender que às vezes os medicamentos, incluindo os psiquiátricos, são essenciais. Gostemos ou não, problemas psicológicos e psiquiátricos são muito comuns na sociedade moderna, e isso explica por que uma grande proporção de mulheres precisa de algum tipo de tratamento durante a gravidez. Depressão, ansiedade ou transtornos bipolares, para citar alguns exemplos, são problemas relativamente comuns que afetam muitas pessoas e que, sem dúvida, precisam de tratamento.

Durante décadas, existiram recomendações para interromper os medicamentos psiquiátricos durante a gravidez, especialmente no primeiro trimestre. No entanto, nas últimas décadas, há cada vez mais evidências de que a maioria dos medicamentos usados para problemas psiquiátricos é relativamente segura na gravidez. Na verdade, não usá-los em doenças psiquiátricas graves pode representar um risco maior. O ideal é planejar a gravidez com um especialista, que pode ocasionalmente alterar ou ajustar a medicação. No caso de engravidar sem planejar, também é muito importante não parar de tomar a medicação antes de consultar um especialista, já que isso acarretaria riscos significativos. Um psiquiatra com experiência em gestantes irá adaptar o medicamento à situação para o melhor benefício da mãe e do feto.

As decisões nunca devem ser tomadas individualmente, e é importante lembrar que as consequências da troca de medicamentos por conta própria podem ser extremamente graves. Existem unidades especializadas, e pode-se recorrer a elas nesses casos. Sob a supervisão de um especialista, os tratamentos são seguros e permitirão que a gravidez chegue a bom termo.

Câncer e gravidez

A transformação natural das mamas pela revolução hormonal causada pela gravidez dificulta a detecção de caroços que podem implicar a presença de câncer. No entanto, sabe-se que uma em cada 3.000 a 5.000 mulheres grávidas o desenvolve. Mas, curiosamente, a compatibilidade entre gravidez saudável e o tratamento, ao mesmo tempo, para o câncer de mama, incluindo quimioterapia e cirurgia, se necessária, já é uma realidade. Estudos científicos e as evidências de todos os casos bem-sucedidos têm confirmado que o grande isolamento hermético proporcionado pela placenta ao feto durante a gravidez permite a administração de quimioterapia para curar a mãe sem afetar a saúde e o desenvolvimento do futuro bebê. Unidades multidisciplinares (que contam com oncologistas, ginecologistas, psico-oncologistas etc.) especializadas nisso permitem que, diante da notícia de um tumor maligno na mama, possam ser combinados esses dois acompanhamentos: o da recuperação da mãe e o do desenvolvimento e nascimento do bebê em perfeitas condições de saúde.

Mesmo que a mulher tenha sofrido um processo oncológico anteriormente, quase nunca a gravidez é contraindicada, mas sem dúvida deve ser planejada com o médico.

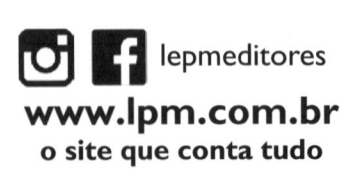

lepmeditores
www.lpm.com.br
o site que conta tudo

IMPRESSÃO:

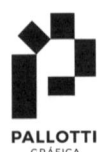

PALLOTTI
GRÁFICA

Santa Maria - RS | Fone: (55) 3220.4500
www.graficapallotti.com.br